Therapeutische Pflege in der neurologischen (Früh-)Rehabilitation

Sindy Lautenschläger

Therapeutische Pflege in der neurologischen (Früh-)Rehabilitation

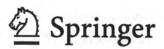

Sindy Lautenschläger
Saarbrücken, Deutschland

Dissertation Martin-Luther-Universität, Halle-Wittenberg 2014

ISBN 978-3-658-25926-6 ISBN 978-3-658-25927-3 (eBook)
https://doi.org/10.1007/978-3-658-25927-3

Die Deutsche Nationalbibliothek verzeichnet diese Publikation in der Deutschen National-
bibliografie; detaillierte bibliografische Daten sind im Internet über http://dnb.d-nb.de abrufbar.

Springer ist ein Imprint der eingetragenen Gesellschaft Springer Fachmedien Wiesbaden GmbH
und ist ein Teil von Springer Nature
Die Anschrift der Gesellschaft ist: Abraham-Lincoln-Str. 46, 65189 Wiesbaden, Germany

Vorwort

Bedanken möchte ich mich herzlich bei meinem Betreuer Prof. Dr. phil. habil. Johann Behrens für die Möglichkeit, dass ich diese Arbeit in der Graduiertenschule „Partizipation als Ziel von Pflege und Therapie" und im Institut für Gesundheits- und Pflegewissenschaft der Medizinischen Fakultät Halle-Wittenberg durchführen konnte. Weiterhin danke ich ihm für die wertvolle Unterstützung im Arbeitsprozess.

Besonderer Dank gebührt dem BDH-Bundesverband Rehabilitation e.V., der diese Studie durch die Ausschreibung eines Promotionsstipendiums zur Untersuchung der therapeutischen Pflege in der neurologischen (Früh-) Rehabilitation überhaupt ermöglicht und vollständig finanziert hatten.

Für die unverzichtbare und wertvolle Begleitung, die regelmäßigen Besprechungen, in denen viele Aspekte in Zusammenhang mit der Dissertation diskutiert und aus denen viele Anregungen hervorgegangen sind, sowie für die hilfreichen, kritischen Anmerkungen in erstellten Manuskripten zur Publikation danke ich besonders Prof. Dr. med. Claus-W. Wallesch, Prof. Dr. Ursula Immenschuh, Dipl. Ing. Bernd Fey, Dipl. Vw. Daniel Charlton, Jeton Himaj, Dipl. Pflegewirt Jürgen Muser und Elisabeth Müller.

Ebenso möchte ich mich für die Ausrichtung eines Symposiums mit dem Thema: „Pflege ist Therapie", welches in Kooperation der BDH-Klinik Elzach und der Katholischen Hochschule Freiburg stattfand und auch von diesen finanziert wurde, bedanken. Neben diesem wurde im Zeitraum der Dissertation ein weiteres Symposium von der BDH-Klinik Elzach ausgerichtet. Beide boten mir die Möglichkeit Vorträge zum Thema meiner Dissertation zu halten und damit auch, auf dieses Thema aufmerksam zu machen, mit den Teilnehmern zu diskutieren und Kontakte aufzubauen. Ich danke den Verwaltungsdirektoren, Ärztlichen Direktoren und Pflegedienstleitungen aller BDH-Kliniken für die Zusammenarbeit und Unterstützung, denn sie ermöglichten mir den Zugang zum Untersuchungsfeld. Großer Dank gilt vor allen den Pflegenden, die es zuließen sich teilnehmend beobachten und interviewen zu lassen, sowie den einzelnen Stationsteams, die für den Zeitraum der teilnehmenden Beobachtung eine hervorragende Integration in ihre Teams gewährten.

Weiterhin bin ich Dr. Thomas Urbach sehr dankbar für die zahlreichen Gespräche, aufmunternden Worte, Anregungen und die kritische Durchsicht von Manuskripten zur Publikation.

Mein besonderer Dank gilt meinem Lebensgefährten Christian Müller, der mich stets auf meinem Weg bestärkt hat, mir in vielen arbeitsreichen Phasen den Rücken frei hielt, über viele Stunden mit mir über therapeutische Pflege gesprochen hat, meine Manuskripte mit viel Geduld gelesen und mir wertvolle Hinweise gegeben hat. Nicht zuletzt danke ich meinen Eltern und meinem Bruder für die Begleitung und Unterstützung auf meinem bisherigen Lebensweg und für ihre Geduld in den letzten Jahren, in denen ich einen Großteil an Zeit und Aufmerksamkeit in berufliche Aufgaben investiert habe. Ihnen ist diese Arbeit gewidmet.

Sindy Lautenschläger

Inhaltsverzeichnis

1 Einleitung und Hintergrund 1
   1.2 Der Begriff Frührehabilitation und das Phasenmodell 5
   1.3 Patientencharakteristika der Phasen B und C 7
      1.3.1 Patientencharakteristika der Phase B 8
      1.3.2 Patientencharakteristika der Phase C 9
   1.4 Kognitive Störungsbilder in der neurologischen (Früh-) Rehabilitation 10
      1.4.1 Störungen des Gedächtnisses 10
      1.4.2 Störungen von Aufmerksamkeitsfunktionen 11
      1.4.3 Aphasien 11
      1.4.4 Neglect 12
      1.4.5 Störungen des Handelns: Apraxien und Exekutivstörungen 12
      1.4.6 Störungen der Krankheitswahrnehmung: Anosognosie 13
      1.4.7 Störungen des emotionalen Erlebens und Verhaltens 13
   1.5 Leistungsvergütung der Phasen B und C 14
   1.6 Zusammenfassung 17

2 Theoretischer Bezugsrahmen und Forschungsstand 19
   2.1 Begriffsdefinitionen 20
      2.1.1 Rehabilitation 21
      2.1.2 Therapie 21
      2.1.3 Pflege 22
   2.2 Literaturübersicht zum Begriff therapeutische Pflege 22
      2.2.1 Ein- und Ausschlusskriterien 23
      2.2.2 Suchstrategie 23
      2.2.3 Ergebnisse 25
      2.2.4 Schlussfolgerung 35
   2.3 Vorwissen 39

3 Zielstellung 41

4 Material und Methodik 43
   4.1 Auswahl von Forschungsdesign und Forschungsmethodologie 43
   4.2 Entstehung der Grounded Theory 44
   4.3 Zwei unterschiedliche Forschungstraditionen: Positivismus / Pragmatismus 45
   4.4 Grounded Theory zwischen Moderne und Postmoderne 47
   4.5 Entscheidung und Begründung für die Forschungsmethodologie 49
   4.6 Grounded Theory nach Glaser und Strauss (1967) 49
      4.6.1 Materiale oder formale Theorie? 49
      4.6.2 Die Auswahl von Vergleichsgruppen (Theoretical Sampling) 50
      4.6.3 Theoretische Sensibilität 51
      4.6.4. Die Methode des ständigen Vergleichens 52
      4.6.5 Kritik zur Grounded Theory nach Glaser und Strauss (1967) 56
      4.6.6 Software zur Datenanalyse 57
      4.6.7 Gütekriterien 58
   4.7 Datenerhebung 61
      4.7.1 Auswahl der Beobachtungsform 62
      4.7.2 Aufzeichnung von Beobachtungsdaten 65
      4.7.3 Diskussion über die anzuwendende Interviewform 68

4.7.4 Gegenstand und Ziel des episodischen Interviews 70
4.7.5 Auswahl von Vergleichsgruppen / Rekrutierung......................... 71
4.7.6 Planung und Verlauf des episodischen Interviews 72
4.7.7 Interviewvorbereitung.. 74
4.7.8 Interviewführung 75
4.7.9 Transkription... 76
4.8 Durchführung der Studie 77
4.8.1 Ethische Aspekte und Votum der Ethikkommission................. 77
4.8.2 Setting... 79
4.8.3 Feldzugang.. 81
4.8.4 Untersuchungspopulation 82
4.8.5 Rekrutierung der Teilnehmer.. 82
4.8.6 Verlauf und Durchführung der teilnehmenden Beobachtung...... 86
4.8.7 Verlauf und Durchführung der episodischen Interviews............ 93
4.8.8 Datenanalyse und Management... 96
4.8.9 Zusammenfassung 102

5 Ergebnisse.. 105

5.1 Pflegerische Handlungen in der neurologischen (Früh-)Rehabilitation 107
5.1.1 Darstellung und Übersicht pflegetherapeutischer Handlungen 107
5.1.2 Zusammenhang zwischen pflegerischen Handlungen................. 113
5.2 Beobachtung und Wahrnehmung.. 120
5.2.1 Wen beobachten Pflegende wann und bei welchen Handlungen? 120
5.2.2 Wie und warum beobachten Pflegende?................................. 124
5.2.3 Beobachten Pflegende bewusst und zielgerichtet? 128
5.3 Einbindung von Rehabilitation und Angehörigen durch Kommunikation 129
5.3.1 Nonverbale Kommunikation.. 129
5.3.2 Anwendung und Schulung im Umgang mit Hilfsmitteln 132
5.3.3 Kommunikation durch Gestik und Mimik................................ 134
5.3.4 Kommunikation durch Berührung.. 136
5.3.5 Das gemeinsame Führen in eine Handlungssituation................. 139
5.3.6 Training von Konversationsroutinen 141
5.3.7 Verbales Kommunikationstraining... 142
5.3.8 Externe Steuerung der Aufmerksamkeit auf einen Handlungsschritt.......... 145
5.3.9 Steuerung der Aufmerksamkeit auf sprachliche Äußerungen 146
5.3.10 Training des Verstehens sprachlicher Äußerungen 146
5.3.11 Blickkontakt und Kommunikationsort.................................... 148
5.3.12 Zusammenfassung 149
5.4 Voraussetzungen und Einflussfaktoren 149
5.4.1 Soziale Kompetenz 150
5.4.2 Personale Kompetenz 151
5.4.3 Fachkompetenz... 152
5.4.4 Methodenkompetenz.. 154
5.4.5 Begleitung durch Instruktoren oder Praxisanleiter..................... 157
5.4.6 Vorbereitung auf die Pflegepraxis durch die Ausbildung 159
5.4.7 Der Anspruch an die Pflegewissenschaft................................. 160
5.4.8 Berufserfahrung in der neurologischen Früh- und Rehabilitation.......... 161
5.4.9 Rahmenbedingungen zur Durchführung therapeutischer Pflege 163
5.4.10 Zusammenfassung 167
5.5 Individualität betroffener Menschen sowie ihrer Angehörigen 168

5.6 Multiprofessionelle Zusammenarbeit innerhalb des therapeutischen Teams 170
5.7 Zusammenfassung 173

6 Diskussion **177**

6.1 Diskussion der Ergebnisse anhand von Studien der Literaturrecherche 179
6.2 Diskussion der Ergebnisse anhand bestehender Pflegetheorien 180
6.3 Diskussion des Begriffs „therapeutische Pflege" anhand bestehender Theorien 182
6.4 Methodendiskussion 185
6.5 Limitationen und weiterer Forschungsbedarf 187
6.6 Anwendung der Theorie in der Praxis 189

7 Zusammenfassung und Schlussfolgerungen **191**

8 Thesen **193**

9 Literaturverzeichnis **197**

Anhang **213**

Interviewleitfaden 213
Informationsbogen 214
Einwilligungserklärung 216

Abbildungsverzeichnis

Abbildung 1 Flussdiagramm zum Verlauf der Literaturrecherche 26

Abbildung 2 Visuelle Darstellung der Kategorien und ihrer Zusammenhänge 106

Tabellenverzeichnis

Tabelle 1 Das Phasenmodell der neurologischen Rehabilitation 7

Tabelle 2 Patientencharakteristika / Eingangskriterien: Phase B 8

Tabelle 3 Patientencharakteristika / Eingangskriterien: Phase C 10

Tabelle 4 Mindestmerkmale der neurologisch-neurochirurgischen Frührehabiltiation . 16

Tabelle 5 Übersicht über die Schlüsselbegriffe zur Literaturrecherche 24

Tabelle 6 Suchstrategie in den Datenbanken Medline, Cinahl und Embase 24

Tabelle 7 Übersicht über die eingeschlossen Studien 27

Tabelle 8 Gesamtüberblick über die in den Ergebnissen beschriebenen Studien 38

Tabelle 9 Zehn Kriterien, die einen erfolgreichen Interviewer ausmachen 74

Tabelle 10 Erweiterung der Zehn Kriterien eines erfolgreichen Interviewers 75

Tabelle 11 Teilnehmercharakteristika / Beobachtung 83

Tabelle 12 Verteilung der Teilnehmer auf BDH-Klinik, Station und Reha-Phase 84

Tabelle 13 Teilnehmercharakteristika / Interview und/oder Beobachtung 85

Tabelle 14 Verteilung der Teilnehmer auf BDH-Klinik, Station und Reha-Phase 86

Tabelle 15 Zitat aus der Beobachtung 99

Tabelle 16 Beispiel zur Datenanalyse anhand des Zitats aus Tabelle 13 100

Tabelle 17 Pflegetherapeutische Handlungen 109

Tabelle 18 Handlungssequenzen bei der Mundhygiene 119

Abkürzungsverzeichnis

ADL	Activities of Daily Living
AGnFP	Arbeitsgemeinschaft neurologische Frührehabilitationspflege Niedersachsen/Bremen
AKpL	Asklepios-Katalog für pflegetherapeutische Leistungen
ASE	Atemstimulierende Einreibung
BAR	Bundesarbeitsgemeinschaft für Rehabilitation e.V.
BDH	Bundesverband Rehabilitation e.V. (ehemals Bund Deutscher Hirnverletzter)
BIKA	Bobath Initiative für Kranken- und Altenpflege e.V.
CPAP	Continuous Positive Airway Pressure
CINAHL	Cumulative Index to Nursing and Allied Health Literature
DGNR	Deutsche Gesellschaft für neurologische Rehabilitation
DIMDI	Deutsches Institut für Medizinische Dokumentation und Information
DRKS	Deutsches Register Klinikscher Studien
EMBASE	Excerpta Medica Database
EzPAP	Positive Airway Pressure System
F.O.T.T.	Facio-orale-Trakt-Therapie
FRP-Katalog	Katalog über zentrale Inhalte der Rehabilitationspflege in der neurologischen Frührehabilitation
G-DRG-System	German-Diagnosis-Related-Groups
GESIS	Leibniz-Institut für Sozialwissenschaften[1]
ICD	International Classification of Diseases
ICF	International Classification of Functioning Disability and Health

---

[1] 1986 als Gesellschaft Sozialwissenschaftlicher Infrastruktureinrichtungen, aus drei Instituten bestehend, gegründet und im Jahr 2007 zum Leibniz-Institut für Sozialwissenschaften umbenannt

ICN	International Council of Nursing
KTL	Klassifikation therapeutischer Leistungen
KtP	Katalog der therapeutischen Pflege in der neurologisch-neurochirurgischen Frührehabilitation (Phase B)
LIN	Lagerung in Neutralstellung
MDK	Medizinischer Dienst der Krankenversicherung
MEDLINE	Medical Literature Analysis and Retrieval System Online
OPS	Operationen- und Prozedurenschlüssel im Gesundheitswesen
PSD	Post-Stroke-Depression
QDA	Qualitative Data Analysis
ROD	Realitäts-Orientierungs-Training
SGB	Sozialgesetzbuch
SOFIS	Sozialwissenschaftliches Forschungsinformationssystem
WHO	World Health Organization

1 Einleitung und Hintergrund

Was machen Pflegende, wenn sie in der neurologisch-neurochirurgischen (Früh-) Rehabilitation therapeutisch pflegen? Aktuell spielt die therapeutische Pflege in der neurologischen (Früh-) Rehabilitation eine besonders große Rolle und gewinnt in Bezug auf die Abrechnung der Leistungen im DRG-System zunehmend an Bedeutung. Schon im Jahr 2004 wurde von der m&i Klinikgruppe Enzensberg in Abstimmung mit der Deutschen Gesellschaft für neurologische Rehabilitation (DGNR) und weiteren Anbietern der neurologischen Frührehabilitation ein Vorschlag zur neurologisch-neurochirurgischen Komplexbehandlung innerhalb des G-DRG-Systems beim Deutschen Institut für Medizinische Dokumentation und Information (DIMDI) eingereicht. Dieser Vorschlag ist mit geringen Veränderungen inzwischen als Operationen-Prozeduren-Schlüssel (OPS) 8-552 für die neurologisch-neurochirurgische Frührehabilitation in den Katalog aufgenommen worden (Hagen et al., 2007). Innerhalb dieser OPS-Ziffer wurden fünf Mindestmerkmale festgelegt. Die Abrechnung der Leistungen ist von der Erfüllung der Mindestmerkmale abhängig, die in der OPS-Ziffer 8-552 festgelegt sind. Darin wird unter anderem die Forderung an Pflegende gestellt, aktivierend-therapeutisch zu pflegen. Weiterhin heißt es, dass diese Art der Pflege durch besonders geschultes Personal zu erfolgen hat (DIMDI, Operationen-Prozedurenschlüssel, 2013). Unter Bezug auf diese Anforderung drängen die Kostenträger auf die Erbringung und Dokumentation dieser Leistungen. Allerdings führte die Auslegung der Mindestmerkmale in Bezug auf die therapeutische Pflege zu inhaltlichen Auseinandersetzungen in der Praxis und mit dem Medizinischen Dienst der Krankenversicherung (MDK) (Wallesch, 2009). Es gab vor allem Dissonanzen darüber, wie der Begriff der therapeutischen Pflege definiert werden kann (Himaj et al., 2011). Gegenwärtig gibt es bereits unterschiedliche therapeutische Leistungskataloge, welche pflegetherapeutische Interventionen auflisten, jedoch nicht definieren, was unter dem Begriff der therapeutischen Pflege zu verstehen ist. Die Kataloge sind in Zusammenhang mit der Leistungsabrechnung zur Dokumentation entstanden, sind pragmatischer Art und basieren auf Erfahrungswissen. Als Beispiel für Baden-Württemberg konnten in der BDH-Klinik Elzach die entstandenen Unstimmigkeiten mit dem MDK durch das „Elzacher Konzept und Leistungskatalog der therapeutischen Pflege in der neurologischen Frührehabilitation" beigelegt werden (Himaj et al., 2011). Neben dem Elzacher Leistungskatalog wurden weitere therapeutische Leistungskataloge entwickelt und veröffentlicht:

© Springer Fachmedien Wiesbaden GmbH, ein Teil von Springer Nature 2019
S. Lautenschläger, *Therapeutische Pflege in der neurologischen (Früh-)Rehabilitation*,
https://doi.org/10.1007/978-3-658-25927-3_1

- KTL: Klassifikation therapeutischer Leistungen in der medizinischen
                 Rehabilitation (Deutsche Rentenversicherung, 2007)
- FRP-Katalog: Katalog über zentrale Inhalte der Rehabilitationspflege in der
                 neurologischen Frührehabilitation (Arbeitsgemeinschaft neurolo-
                 gische Frührehabilitationspflege (AGnFP), 2011)
- KtP: Katalog therapeutischer Pflege (Arbeitskreis neurologischer
                 Kliniken in Bayern und Thüringen, 2007)
- AKpL: Asklepios Katalog für pflegetherapeutische Leistungen
                 (Arbeitsgruppe Neurologische Frührehabilitation der Asklepios
                 Kliniken, 2010)

Die Kataloge fokussieren, wie zuvor angedeutet, auf pflegetherapeutische Interventionen, jedoch ohne den Begriff der therapeutischen Pflege zu definieren, zu beschreiben wie diese Pflege durchgeführt wird, und was das Therapeutische an dieser ist. Für Pflegende hat eine einheitliche Definition therapeutischer Pflege eine große Bedeutung, weil sie damit ein einheitliches Verständnis herausbilden, Unstimmigkeiten im Team reduzieren und die komplexen Zusammenhänge therapeutischer Pflege erklären können. Des Weiteren bildet sie die Grundlage für weitere Forschungsarbeiten und auch zu Vertiefungen und Anpassungen einzelner Aspekte der Definition und Theorie. Wie eingangs erläutert ist eine Definition therapeutischer Pflege aber nicht nur für die Praxis von Relevanz, sondern auch für den MDK, Kostenträger, Berufsverbände und Politik.

Um vor diesem Hintergrund eine Theorie und damit eine Operationalisierung des Begriffs „Therapeutische Pflege" in der neurologischen (Früh-)Rehabilitation entwickeln zu können, wurden folgende Fragestellungen formuliert, die zur Durchführung dieser Studie leitend waren:

1. Welche Tätigkeiten und Handlungen führen Pflegende in der neurologischen (Früh-) Rehabilitation durch?
2. Wie führen sie diese Handlungen durch?
3. Was ist das Therapeutische an diesen Handlungen?

Bevor jedoch die Ergebnisse der Studie vorgestellt werden, wird zuerst ein Überblick über die historische Entwicklung der neurologischen Rehabilitation in Deutschland sowie über ihre Strukturen gegeben. Weiterhin werden der theoretische Bezugsrahmen und der Forschungsstand beschrieben. Im Anschluss daran wird die Methodik diskutiert, die Durchführung der Studie transparent dargestellt und die Ergebnisse zur therapeutischen Pflege basierend auf der Datenerhebung vorgestellt. Abschließend erfolgt die Diskussion der Ergebnisse, die Limitationen der Studie werden offengelegt, der weitere Forschungsbedarf benannt und die mögliche Anwendung der Theorie in der Praxis aufgezeigt.

1.1 Neurologische Rehabilitation in Deutschland

Dieser Teil führt in die Strukturen der neurologischen (Früh-)Rehabilitation ein. Zuerst wird die historische Entwicklung der neurologischen Rehabilitation in Deutschland bis zum Aufbau von Frührehabilitationseinrichtungen und der Weiterentwicklung der Pflege durch therapeutische Aspekte nachgezeichnet. Anschließend wird der Begriff Frührehabilitation definiert und das Phasenmodell der neurologischen Rehabilitation erklärt, was notwendig ist, da in die Studie lediglich die Phasen B und C der neurologischen (Früh-)Rehabilitation eingeschlossen wurden. In einem nächsten Schritt werden die typischen Patientencharakteristika von betroffenen Menschen in der neurologischen (Früh-)Rehabilitation und Störungsbilder, die bei diesen auftreten können, beschrieben. Die Komplexität neurologischer Erkrankungen wird erst durch die Beschreibung der klinischen Symptomatik deutlich, die wiederum die Durchführung therapeutischer Pflege erforderlich machen, damit Betroffene nach ihrem Aufenthalt in der Rehabilitation einen größtmöglichen Grad an Selbstständigkeit erreichen können. Abschließend wird der Zusammenhang zwischen der Leistungsvergütung der neurologischen (Früh-)Rehabilitation und therapeutischer Pflege hergestellt.

Die Geschichte der neurologischen Rehabilitation als eigenständiger Bereich der Medizin ist etwa 100 Jahre alt und damit im Vergleich zu anderen medizinischen Fachbereichen noch recht jung (Frommelt, 2010, S. 36). Rückblickend begann der Aufbau der neurologischen Rehabilitation in Deutschland auf Initiative der Orthopäden Hoffa und Biesalski mit der so genannten „Kinderkrüppelfürsorge" zu Beginn des 20. Jahrhunderts, wo Einrichtungen zur Behandlung und gesellschaftlichen Eingliederung körperbehinderter Kinder geschaffen wurden. Diese waren zwar zumeist orthopädisch aber zu einem geringeren

Teil auch neurologisch ausgerichtet. Die bereits entstandenen Krüppelheime für Kinder wurden jedoch schon kurz nach ihrer Eröffnung während des 1. Weltkrieges in orthopädische Kliniken zur Nachbehandlung von Kriegsverletzten umgewandelt (Frommelt und Katzenmeier, 1999, S. 8; Frommelt, 2010, S. 44 ff.). Durch die hohe Anzahl an hirnverletzten Soldaten während des 1. Weltkrieges reichten diese Einrichtungen nicht mehr aus, so dass erstmals rein neurologische Lazarette aufgebaut wurden.

In der Nachkriegszeit blieben die Lazarette erhalten. Mit dem Ausbruch des 2. Weltkrieges wurden diese weiter ausgebaut und neue wurden geschaffen (Preilowski, 2000, S. 8). Damit waren es wiederum Kriegsereignisse, welche den Bedarf an neurologischer Rehabilitation bestimmten (Frommelt und Katzenmeier, 1999, S. 14; Mauritz, 2004, S. 14). Im Gegensatz zum 1. Weltkrieg war im 2. Weltkrieg die Rettungskette hirnverletzter Soldaten durch einen schnelleren Transfer mit Flugzeugen in die Heimlazarette nach Deutschland, wo sie operativ und rehabilitativ behandelt wurden, möglich. Diese Versorgungskette wurde durch den Neurochirurgen Wilhelm Tönnis geschaffen und sichergestellt (Zülch, 1984, S. 44 f.; Wild, 2001, S. 424). Die Behandlung in den Heimlazaretten begann frührestmöglich durch Neurologen, Psychologen, Pädagogen, Sprachlehrer, Physiotherapeuten und Arbeitstherapeuten in verschiedenen Werkstätten (Tönnis, 1980, S. 6 f.; Zülch, 1984, S. 50). Insgesamt wurde das Versorgungskonzept von Tönnis zum Modell für die fachübergreifende neurologisch-neurochirurgische Frührehabilitation in Deutschland (Wild, 2001, S. 424). Die erste neurologische Rehabilitationsklinik in Deutschland wurde durch den „Bund hirnverletzter Kriegs- und Arbeitsopfer" (dem heutigen BDH Bundesverband Rehabilitation e.V.) im Jahr 1951 in Braunfels eröffnet (Frommelt und Katzenmeier, 1999, S. 15). Das Behandlungsspektrum und die Anzahl an neurologischen Rehabilitationseinrichtungen wurde seit den 80er Jahren stark erweitert (Frommelt, 2010, S. 51 f.). Die Gründe dafür sind auf die verlängerte Lebenserwartung und Verbesserung der Akutmedizin zurückzuführen. Seit den 80er Jahren werden in der neurologischen Rehabilitation vor allem Patienten mit zentralen und peripheren Schäden, funktionellen Einschränkungen nach erfolgreichen Eingriffen und Unfallopfer mit dem Ziel der sozialen Wiedereingliederung in Familie, Gesellschaft und Beruf behandelt (Wild, 2001, S. 424; Mauritz, 2004, S. 14). Allerdings brach bis zu Beginn der 90er Jahre die Behandlung nach der akutmedizinischen Versorgung ab, bevor die Betroffenen in die Rehabilitationsklinik aufgenommen wurden. Um diese Versorgungslücke zu schließen wurde Anfang der 90er Jahre vom Sozialministerium Baden-Württemberg ein landesweites Versorgungskonzept erarbeitet, in dem die postakute rehabilitative Behandlung im Sinne der stationären Krankenhausbehandlung im § 39 SGB V definiert wurde (Schönle et al., 2001). Die Umsetzung des Konzeptes begann mit der landesweiten Einrichtung von Abteilungen für Frührehabilitation (Phase B) zunächst in der BDH-Klinik Elzach und den Kliniken Schmieder in Allensbach (Schönle et al., 2001). Der Neubau und die Erweiterung von Frührehabilitationseinrichtungen (Phase B) hat in den letzten Jahren stark zugenommen (Preilowski, 2000, S. 23) und findet größtenteils in neurologischen Fachkrankenhäusern und in Rehabilitationskliniken statt (Stier-Jarmer et al., 2002). Die neurowissenschaftlichen wie auch die rehabilitationswissenschaftlichen Aktivitäten und Forschungsressourcen werden ausgebaut (Frommelt, 2010, S. 52). Ebenso zeichnen sich Entwicklungen in der Pflegewissenschaft ab, therapeutisch-aktivierende Pflege zu untersuchen, welche mit dieser Arbeit in ihrer Komplexität theoretisch beschrieben wird.

1.2 Der Begriff Frührehabilitation und das Phasenmodell

Durch den medizinischen Fortschritt und die Einrichtung von Abteilungen für Frührehabilitation (Phase B) ergab sich jedoch die Schwierigkeit, klare Abgrenzungskriterien zwischen den Bereichen der neurologischen Frührehabilitation und der neurologischen Rehabilitation (Phase C) zu formulieren. Allein dadurch, dass der Begriff Frührehabilitation in der Praxis sehr unterschiedlich ausgelegt wird, entstehen Probleme innerhalb der Versorgung. Aus diesem Grund soll der Begriff Frührehabilitation zunächst genauer betrachtet werden. Darüber hinaus ist es zum Verständnis dieser Arbeit notwendig an dieser Stelle zu beschreiben, wie der Begriff verwendet und aufgefasst werden soll. Um einen begrifflichen Grundkonsens über den Begriff Frührehabilitation zu erhalten, hat die Methodengruppe „Frührehabilitation im Krankenhaus[2]" in einem Delphi-Verfahren eine entsprechende allgemeine Definition erarbeitet:

„Frührehabilitation bedeutet die frühzeitig einsetzende rehabilitationsmedizinische Behandlung von Patienten, die wegen eines akuten Gesundheitsproblems mit schwerer Beeinträchtigung der Funktionsfähigkeit krankenhausbehandlungsbedürftig sind. Die Indikation zu einer Frührehabilitation besteht, wenn Frührehabilitationsbedürftigkeit und

---

[2] Die Methodengruppe besteht aus einem Zusammenschluss von interessierten Sachverständigen aus verschiedenen Bereichen der Frührehabilitation

Frührehabilitationsfähigkeit gegeben sind, wobei die Rehabilitationsfähigkeit der Patienten erheblich eingeschränkt sein kann ... " (Leistner et al., 2005, S. 169 f.).

Aus dieser Definition geht jedoch nicht genau hervor, wann Frührehabilitation beginnt, denn der Begriff „frühzeitig einsetzend" kann sehr unterschiedlich ausgelegt werden. Die Definition von Meyer (1993) beschreibt den Begriff Frührehabilitation genauer:

„Frührehabilitation ist Rehabilitation noch während der Akutbehandlung nach Behebung der unmittelbaren Lebensbedrohung und Stabilisierung der vegetativen Funktionen mit wiederbelastbaren Herz-Kreislauffunktionen. Frührehabilitation ist die integrierte, den Patienten frühzeitig und nahtlos begleitende interdisziplinäre Therapie mit je nach individuellen Erfordernissen und Möglichkeiten wechselnden Schwerpunkten. Diese Frührehabilitation besteht in einer aktivierenden Pflege (stimulierender Reiztherapie), Förderung der Motorik, Mund- und Esstraining und schließlich Wahrnehmungs- und Selbständigkeitstraining" (Meyer, 1993, S. 135).

Wie Meyer in seiner Definition beschreibt, ist Frührehabilitation nicht gleichzusetzen mit einer frühen direkt nach der Akutbehandlung einsetzenden Rehabilitation, sondern zu einem individuell möglichst frühen Zeitpunkt einsetzender postakuter Weiterbehandlung von schwerstbeeinträchtigten neurologisch-neurochirurgischen Patienten. Allerdings führte der Begriff Frührehabilitation zu Missverständnissen bezüglich seines Beginns, denn es wurde zum Teil angenommen, dass diese erst nach der Akutbehandlung beginnt. Aus diesem Grund, und um dem heterogenen Spektrum klinischer Störungsbilder und dem Krankheitsverlauf neurologischer Patienten eher gerecht zu werden, wurde vom Verband Deutscher Rentenversicherungsträger in den 90er Jahren ein Phasenmodell für die neurologische Rehabilitation erarbeitet (Stier-Jarmer et al., 2002; Bertram und Brandt, 2007).

Die Bundesarbeitsgemeinschaft für Rehabilitation (BAR) empfiehlt anstelle des Begriffs Frührehabilitation die Phasen B und C zu verwenden. Jedoch sind diese Empfehlungen nicht bindend und werden in der Praxis nach wie vor nicht einheitlich gebraucht. Um die Begrifflichkeiten in dieser Arbeit einheitlich zu verwenden, wird unter dem Begriff der neurologischen Frührehabilitation die Phase B und unter neurologischer Rehabilitation die Phase C verstanden. Die Einteilung in die unterschiedlichen Phasen A bis F der neurologischen Rehabilitation beruht auf dem Konzept der Arbeitsgruppe Neurologische Rehabilitation des Verbandes Deutscher Rentenversicherungsträger aus dem Jahr 1999. Die Phasen A bis F werden in **Tabelle 1** in chronologischer Abfolge dargestellt, was jedoch nicht bedeuten soll, dass diese ausschließlich von neurologischen Patienten in dieser Reihenfolge durchlaufen werden. Einzelne Phasen können im Krankheitsverlauf übersprungen werden, und auch ein entgegengesetzter Krankheitsverlauf, z.B. von der Phase F oder E zu den Phasen D, C, B oder sogar A ist bei einem Fortschreiten der Erkrankung möglich (BAR, 1999, S. 19).

Tabelle 1 Das Phasenmodell der neurologischen Rehabilitation(BAR, 1999)

BAR-Phase	Kennzeichen
Phase A	Akutbehandlung im Krankenhaus
Phase B	Behandlungs-/ und Rehabilitationsphase, in der noch intensivmedizinische Behandlungsmöglichkeiten vorgehalten werden müssen
Phase C	Behandlungs-/ und Rehabilitationsphase, in der die Patienten bereits in der Therapie mitarbeiten können, sie aber noch kurativmedizinisch und mit hohem pflegerischem Aufwand betreut werden müssen
Phase D	Rehabilitationsphase nach Abschluss der Frühmobilisation
Phase E	Behandlungs-/ und Rehabilitationsphase nach Abschluss einer intensiven medizinischen Rehabilitation – nachgehende Rehabilitationsleistungen und berufliche Rehabilitation
Phase F	Behandlungs-/ und Rehabilitationsphase, in der dauerhaft unterstützende, betreuende und/oder zustandserhaltende Leistungen erforderlich sind

1.3 Patientencharakteristika der Phasen B und C

Da die Phase B sowohl nach den Empfehlungen der BAR als auch nach dem G-DRG-System erfolgt, werden in Bezug auf die Phase B die Patientenmerkmale beider Modelle beschrieben. Wenngleich sich beide unterscheiden, besteht politisch der Wille, die Phase B des Phasenmodells in das G-DRG-System zu integrieren (Schorl und Liebold, 2012, S. 2). Im Folgenden werden zunächst die Eingangskriterien von Patienten der Phase B vorgestellt und anschließend werden die Ausgangskriterien der Phase B beziehungsweise die Eingangskriterien der Phase C in den **Tabellen 2 und 3** aufgelistet (BAR, 1999, S. 9, 12).

1.3.1 Patientencharakteristika der Phase B

Tabelle 2 Patientencharakteristika / Eingangskriterien: Phase B(BAR, 1999, S. 9)

Bewusstlose bzw. qualitativ oder quantitativ schwer bewusstseinsgestörte Patienten (darunter auch Patienten mit einem so genannten „apallischen Syndrom") mit schwersten Hirnschädigungen als Folge von Schädelhirntraumen, zerebralen Durchblutungsstörungen, Hirnblutungen, Sauerstoffmangel, Entzündungen, Tumoren, Vergiftungen u.a.; neben der Bewusstseinsstörung können weitere schwerste Hirnfunktionsstörungen bestehen
Patienten mit anderen schweren neurologischen Störungen (z.B. Locked-in, Guillain-Barré, hoher Querschnitt), die noch intensivbehandlungspflichtig sind
Patienten mit abgeschlossener Akutversorgung
Patienten, bei denen aktuell keine operative Intervention erforderlich ist (neurochirurgisch oder allgemein-/unfallchirurgisch, orthopädisch)
Keine Sepsis, keine floride Osteomyelitis vorhanden ist
Patienten mit stabilen intracraniellen Druckverhältnissen
Mit im Liegen stabiler Herz- Kreislauf- und Atmungsfunktion
Nicht mehr kontrolliert beatmungspflichtige Patienten
Die Patienten sind nicht fähig zur kooperativen Mitarbeit
Sie sind vollständig von pflegerischer Hilfe abhängig
In der Regel ist eine Sonden-Ernährung erforderlich
In der Regel können Ausscheidungsfunktionen nicht kontrolliert werden
Unter Umständen besteht eine erhebliche Selbst- und/oder Fremdgefährdung bei Dyskontrollsyndrom, Verwirrtheitszuständen oder anderen schweren psychischen Störungen
Bestehende Begleiterkrankungen dürfen eine Mobilisierung nicht verhindern

Wie aus **Tabelle 2** hervorgeht, sind Menschen in der Phase B der neurologischen Frührehabilitation besonders schwerwiegend durch Störungen des Bewusstseins sowie in ihrer Kooperationsfähigkeit betroffen. Weiterhin bedürfen sie kurativ und intensivmedizinischer Behandlung, um ihre neurologischen und nicht neurologischen Komplikationen und Begleiterkrankungen zu behandeln. Von der Phase B ausgeschlossen werden Patienten mit invasiven Hirndruckmonitoring, Katecholamin-pflichtigkeit, einer kurzfristigen operativen Versorgung bei Komplikationen und Begleiterkrankungen, welche eine Mobilisation verhindern. Darüber hinaus werden Patienten ausgeschlossen, die nicht kontrolliert beatmungspflichtig sind. Inwiefern die in den Empfehlungen der BAR beschrieben Patientencharakteristika der Phase B in der klinischen Praxis tatsächlich zutreffen, wurde in einer multizentrischen Studie untersucht. Insgesamt wurden 1280 Patienten von neun verschiedenen neurologischen Rehabilitationskliniken aus sechs unterschiedlichen Bundesländern in die Erhebung eingeschlossen. Letztendlich wurde festgestellt, dass die von der BAR aufgestellten Kennzeichen bei einer großen Anzahl an Patienten zutrafen und damit die Gültigkeit dieser bestätigen. Als weiteres Ergebnis zeigte sich, dass sich die Rehabilitationskliniken nach den Empfehlungen der BAR richten (Hoffmann et al., 2006). Jedoch ergab sich eine wesentliche Abweichung bei dem Kriterium der Beatmung (Hoffmann et al., 2006), denn dieses muss aus gegenwärtiger Perspektive relativiert werden, da bereits mehrere Einrichtungen der Phase B die Behandlung tracheotomierter und respiratorpflichtiger Patienten mit einer stabilen Beatmungssituation anbieten (Bertram und Brandt, 2007; Rollnik et al., 2010). Bereits im Jahr 2002, kurz nach der Einführung des Phasenmodells und der Einrichtung von Phase B-Stationen, stieg die Anfrage zur Übernahme von beatmeten Patienten erheblich (Hoffmann et al., 2006) und diese Entwicklung hält bis heute an.

Die Ziffer 8-552 „Neurologische Frührehabilitation" im OPS-Katalog des G-DRG-Systems kann prinzipiell bei allen Patienten mit akuten neurologischen und neurochirurgischen Erkrankungen erbracht werden, die akutstationär im Rahmen des § 39 SGB V behandelt werden. Als Kriterium zur Beschreibung der Patienten in der Phase B wird lediglich festgelegt, dass der Patient einem Frührehabilitations-Barthel-Index nach Schönle[3] bis maximal dreißig zu Beginn der Behandlung haben darf (DIMDI, OPS-Katalog, 2013).

1.3.2 Patientencharakteristika der Phase C

Die Ausgangskriterien der Phase B, stellen gleichzeitig die Eingangskriterien zur Phase C dar. Im Gegensatz zu Patienten in der Phase B sind Patienten in der Phase C überwiegend bewusstseinsklar, in der Lage zu kommunizieren und Interaktionen aufzubauen. Sie müssen nicht mehr beatmet werden und bedürfen auch keiner intensivmedizinischen Überwachung mehr. Weiterhin können sie in dieser Phase bereits für etwa dreißig Minuten aktiv in Therapien mitarbeiten, und sind in der Lage über einen längeren Zeitraum im Rollstuhl zu sitzen. Darüber hinaus bestehen keine Selbst- und/oder Fremdgefährdung und auch keine schwere Störung des Sozialverhaltens mehr, so dass Therapien auch in Kleingruppen stattfinden können, und damit die Integration in soziale Gruppen beginnen kann (BAR, 1999, S. 12).

---

[3] Assessmentinstrument der Aktivitäten des täglichen Lebens (Rollnik, 2013, S. 44)

Tabelle 3 Patientencharakteristika / Eingangskriterien: Phase C(BAR, 1999, S. 12)

Die Patienten sind überwiegend bewusstseinsklar, kommen einfachen Aufforderungen nach, ihre Handlungsfähigkeit reicht aus, um an mehreren Therapiemaßnahmen täglich von je etwa 30 Minuten Dauer aktiv mitzuarbeiten
Sie sind kommunikations- und interaktionsfähig (ggf. unter Verwendung von Hilfsmitteln)
Die Patienten sind teilmobilisiert (z.b. können sie längere Zeit kontinuierlich etwa zwei bis vier Stunden im Rollstuhl verbringen)
Sie sind für alltägliche Verrichtungen weitgehend auf pflegerische Unterstützung angewiesen
Bedürfen keiner intensivmedizinischen Überwachung/Therapie, da praktisch keine Gefahr für lebensbedrohliche Komplikationen mehr besteht (vital-vegetative Stabilität)
Sie sind nicht mehr beatmungspflichtig
Bestehende Begleiterkrankungen dürfen eine Mobilisierung nicht verhindern
Es besteht keine konkrete Selbst- und Fremdgefährdung (z.B. durch Weglauftendenz, aggressive Durchbrüche) und keine schweren Störungen des Sozialverhaltens, eine Kleingruppenfähigkeit (drei bis fünf Patienten) muss vorliegen, diese darf nicht durch schwere Verhaltensstörungen gefährdet werden. Diese sollte nicht nur kurzfristig beeinflussbar sein.

1.4 Kognitive Störungsbilder in der neurologischen (Früh-) Rehabilitation

Im Folgenden wird auf ausgewählte kognitive und Verhaltensstörungen eingegangen, die bei betroffenen Menschen mit schweren neurologischen Erkrankungen in den Phasen B und C, häufig in verschiedenen Kombinationen und Ausprägungen auftreten. Die Darstellung der kognitiven Störungsbilder erfolgt an dieser Stelle, um die besondere Schwere betroffener Menschen in den Phasen B und C der neurologischen (Früh-) Rehabilitation aufzuzeigen, die allein aus der Benennung der Krankheitsbilder nicht hervorgeht. Weiterhin kann damit die Durchführung einer besonderen Pflege, und zwar therapeutischer Pflege, begründet werden, die durch ihr 24-Stunden Konzept in Zusammenarbeit mit dem therapeutischen Team zum Erreichen des Rehabilitationsziels beiträgt und in ihrer Komplexität als Theorie im Kapitel sieben vorgestellt wird.

1.4.1 Störungen des Gedächtnisses

Störungen des Gedächtnisses zählen zu den besonders häufig beobachtbaren kognitiven Beeinträchtigungen nach Verletzungen des Gehirns. Zu berücksichtigen ist dabei, dass Gedächtnisstörungen nach Hirnschädigungen nur selten isoliert auftreten, sondern meist in Verbindung mit anderen Hirnleistungsstörungen, wie Aufmerksamkeitsstörungen, Störungen der Exekutivfunktionen (z.B. der Handlungsplanung, und -kontrolle), aber auch sprachliche, visuelle, motorische, affektive oder visuell-räumliche Störungen können parallel auftreten. Letztendlich entscheiden die damit einhergehenden Defizite maßgeblich über die Beeinträchtigung im Alltag (Schuri, 2000, S. 375 f.; Thöne-Otto, 2008, S. 477).

1.4.2 Störungen von Aufmerksamkeitsfunktionen

Genauso wie Gedächtnisstörungen, treten auch Aufmerksamkeitsstörungen sehr häufig nach Hirnschädigungen auf, welche die Lebensqualität der betroffenen Menschen wie auch den Therapieerfolg sehr stark beeinflussen. So benötigen wir unsere Aufmerksamkeit bei ganz vielfältigen Prozessen der Wahrnehmung, des Gedächtnisses, zur Handlungsplanung, beim Handeln selbst, bei der Sprachproduktion und -rezeption, zur Orientierung im Raum und zur Lösung von Problemen. Insofern stellen Aufmerksamkeitsfunktionen Basisleistungen für nahezu jede praktische oder intelligente Handlung dar (Sturm und Zimmermann, 2000, S. 345). Man unterscheidet zwischen verschiedenen Aspekten der Aufmerksamkeit, wie der Aufmerksamkeitsaktivierung, -ausrichtung und -fokussierung, der Fähigkeit zur Aufmerksamkeitsteilung und der Daueraufmerksamkeit (Niemann und Gauggel, 2006, S. 111; Lautenschläger et al., 2013, S. 63). Dabei treten bei Patienten in der neurologischen Frührehabilitation vor allem Störungen der Daueraufmerksamkeit und der Aufmerksamkeitsfokussierung auf.

1.4.3 Aphasien

Diese sind meist die Folge einer linkshemisphärischen Hirnschädigung und kommen nach dem Abschluss des Spracherwerbs nach einer Hirnschädigung vor (Weniger, 2003, S. 379 f.). Die dadurch auftretenden Störungen zeigen sich in allen sprachlichen Verarbeitungsmodalitäten und erstrecken sich auf die Bereiche der Semantik (Wortfindung), Syntax (Satzbau), Phonologie (Lautkombination), Morphologie (Wortbildung) und Lexikon (Wortspeicherung). Sie sind somit in der Sprachproduktion als auch im Sprachverständnis beobachtbar. Je nach Kombination und Schweregrad der aphasischen Symptome ergeben sich unterschiedliche Aphasiesyndrome (Grötzbach, 2010, S. 340).

1.4.4 Neglect

Mit dem Begriff Neglect wird eine Verhaltensstörung bezeichnet, die durch die Hinwendung zur Seite der Hirnschädigung charakterisiert ist, und damit zu einem Nichtbeachten von Reizen auf der kontraläsionalen Seite führt. Typischerweise betrifft diese Schädigung die nicht sprachdominante rechte Hemisphäre, so dass die linke Seite betroffen ist. Charakteristisch für diese Patienten ist die Einschränkung ihrer visuellen Such- und Explorationsbewegungen auf den rechten Teil des Raumes, des eigenen Körpers und auch einzelner Objekte. Kontralateral gelegene Gegenstände oder Objekte werden somit nicht bemerkt und vernachlässigt. Die Vernachlässigung kann im visuellen, taktilen, auditiven und motorischen Bereich manifestiert sein und betrifft häufig mehrere Modalitäten gleichzeitig (Karnath, 2008, S. 547, 549). Zur Erklärung dieser Symptomatik werden Störungen der Aufmerksamkeit, Störungen der mentalen Repräsentation wie auch der neuronalen Raumkoordinatensysteme diskutiert (Karnath, 2009, S. 444).

1.4.5 Störungen des Handelns: Apraxien und Exekutivstörungen

Mit linkshirnigen Läsionen gehen häufig Apraxien einher (Lautenschläger et al., 2013, S. 64). Als Leitsymptom treten motorische Fehlhandlungen auf, die jedoch nicht auf motorische Defizite zurückgeführt werden können und nicht auf der Läsion gegenüberliegenden Seite des Körpers beschränkt sind. Bei diesen Patienten können das Imitieren von Gesten und das Ausführen von Gesten ohne und mit realem Objektgebrauch betroffen sein. Bewegungsstörungen, welche dieser Definition entsprechen, können die Gliedmaßen, Gesicht und/oder Mund betreffen (Goldenberg, 2009, S. 545). Letztendlich können die Patienten die Bewegungen zwar mit normaler Kraft und Geschwindigkeit ausführen, jedoch fehlt ihnen der Plan, nachdem sie die Bewegungen einsetzen (Goldenberg, 1998, S. 107). Im Alltagshandeln stellt das Waschen und Ankleiden für diese Patienten eine nicht zu bewältigende Herausforderung dar. Wenngleich sie keine motorischen Störungen aufweisen, wissen sie mitunter nicht, wozu die einzelnen Objekte verwendet werden und können die Abfolge einzelner Teilhandlungen nicht planen.

Zu den häufigsten Ursachen von Exekutivstörungen zählen Schädel-Hirn-Traumen, frontale Subarachnoidalblutungen, aber auch Tumoren und Hirninfarkte (Müller und Münte, 2009, S. 480). Störungen der Exekutivfunktionen betreffen die Handlungsplanung, Handlungskontrolle, die Unterdrückung von Handlungsimpulsen, die Handlungsauswahl, das Wechseln zwischen Handlungsmustern, das Einhalten von Regeln und die Fähigkeit, sich in andere hineinversetzen zu können (Lautenschläger et al., 2013, S. 64). Demzufolge setzen sich Exekutivfunktionen aus mehreren Teilschritten zusammen, die in ihrer Zusammenführung für die zielgerichtete Durchführung von Handlungen sowie deren Überwachung und Kontrolle als auch ihre Hemmung notwendig sind (Matthes-von Cramon, 2006, S. 168). Damit entsprechen Exekutivfunktionen metakognitiven Funktionen (Müller und Münte, 2009, S. 480). Bricht in der Folge einer Hirnschädigung das exekutive System zusammen, kann das Verhalten nur schlecht kontrolliert werden, ist unzusammenhängend und enthemmt (Matthes-von Cramon, 2006, S. 168).

1.4.6 Störungen der Krankheitswahrnehmung: Anosognosie

„Um sich störungsadäquat verhalten zu können, muss Störungseinsicht bestehen" (Lautenschläger et al., 2013, S. 64). Betroffene Menschen mit einer Anosognosie verhalten sich so, als ob sie von einer eingetretenen Störung nichts wissen, handeln diese als Lappalie ab und versichern, dass alles in Ordnung sei (Anosodiaphorie) (Karnath, 2006, S. 210; 2003, S. 601). Bei einer Anosognosie handelt es sich um das Nichterkennen einer offensichtlich bestehenden Hemiparese/-plegie, kortikalen Blindheit, Hemianopsie, oder Taubheit (Karnath, 2006, S. 210). Gauggel (2008) weist in diesem Zusammenhang darauf hin, dass Erkrankungen nicht immer vollständig nicht erkannt werden, sondern es sich häufig um Fehleinschätzungen über die Art, den Umfang, den Schweregrad der Symptome und das Ausmaß der funktionellen Einschränkungen handelt (Gauggel, 2008, S. 539). Bevor Betroffene aber herausfinden können, was sich geändert hat, müssen sie zunächst herausfinden, dass sich etwas geändert hat und ihre bewährten Theorien nicht mehr stimmen (Goldenberg, 1998, S. 204).

1.4.7 Störungen des emotionalen Erlebens und Verhaltens

Hirnschädigungen können grobe psychopathologische Störungen im emotionalen Erleben und Verhalten verursachen. Die häufigste affektive Störung ist dabei die depressive Verstimmung, die vor allem nach einem Schlaganfall auftritt und auch als Post-Stroke-Depression (PSD) bezeichnet wird. Weiterhin können Angststörungen, Manien, pathologisches Lachen und Weinen, Enthemmungen oder Aggressivität als affektive Störungsbilder vorkommen (Hartje, 2006, S. 199-203; Lautenschläger et al., 2013, S. 64). Um auf diese Störungsbilder bei der Durchführung therapeutischer Pflege eingehen zu können, ist es zunächst erforderlich diese nicht nur zu kennen, sondern mit dem therapeutischen

Team gemeinsam einen Behandlungsplan aufzustellen und die pflegetherapeutischen Interventionen darauf auszurichten.

1.5 Leistungsvergütung der Phasen B und C

Wie zuvor unter dem Punkt 1.2 (Der Begriff Frührehabilitation und das Phasenmodell) beschrieben, ergeben sich zwischen den Phasen B und C durch unterschiedlich auslegbare Abgrenzungskriterien und einem nicht einheitlichen Gebrauch des Begriffs Frührehabilitation Schwierigkeiten in der Praxis. Diese verstärken sich in Zusammenhang mit der Leistungsvergütung noch weiter. Wie die Leistungen in der neurologischen Frührehabilitation vergütet werden, ist für den Gegenstand dieser Arbeit eine sehr bedeutende Frage, weil damit erstmals der therapeutische Charakter von Pflege begründet werden muss, damit Leistungen, die durch die Pflege erbracht wurde, auch finanziert werden. Die Weichen dafür wurden mit Inkrafttreten des §39 SGB V im Jahr 2001 gelegt, indem die Phase B der neurologischen Frührehabilitation erstmals als Bestandteil der Krankenhausbehandlung beschrieben wurde (Stier-Jarmer et al., 2002). Und an dieser Stelle ergibt sich das Problem. Zwar kann die Phase B mit §39 SGB V als Krankenhausbehandlung eingeordnet werden, aber dennoch erfolgt die leistungsrechtliche Zuordnung der Phase B in den Bundesländern nicht einheitlich zur Akutkrankenhausbehandlung oder Rehabilitation. Selbst innerhalb der Bundesländer gibt es zum Teil beide Zuordnungsvarianten (Schorl und Liebold, 2012). Die Abrechnung der Leistungen erfolgt in den meisten Bundesländern überwiegend über das G-DRG-System (Bertram und Brandt 2007), aber in dem Teil der Einrichtungen, die entsprechend den Regelungen der §§ 40 bzw. 111 SGB V abrechnen, wird unter der Phase B-Frührehabilitation eine Rehabilitationsbehandlung verstanden und es wird nicht nach dem G-DRG-System vergütet (Rollnik et al., 2011). Frührehabilitationseinrichtungen können das G-DRG-System umgehen, indem sie für den Status der so genannten „besonderen Einrichtung" optieren, so dass die Vergütung weiterhin tagessatzbezogen erfolgt (Bertram und Brandt, 2007; Wallesch, 2009). Diese Option sehen Bertram und Brandt (2007) jedoch nicht als langfristige Perspektive, da das Bestreben des G-DRG-Systems in Richtung einer verbesserten Abbildung der komplexen neurologischen Frührehabilitation läuft.

Dieses leistungsorientierte Fallpauschalensystem wurde mit dem 01.03.2003 eingeführt. Damit soll jeder Behandlungsfall im Krankenhaus unabhängig von der Verweildauer mit einem festen Entgelt auf der Grundlage der diagnosis related groups (DRG) vergütet werden (Rösler, 2005, S. 1201). Nach einer Übergangsphase ist die Abrechnung über DRG-Fallpauschalen seit 2004 im Krankenhausbereich und damit auch für die Phase B der neurologischen Frührehabilitation, die Einrichtungen nach §§ 40 bzw. 111 SGB V ausgenommen, verpflichtend (Haaf et al., 2004). Die Voraussetzung für die Abrechnung der Fallpauschale für die neurologische Frührehabilitation (Phase B) ist die Erbringung und Dokumentation spezieller Leistungen, die im OPS-Katalog mit dem Schlüssel 8-552 definiert sind. Seit 2005 wird die neurologisch-neurochirurgische Frührehabilitation als OPS 8-552 beschrieben (DIMDI, OPS-Katalog, 2004; 2005). Die Mindestmerkmale der aktuellen OPS 8-552 der neurologisch-neurochirurgischen Frührehabilitation aus dem Jahr 2013 sind in **Tabelle 4** zusammengefasst. Dass Mindestmerkmal der aktivierend-therapeutischen Pflege wurde erstmals im Jahr 2005 in den OPS-Katalog aufgenommen, nachdem aus dem eigenen Fachbereich heraus von der Klinikgruppe Enzensberg in Abstimmung mit der DGNR, dem Verband der Privatkrankenanstalten Bayern und weiteren Anbietern der neurologischen Frührehabilitation ein Vorschlag zum damaligen OPS 301 über das offizielle Vorschlagsverfahren beim DIMDI eingereicht wurde. Dieser Vorschlag ist mit geringfügigen Modifizierungen als OPS 8-552 in den Katalog aufgenommen worden (Hagen et al., 2007) und hat bis heute Bestand. Allerdings gibt es auch sechs Jahre nach der Aufnahme dieser Mindestmerkmale noch keine einheitliche Definition zur therapeutischen Pflege. Diese ist aber zur Abrechnung pflegerisch-therapeutischer Leistungen zwischen Kostenträger und Leistungserbringer sowie für die Pflegepraxis zur Durchführung und Dokumentation dringend erforderlich und macht damit die Bedeutung dieser Studie deutlich.

Tabelle 4 Mindestmerkmale der neurologisch-neurochirurgischen Frührehabilitation OPS 8-552

- Frührehateam unter Leitung eines Facharztes für Neurologie, Neurochirurgie, Physikalische und rehabilitative Medizin oder Kinder- und Jugendmedizin mit der Zusatzbezeichnung Neuropädiatrie, der über eine mindestens 3-jährige Erfahrung in der neurologisch-neurochirurgischen Frührehabilitation verfügt. Im Frührehateam muss der neurologische oder neurochirurgische Sachverstand kontinuierlich eingebunden sein.

- Standardisiertes Frührehabilitations-Assessment zur Erfassung und Wertung der funktionellen Defizite in mindestens fünf Bereichen (Bewusstseinslage, Kommunikation, Kognition, Mobilität, Selbsthilfefähigkeit, Verhalten, Emotion) zu Beginn der Behandlung. Der Patient hat einen Frührehabilitations-Barthel-Index nach Schönle bis maximal 30 Punkte zu Beginn der Behandlung (Die Berechnung des Frührehabilitations-Barthel-Index nach Schönle ist im Anhang zur ICD-10-GM zu finden.

- Wöchentliche Teambesprechung mit wochenbezogener Dokumentation bisheriger Behandlungsergebnisse und weiterer Behandlungsziele

- Aktivierend-therapeutische Pflege durch besonders geschultes Pflegepersonal auf dem Gebiet der neurologisch-neurochirurgischen Frührehabilitation

- Vorhandensein und Einsatz von folgenden Therapiebreichen: Physiotherapie/Krankengymnastik, Physikalische Therapie, Ergotherapie, Neuropsychologie, Logopädie/fazio-orale Therapie und/oder therapeutische Pflege (Waschtraining, Anziehtraining, Esstraining, Kontinenztraining, Orientierungstraining, Schlucktraining, Tracheostomamanagement, isolierungspflichtige Maßnahmen u.a.) in patientenbezogenen unterschiedlichen Kombinationen von mindestens 300 Minuten täglich (bei simultanem Einsatz von zwei oder mehr Mitarbeitern dürfen die Mitarbeiterminuten aufsummiert werden) im Durchschnitt der Behandlungsdauer der neurologisch-neurochirurgischen Frührehabilitation

- Eine gleichzeitige (dauernde oder intermittierende) akutmedizinische Diagnostik bzw. Behandlung ist gesondert zu kodieren.

- Zu den OPS 8-552 zählen nicht die geriatrische frührehabilitative Komplexbehandlung (8-550 ff.) fachübergreifende und andere Frührehabilitation (8-559 ff.), und Physikalisch-medizinische Komplexbehandlung (8-563 ff.).

Die so genannten „besonderen Einrichtungen" rechnen ihre Leistungen, wie zuvor beschrieben, tagesssatzbezogen ab (Bertram und Brandt, 2007; Wallesch, 2009), das bedeutet, sie werden durch einrichtungsspezifische, vollpauschalierte tagesgleiche Pflegesätze vergütet. Das trifft auch auf die Phase C der neurologischen Rehabilitation zu. Die Rehabilitationseinrichtungen erhalten durch die ausgehandelten Pflegesätze für jeden Tag des Aufenthaltes eines Versicherten einen festen Betrag. Mit diesem sind alle Leistungen abgegolten, welche die Rehabilitationseinrichtung im Rahmen der Maßnahme zu erbringen hat, wie Unterbringung, Verpflegung, die erforderlichen medizinischen Leistungen wie auch die Investitionskosten. Die Vergütung ergibt sich aus dem Vergütungssatz und der Rehabilitationsdauer. Die Höhe der Entgelte wird in den Vergütungssatzverhandlungen zwischen den Leistungsträgern und den einzelnen Leistungserbringern ausgehandelt (Haaf et al., 2004). Im Gegensatz zur OPS 8-552 ist allerdings mit der Vergütung durch tagesgleiche Pflegesätze keine Umsetzung einer therapeutischen Pflege gefordert und wird damit auch nicht vergütet. Auch in den Empfehlungen der BAR für die Phase C der neurologischen Rehabilitation wird eine Forderung zur Umsetzung einer therapeutischen Pflege nicht deutlich. Aber wird in der Phase C der neurologischen Rehabilitation nicht auch therapeutische Pflege durchgeführt? Wenn ja, sollte diese dann nicht auch leistungsgerecht vergütet und explizit auch gefordert werden? Aus diesem Grund wurden in die Studie sowohl Stationen der Phase B als auch Stationen der Phase C in den einzelnen Kliniken eingeschlossen, so dass auf diese Fragestellung bei der Diskussion der Ergebnisse im Punkt sechs eingegangen wird.

1.6 Zusammenfassung

Insgesamt hat sich die neurologische (Früh-)Rehabilitation in den letzten Jahren enorm weiterentwickelt. Dennoch sind die vorhandenen Strukturen in Deutschland gegenwärtig sehr heterogen, wodurch sich eine Vielzahl an Problemen ergeben, die hier nicht alle Raum zur Diskussion finden können. Im Text wurde jedoch auf den nach wie vor missverständlich wirkenden Begriff Frührehabilitation eingegangen sowie auf die unterschiedlichen inhaltlichen und rechtlichen Strukturen, die mitunter Versorgungs-lücken der Patienten nach sich ziehen können. Vor dem Hintergrund, dass die meisten Einrichtungen der neurologischen Frührehabilitation erbrachte Leistungen der Pflege über das G-DRG-System abrechnen, müssen sie das Mindestmerkmal zur Durchführung therapeutischer Pflege in ihrer Dokumentation nachweisen. Bisher wird die Durchführung therapeutischer Pflege nur für die Phase B, nicht aber für die Phase C gefordert. Um aber eine bedarfsdeckende Versorgungsstruktur aufbauen und Leistungszuständigkeiten festlegen zu können, sind einheitliche Definitionen und Strukturen notwendig (BAR, 1999, S. 3). Die Fragestellung wie der Begriff „therapeutische Pflege" in der Literatur definiert wird, wird mit dem nächsten Kapitel beantwortet.

2 Theoretischer Bezugsrahmen und Forschungsstand

In diesem Abschnitt werden die Begriffe Rehabilitation, Therapie und Pflege definiert. Diese unterschiedlichen Begriffe sind zentrale Bestandteile der Arbeit und tragen mit der Erklärung und ihrer Definition zum Verständnis des Themengebietes bei. Den Schwerpunkt dieses Kapitels bildet die systematische Literaturübersicht zur therapeutischen Pflege, mit der gezeigt wird, inwiefern es diesbezüglich bereits Modelle, Konzepte, Theorien oder Definitionen gibt. Abschließend wird das Vorwissen der Forscherin vorgestellt.

Die Einbeziehung von Literatur zu Beginn einer Grounded Theory Studie ruft Diskussionen hervor (Birks und Mills, 2011, S. 22). Kelle (1994) bezeichnet dieses als „induktivistisches Selbstmissverständnis" (Kelle, 1994, S. 341). Damit ist der Umstand gemeint, dass Glaser und Strauss (1967) selbst immer wieder betonen, aus den Daten heraus (induktiv) über die empirische Welt zu theoretischen Konzepten zu gelangen. „ ... the discovery of theory from data, systematically obtained from social research" (Glaser und Strauss, 1967, S. 2).

Darauf basierend entstand der Eindruck und damit die Kritik, dass Forschende sich jedes theoretischen Vorwissens entledigen sollten, bevor sie das Forschungsfeld betreten, um eine Grounded Theory Studie durchführen zu können (Strübing, 2004, S. 49 f.). Diese Kritik wird von Birks und Mills (2011) entkräftet, indem sie schreiben: „None deny that a researcher will enter into a study with a broad range of knowledge about their proposed area of study and neither promotes a thorough review of the literature before undertaking a grounded theory study" (Birks und Mills, 2011, S. 22).

In diesem Zusammenhang ist das bereits im Originalwerk „The Discovery of Grounded Theory" von Glaser und Strauss (1967) erwähnte Konzept der „theoretischen Sensibilität" zu erwähnen (Glaser und Strauss, 1967, S. 46). Denn es soll nicht, wie häufig kritisiert wird, das Vorwissen außer Acht gelassen werden, sondern vielmehr auf eine sensible Weise mit ihm umgegangen werden. Es geht darum, dass sich der Forscher nicht zu sehr durch sein theoretisches Vorwissen lenken und bestimmen lässt, so dass dadurch die Entwicklung neuer Einsichten eingeschränkt und die Generierung von Theorie konterkariert wird (Strübing, 2004, S. 56). Die Vorstellung einer theoretischen Perspektive von Beginn

© Springer Fachmedien Wiesbaden GmbH, ein Teil von Springer Nature 2019
S. Lautenschläger, *Therapeutische Pflege in der neurologischen (Früh-)Rehabilitation*,
https://doi.org/10.1007/978-3-658-25927-3_2

der Forschungsarbeit an, ist also im Ansatz der Grounded Theory integriert, was folgendes Zitat verdeutlicht:

„ The sociologist should also be sufficiently theoretically sensitive so that he can conceptualize and formulate a theory as it emerges from the data. Once started, theoretical sensitivity is forever in continual development. It is developed as over many years the sociologist thinks in theoretical terms about what he knows, and as he queries many different theories on such questions as "What does the theory do? How is it conceived? What is its general position? What kinds of models does it use" (Glaser und Strauss, 1967, S. 46).

Glaser und Strauss (1967) machen deutlich, dass das Vorwissen nicht vollkommen abgelegt werden kann, aber sie empfehlen erst nach Literatur zum Fachgebiet zu suchen, wenn erste Kategorien bzw. Kernkategorien gebildet werden konnten, um so offen wie möglich sein zu können:

„An effective strategy is, at first, literally to ignore the literature of theory and fact on the area under study, in order to assure that the emergence of categories will not be contaminated by concepts more suited to different areas. Similarities and convergences with the literature can be established after the analytic core of categories has emerged" (Glaser und Strauss, 1967, S. 37). "...these dicta have the purposes of keeping the grounded theory researcher as free and as open as possible to discovery and to the emergence of concepts, problems and interpretations from the data" (Glaser, 1998, S. 67 f.).
Daher wurde in dieser Studie erst mit einer umfassenden Literaturrecherche zum Thema der therapeutischen Pflege begonnen werden, nachdem sich anhand der Datenanalyse erste Kategorien herauskristallisiert haben.

2.1 Begriffsdefinitionen

Zwar wurde bereits zu Beginn der Studie nach Literatur recherchiert, jedoch handelte es sich dabei um Literatur zur Geschichte und den Strukturen der neurologischen (Früh-) Rehabilitation sowie zur Grounded Theory und qualitativen Methoden. Im Mai 2011, nachdem erste Kategorien und ein erstes theoretisches Konstrukt entwickelt wurden, begann die Recherche nach unterschiedlichen Begrifflichkeiten, die im Zusammenhang mit der Pflege in der Rehabilitation verwendet werden sowie zu den Begriffen Rehabilitation,

Therapie und Pflege. Weiterhin erfolgten Recherchen bezüglich unterschiedlicher neurologischer Krankheitsbilder, zur kognitiven Psychologie bzw. Neuropsychologie und verschiedenen Konzepten und Therapieformen, wie dem Bobath-Konzept, Basale Stimulation, Affolter, der Therapie des Facio-Oralen-Trakts (F.O.T.T.), Validation und Kinästhetik. Erst im April 2012 begann die systematische Recherche mit der Erstellung einer Literaturübersicht zum Begriff der therapeutischen Pflege. Die Recherche nach Literatur erfolgte nach der Erstellung der Literaturübersicht kontinuierlich bis zum Ende der Studie. Im Folgenden werden zum besseren Verständnis zunächst die Begriffe Rehabilitation, Therapie und Pflege definiert, bevor die Literaturübersicht zum Begriff der therapeutischen Pflege und die Vorstellung des Vorwissens der Forscherin erfolgen.

2.1.1 Rehabilitation

Der Begriff Rehabilitation kann auf die Lateinischen Wörter „re" = zurück und „habilis" = tauglich, brauchbar, kompetent zurückgeführt werden. Rehabilitation könnte dann frei übersetzt werden mit „Wiederherstellung". Diese Übersetzung geht auch aus der Definition der WHO (2013) hervor:

"Rehabilitation of people with disabilities is a process aimed at enabling them to reach and maintain their optimal physical, sensory, intellectual, psychological and social functional levels. Rehabilitation provides disabled people with the tools they need to attain independence and self-determination" (World Health Organization (WHO), 2013).

2.1.2 Therapie

Der Begriff Therapie stammt etymologisch aus dem Griechischen und wurde im 18. Jh. als medizinischer Terminus den Wörtern θεραπεια (therapeia) und θεραπευω (therapeut) entlehnt (Drosdowski, 1997; Seebold, 2002). Übersetzt heißt therapeia: Pflege der Kranken, Wartung des Körpers, Heilung und Dienstleistung. Der Therapeut ist der Diener, der Aufwartende, Wärter, Pfleger (Pape, 1954; Kassühlke, 1997). Therapeuten werden als Wissenschaftler beschrieben, die eine Therapie anwenden. In diesem Zusammenhang werden die Berufsgruppen Arzt, Physiotherapeut, Psychotherapeut und Pfleger als Therapeuten bezeichnet (Wahrig-Burfeind, 2007). Aus einem deutschen Wörterbuch geht hervor, dass Therapie eine Heilbehandlung ist, die gezielt durchgeführt wird (Wissenschaftlicher Rat und Mitarbeiter der Dudenredaktion unter Leitung von Günther Drosdowski, 1986). Das bedeutet, dass nach der etymologischen Herkunft des Wortes Therapie Pflege mit Therapie gleichzusetzen ist. Pflege ist also therapeutisch, wenn sie einen bestimmten Zweck verfolgt bzw. zielgerichtet erfolgt. Wie diese therapeutische Pflege im Detail durchgeführt wird, und was sie beinhaltet ist Gegenstand der mit dieser Arbeit entwickelten Theorie.

2.1.3 Pflege

Die erste und größte internationale Organisation für Pflegende, das International Council of Nursing (ICN) (2010), definiert Pflege wie folgt:

„Pflege umfasst die eigenverantwortliche Versorgung und Betreuung, allein oder in Kooperation mit anderen Berufsangehörigen, von Menschen aller Altersgruppen, von Familien oder Lebensgemeinschaften sowie von Gruppen und sozialen Gemeinschaften, ob krank oder gesund, in allen Lebenssituationen. Pflege schließt die Förderung der Gesundheit, Verhütung von Krankheiten und die Versorgung und Betreuung kranker, behinderter und sterbender Menschen ein. Weitere Schlüsselaufgaben der Pflege sind die Wahrnehmung der Interessen und Bedürfnisse, Förderung einer sicheren Umgebung, Forschung, Mitwirkung in der Gestaltung der Gesundheitspolitik sowie im Management des Gesundheitswesens und in der Bildung" (eigene Übersetzung der englischsprachigen Definition des ICN, 2010).

Von dieser Definition ausgehend, wird im Folgenden die Literaturübersicht zum Begriff der therapeutischen Pflege vorgestellt.

2.2 Literaturübersicht zum Begriff therapeutische Pflege

Im Rahmen der Theorieentwicklung stellte sich zunehmend die Frage, welche Modelle, Konzepte und Theorien es bereits gibt, die den Begriff der therapeutischen Pflege verwenden, möglicherweise sogar definieren oder zumindest mit dieser in einem näheren Zusammenhang stehen. Um diese Fragestellung zu beantworten wurden zunächst Ein- und Ausschlusskriterien definiert, anhand derer die systematische Recherche in Datenbanken und per Handsuche durchgeführt werden sollte.

2.2.1 Ein- und Ausschlusskriterien

In die Literaturrecherche wurden Studien eingeschlossen, welche die therapeutische Pflege in Bezug auf Modelle, Konzepte, Theorien oder Definitionen zum Gegenstand haben. Unter der Annahme, dass es nur wenige Untersuchungen zu diesem Thema in der neurologischen Rehabilitation gibt, bezieht sich die Suchstrategie auf alle Indikationsbereiche, in denen die Pflege tätig ist. Darüber hinaus wurden sowohl qualitative als auch quantitative Studiendesigns sowie Pflegetheorien, Konzepte, Modelle, Positionspapiere von Fachgesellschaften oder Verbänden und Expertenmeinungen in die Literaturübersicht eingeschlossen. Der Begriff „therapeutische Pflege" sollte in den Studien inhaltlich definiert oder das Modell, die Theorie oder die Konzepte mit Pflege als therapeutischen Aspekt in Zusammenhang stehen. Weiterhin wurden nur englisch- und deutschsprachige Publikationen eingeschlossen.

2.2.2 Suchstrategie

Die Literaturrecherche erfolgte in den Datenbanken Cinahl (seit 1982), Embase (seit 1974) und Medline (seit 1966). Darüber hinaus wurde eine Handsuche in Pflegelehrbüchern, nach Pflegetheorien, und den Fachzeitschriften „Die Rehabilitation" (01/2001-04/2012), „Aktuelle Neurologie" (01/2001-04/2012), „Physikalische Medizin. Rehabilitationsmedizin, Kurortmedizin" (01/2001-04/2012), „Zeitschrift für Gerontologie und Geriatrie" (02/1998-07/2013), „Psychiatrische Pflege Heute" (02/2001-06/2013), „Psychiatrische Praxis" (01/2001-07/2013), „Pflege und Gesellschaft" (01/1996-04/2012), „Pflege" (01/1999-04/2012), „Pflegewissenschaft" (09/2001-04/2012) und „Pflegezeitschrift" (01/1999-04/2012) durchgeführt. Die Suchsyntax erfolgte durch die Textwortsuche für bekannte Synonyme und soweit es möglich war, wurden die Schlagwortsysteme der Datenbanken (z.B. MeSH-Terms in Medline) verwendet. Insgesamt wurden folgende Schlüsselbegriffe festgelegt, die aus **Tabelle 5** hervorgehen. Die Syntaxen wurden anschließend kombiniert, um nach Modellen, Konzepten, Rollen und einer Definition in Zusammenhang mit therapeutischer Pflege zu suchen. Die Suchanweisungen für die einzelnen Datenbanken gehen aus **Tabelle 6** hervor. Die erste Auswahl relevanter Publikationen auf Basis der Einschlusskriterien erfolgte anhand der Titel und Abstracts. Relevante Publikationen wurden mittels Volltext hinsichtlich der Einschlusskriterien genauer analysiert.

Tabelle 5 Übersicht über die Schlüsselbegriffe zur Literaturrecherche

rehabilitation nursing therapeutic nursing stroke nurse	definition perception rehabilitation concept models nursing models theoretical nurse`s role

Tabelle 6 Suchstrategie in den Datenbanken Medline, Cinahl und Embase

Schritt	Suchbegriffe und logische Verknüpfung: Medline
Spezifische Suche	rehabilitation nursing [all fields] AND definition [all fields] AND perception [all fields] AND models nursing [all fields] AND models theoretical [all fields] AND concept [all fields] AND nurse`s role [all fields]; stroke nurse [all fields]; therapeutic nursing [all fields]; AND
Sprachrestriktion	German [lang] AND English [lang]
Schritt	**Suchbegriffe und logische Verknüpfung: Cinahl**
Spezifische Suche	rehabilitation nursing [all fields] AND definition [all fields] AND perception [all fields]; stroke nurse [all fields]; therapeutic nursing [all fields] AND rehabilitation; AND
Sprachrestriktion	German [lang] AND English [lang]
Schritt	**Suchbegriffe und logische Verknüpfung: Embase**
Spezifische Suche	rehabilitation nursing [all fields] AND definition [all fields] AND perception [all fields]; stroke nurse [all fields]; therapeutic nursing [all fields]; AND
Sprachrestriktion	German [lang] AND English [lang]

Ergebnisse folgender Parameter wurden aus den Primärstudien, theoretischen Diskussionen, Modellen und Dissertationen extrahiert:

Primäre Zielparameter:

Definitionen zur therapeutischen Pflege

Sekundäre Zielparameter:

Beschreibungen, die charakterisieren wie therapeutische Pflege durchgeführt wird, und was das Therapeutische an der Pflegehandlung ausmacht.

Beschreibungen, die den Begriff zwar nicht definieren, aber verwenden und mit dem Thema in engerem Zusammenhang stehen, wie z.B. der Beschreibung von Aufgaben, Haltungen, Einstellungen und Rollen von Pflegenden in Zusammenhang mit therapeutischer Pflege.

2.2.3 Ergebnisse

Die Recherche in den Datenbanken führte zu insgesamt 856 Treffern, davon 521 Referenzen in Medline, 181 Referenzen in Cinahl und 154 Referenzen in Embase. Die Handsuche führte zu 460 Treffern. Nach dem Ausschluss der Dubletten, Referenzen ohne Abstract und Selektion nach Sprache (nur Deutsch oder Englisch) wurden 915 Treffer erreicht. Von diesen wurden Titel und Abstract in Bezug auf die Einschlusskriterien durchgesehen. Nach diesem ersten Screening wurden 854 Referenzen ausgeschlossen. Die übrigen 61 Treffer wurden einer genaueren Recherche unterzogen, indem die Volltexte hinzugezogen wurden. Die im Volltext vorliegenden Studien wurden auf der Grundlage der Einschlusskriterien analysiert. Davon wurden schließlich 37 Referenzen ausgeschlossen. Referenzen wurden ausgeschlossen, wenn der Begriff „therapeutische Pflege" nicht in Titel, Abstract oder im Text vorkam, wenn der Begriff nur benannt, aber nicht erklärt, definiert oder in einem anderen Zusammenhang als gesucht verwendet wurde. Ein Ausschluss erfolgte ebenfalls, wenn therapeutische Interventionen, therapeutische Wirkung, therapeutische Praxis und therapeutische Beziehung nicht näher erläutert wurden. Von den selektierten 24 Artikeln definieren lediglich fünf den Begriff der therapeutischen Pflege. Die übrigen 19 Artikel wurden eingeschlossen, da sie annähernd mit dem Thema in Zusammenhang stehen. In diesen wird der Begriff der therapeutischen Pflege zwar nicht direkt definiert, aber er wird in Zusammenhang mit unterschiedlichen Bereichen erwähnt und beschrieben. Dadurch kann die Perspektive der Forscherin zum Gebrauch des Begriffes in der Literatur erweitert werden. Das Flussdiagramm (**Abbildung 1**) zeigt das Ergebnis der Literaturrecherche. Eine Übersicht über die eingeschlossen und mit dem Thema in Zusammenhang stehenden Studien gibt **Tabelle 7**.

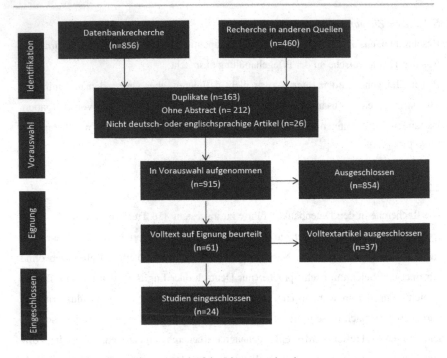

Abbildung 1 Flussdiagramm zum Verlauf der Literaturrecherche

Unter den 24 ausgewählten Artikeln befinden sich vier Reviews, sechs Primärstudien, drei Pflegetheorien und elf Konzepte, Modelle oder Expertenmeinungen. In **Tabelle 8** werden Studienmerkmale nach Autor, Jahr, Design, Methodik und Stichprobe tabellarisch festgehalten. Im Folgenden werden die Ergebnisse der Artikel dargestellt, welche die therapeutische Pflege definieren oder zumindest mit dieser in einem engeren Zusammenhang stehen.

Tabelle 7 Übersicht über die eingeschlossen Studien

Autoren	Eingeschlossen: Datenbanken	Handsuche	In Zusammenhang stehend: Datenbanken	Handsuche
Kitson A (1986)	X			
Kitson A (1991)		X		
Burton CR (2003)	X			
Gerdelmann N (2009)		X		
Bundesverband Geriatrie[4]		X		
Kitson A (1987)			X	
Kirkevold M (1997)			X	
McGuinness SD, Peters S (1999)			X	
Edwards A (2002)			X	
Pryor J, Smith C (2002)			X	
Walsh B et al. (2007)			X	
Finfgeld-Connett D (2009)			X	
Peplau H (1952)				X
Travelbee J (1972)				X
O´Conner SE (1993)				X
Orem DE (1995)				X
O´Conner SE (2000a)				X
O´Conner SE (2000b)				X
Freshwater D (2002)				X
Long AF et al. (2002)				X
Hawkey B, Williams J (2007)				X
Jensen M et al. (2008)				X
Kirkevold M (2010)				X
Boering D et al. (2011)				X
Gesamt	5		19	

Eingeschlossene Artikel

Burton (2003) erstellte eine systematische Übersichtsarbeit mit dem Ziel therapeutische Pflegeinterventionen in der Rehabilitation von Schlaganfallpatienten hinsichtlich ihrer Wirksamkeit zusammenzufassen. Das Review wurde eingeschlossen, weil innerhalb des theoretischen Hintergrundes ausdrücklich eine Literaturübersicht und eine Beschreibung des Begriffs der therapeutischen Pflege dargestellt werden. Im theoretischen Hintergrund werden Publikationen zur therapeutischen Pflege, zum Beispiel von Uys (1980), Sherwood (1997), Kirkevold (1997) und Kitson (1986) aufgegriffen. Die darin aufgeführten Beschreibungen werden als Kernelemente eines Konzeptes therapeutischer Pflege in der Rehabilitation von Schlaganfallpatienten zusammengefasst. Er kommt zu dem Ergebnis,

---

[4] Eine Jahreszahl über die Veröffentlichung zur aktivierend-therapeutischen Pflege geht nicht aus der Definition oder der Homepage des Bundesverband Geriatrie hervor

dass therapeutische Pflege die Bedürfnisse der individuellen Patienten in den Vordergrund stellt und diese auf einer erfolgreichen Pflege-Patienten-Beziehung beruhen, die
Entwicklung von Bewältigungsstrategien unterstützt, an den aus dem Schlaganfall resul-
tierenden Beeinträchtigungen und noch vorhandenen Fähigkeiten anknüpft, und das soziale Umfeld der Betroffenen einbezieht. Darüber hinaus wird herausgestellt, dass therapeutische Pflege kommunikative Kompetenzen sowie Wissen und Verständnis über den
Verlauf der Rehabilitation des Schlaganfalls erfordern (Burton, 2003).

In einer Evaluationsstudie und Dissertation entwickelte Kitson (1986, 1991) Indikatoren
zur Beurteilung der Pflegequalität in der Geriatrie. In ihren Vorannahmen schildert sie,
was sie unter professioneller therapeutischer Pflege versteht. Daraus geht hervor, dass das
Ziel therapeutischer Pflege darin besteht, dass Patienten eine optimale Unabhängigkeit in
allen Selbstpflegeaktivitäten erreichen, als Individuen behandelt, respektiert und dazu ermutigt werden, eigene Entscheidungen zu treffen (Kitson, 1986; 1991). Zwar gibt Kitson
(1986) eine Definition über den Begriff der therapeutischen Pflege, jedoch basiert diese
auf ihren eigenen Annahmen, da ihre Studie nicht darauf abzielt, den Gegenstand therapeutischer Pflege zu untersuchen. Ihre Forschungsarbeit fokussiert die Fragebogenkon-
struktion und die Evaluation der Qualität der Pflege in der Geriatrie.

Weiterhin hat die Arbeitsgruppe der Bobath Initiative für Kranken- und Altenpflege e.V.
(BIKA) basierend auf Erfahrungen aus der Praxis, anhand von Literatur und anhand eines
Konsensprozesses eine Definition zur aktivierend-therapeutischen Pflege entwickelt:
„Therapeutisch aktivierende Pflege bezieht sich auf Menschen mit Pflegebedarf und bildet die Grundlage für die Entwicklung von körperlichen, geistigen, emotionalen und sozialen Fähigkeiten. Sie bezieht die vorhandenen Fähigkeiten und Fertigkeiten ein, und
stellt sie in einen sinnvollen Kontext. Die therapeutisch aktivierende Pflege ist gekennzeichnet durch einen Beziehungsprozess mit zielgerichteten Maßnahmen und Aktivitäten.
Interventionen im Rahmen der therapeutisch aktivierenden Pflege sowie Zielsetzung derselben werden gemeinsam mit Patienten, dem Team und den Angehörigen geplant, durchgeführt und im Prozess evaluiert" (Gerdelmann, 2009, S. 129). Neben dieser Definition
werden weitere Handlungskompetenzen gefordert, wie die Erhebung, Einschätzung und
Beurteilung des Gesundheitszustandes eines Patienten, Fähigkeiten zur individuellen Anleitung, Beratung, Begleitung, Motivation, Entwicklung von Bewältigungsstrategien,
Wahrnehmungsförderung von Bewegung und die Eigenverantwortung des Betroffenen
zu fördern.

Auch der Bundesverband Geriatrie e.V. hat den Begriff der aktivierend- therapeutischen Pflege definiert. In dieser Definition werden, wie in der Definition durch die BIKA®, folgende Aspekte genannt, welche aktivierend-therapeutische Pflege kennzeichnen. Sie ist gekennzeichnet durch den Beziehungsprozess zum Betroffenen mit der Beachtung von Fähigkeiten und Ressourcen, der Durchführung zielgerichteter Interventionen und Motivation mit dem Ziel einer optimal zu erreichenden Mobilität, Selbständigkeit und Teilhabe. Dabei erfolgt die Pflege gemeinsam mit dem Betroffenen im interdisziplinären geriatrischen Team und ggf. mit den Angehörigen (Bundesverband Rehabilitation[5]).

Mit therapeutischer Pflege in Zusammenhang stehende Studien

Folgende Bereiche wurden in den Artikeln identifiziert, die mit therapeutischer Pflege in Zusammenhang stehen:

- Professionelle therapeutische Pflege
- Therapeutische Selbstpflegeerfordernisse
- Therapeutische Beziehung
- Nutzung der Fähigkeit zur Metakognition
- Therapeutische Rolle von Pflegenden
- Abgrenzung therapeutischer Pflege von weiteren Pflegearten
- Therapeutisches Handeln in eskalierenden Situationen
- Weiterbildungen im Zusammenhang mit therapeutischer Pflege

Professionelle, therapeutische Pflege

Bereits Ende der 80er Jahre verwendet Kitson (1987, 1991) den Begriff „therapeutic nursing." Sie führte eine vergleichende Analyse durch, um die Unterschiede zwischen Laienpflege und professioneller Pflege zu beschreiben. Dabei beschreibt sie, dass die Qualität professioneller Pflege darin besteht, Defizite bei der Pflege durch Laien zu erkennen und explizit zu machen. Diese Art professioneller Pflege bezeichnet sie als „therapeutische Funktion von Pflegenden." Als Fazit fasst sie zusammen, dass die Einstellung

---

[5] Eine Jahreszahl über die Veröffentlichung zur aktivierend-therapeutischen Pflege geht nicht aus der Definition oder der Homepage des Bundesverband Geriatrie e.V. hervor

von Pflegenden, ihr Wissen und ihre Fähigkeiten, sowie die Befähigung zur Selbständigkeit Aspekte einer professionellen, therapeutischen Pflege sind, die bei nicht Vorliegen dem Patienten und seinen Angehörigen zu vermitteln sind.

Therapeutische Selbstpflegeerfordernisse

In ihrer Pflegetheorie „Konzepte der Praxis" verwendet Orem (1995) den Begriff therapeutische Selbstpflegeerfordernisse. Sie erklärt, dass jeder Mensch Selbstpflegeerfordernisse besitzt, wobei sich diese individuell unterscheiden. Ist es einem Patienten nicht mehr möglich, diese selbst zu erfüllen (Selbstpflegedefizit), können diese durch Pflegende übernommen werden. Selbstpflegeerfordernisse eines Menschen werden als seine Bedürfnisse beschrieben, die Pflegende erfassen, um entsprechende Ziele und Maßnahmen abzuleiten. Durch pflegerische Interventionen soll der Patient dazu befähigt werden, seine individuellen Selbstpflegeerfordernisse wieder selbstständig durchzuführen.

Therapeutische Beziehung

McGuinness und Peters (1999) beziehen sich auf die Pflegetheorie von Peplau (1952). Diese bringen sie als Modell innerhalb der Pflege von Menschen mit multipler Sklerose in Verbindung. Dabei beschreiben sie in ihrem Artikel die vier Phasen, die nach Peplau (1952) eine therapeutische Beziehung zwischen Pflegenden und Patienten kennzeichnen. Peplau (1952) erklärt, dass beim Aufbau einer therapeutischen Beziehung eine Orientierungsphase stattfindet. Weiterhin beginnt die Pflegeperson sich mit den Gefühlen des Patienten zu identifizieren. Erst darauf aufbauend kann der Patient die Beziehung zur Pflegekraft nutzen, um seine Fragen und Probleme möglichst selbst zu lösen. In der Phase der Loslösung ist der Patient so selbständig, dass er unabhängig von der Pflegekraft mit seiner Erkrankung umgehen kann. Peplau (1952) weist darauf hin, dass die einzelnen Phasen nicht immer linear durchlaufen werden.

Nutzung der Fähigkeit zur Metakognition

Freshwater (2002) verwendet den Begriff „therapeutic nursing", schränkt aber ein, dass er nicht alle Facetten dieser beschreibt. Er schreibt, dass Pflege auf Beziehung beruht, die sich in einem ständigen Fluss der Veränderung befindet und nicht statisch ist. Diese enge Beziehung ist wiederum notwendig, um Informationen über den Patienten zu erhalten, damit eine individuelle Pflege durchgeführt werden kann. Er führt aus, dass Pflegende ihre eigene Persönlichkeit nutzen können, um das Potential des Patienten durch ihre therapeutische Tätigkeit auszuschöpfen. Grundlage dafür ist, dass Pflegende ihre Praxis kritisch reflektieren, was gleichzeitig die Voraussetzung für eine eigenständige und erklärbare therapeutische Pflege ist (Freshwater, 2002). Analog zu Freshwater, beschreibt Travelbee (1972) in ihrer Pflegetheorie „Interpersonal Aspects of Nursing", dass Pflegende ihr Wissen auf eine therapeutische Art nutzen können, um eine Änderung bei Patienten anzustoßen. „ When a nurse uses self therapeutically she consciuosly makes use of her personality and knowledge in order to effect a change in the ill person. This change is considered therapeutic when it alleviates the individual`s distress" (Travelbee, 1972, S. 19).

Therapeutische Rolle von Pflegenden

Die Übersichtsarbeit von O`Conner (1993) beschäftigt sich mit der Fragestellung, wie therapeutische Interventionen von Pflegenden im multidisziplinären Team beschrieben und erklärt werden können. Hervorgehoben werden insbesondere die Rolle von Pflegenden als Unterstützer anderer Professionen, ihre Rolle und Funktion im Rahmen der Entlassungsplanung sowie ihre Verantwortung über 24 Stunden am Tag. Zusammenfassend stellt O`Conner (1993) heraus, dass die Rolle von Pflegenden in der Rehabilitation zwar definiert ist, aber nicht beschrieben wird, was das Therapeutische an Pflegeinterventionen ist.

Pryor und Smith (2002) greifen diese Forschungslücke auf und untersuchen in ihrer Studie die Rolle von Pflegenden in der Rehabilitation. Ihr besonderes Interesse liegt darin, zu beschreiben, welche Handlungen Pflegende in ihrer täglichen Praxis wie und mit welchem Hintergrund durchführen. Als Ergebnis halten sie fest, dass rehabilitative Pflege eine rehabilitative Einstellung von Pflegenden erfordert, Pflegende die Rolle des Lehrens und Begleitens einnehmen, Patienten beobachten, Assessments durchführen und interpretieren, Fürsprecher der Patienten sind, und die Überwachung sowie Sicherstellung der Qualität der Praxis übernehmen.

Kirkevold (1997) beschäftigt sich ebenfalls mit der Rolle von Pflegenden in der Rehabilitation und untersucht die spezifische Rolle von Pflegenden in der Rehabilitation von Schlaganfallpatienten. Als Ergebnis dieser Studie werden vier Funktionen beschrieben, die Pflegende einnehmen: 1) interpretierende, 2) tröstende, 3) aufrechterhaltende und 4) integrierende Funktionen. In Bezug auf die interpretierende Funktion unterstützen Pflegende die Patienten und ihre Angehörigen im Umgang mit der Erkrankung und bei der

Entwicklung von neuen Perspektiven. Die tröstende Funktion ist eng mit der interpretie-renden Funktion verbunden, wobei der Fokus auf die emotionale Unterstützung gelegt wird. Die wichtigste Aufgabe von Pflegenden besteht im Aufbau einer vertrauensvollen Beziehung, der Förderung von Heilung, und einen Beitrag zu leisten, die vorhandenen Fähigkeiten des Patienten zu erhalten. In ihrer integrierenden Funktion binden Pflegende die vom Patienten erlernten Fähigkeiten aus der Trainingssituation in den Alltag ein (Kirkevold, 1997).

O´Conner (2000a) nimmt Bezug auf die Studie von Kirkevold (1997) und betrachtet kri-tisch, dass sie Aufgaben von Pflegenden beschreibt, aber nicht, auf welche Art und Weise diese durchgeführt werden. O`Conner (2000b) untersucht in seiner Studie, wie die Pflege auf Stroke-Units erfolgt. Seine Analyse ergab sechs Themen über die Art der Pflege auf Stroke-Units, und zwar: Fokus der Pflege, Outcome der Pflege, direkte Pflege, kontinu-ierliche Pflege, Art der Pflege, und Kontext der Pflege. O` Conner (2000b) stellt einen Zusammenhang zwischen diesen Themen her und legt dar, dass Patienten und ihre Ange-hörigen im Mittelpunkt der Pflege stehen und zum Beispiel bei der Zielsetzung einbezo-gen werden. Bei der Durchführung ihrer Pflegetätigkeiten arbeiten sie mit allen anderen Berufsgruppen im Team zusammen, damit diese Ziele erreicht werden können. Besonders wichtig ist dabei die kontinuierliche Pflege mit dem Training der Fähigkeiten der Patien-ten. In diesem Zusammenhang schaffen Pflegende eine Atmosphäre, in welcher ein Trai-nieren und Lernen möglich wird (O´Conner, 2000b).

In einer darauffolgenden Studie baut O`Conner (2000a) diese Ergebnisse weiter aus, und fügt hinzu, dass die Art der Pflege in ihrer Durchführung klarer definiert werden kann, wenn sie in erleichternde und nicht-erleichternde Interventionen differenziert wird. Als erleichternde Interventionen bezeichnet er Tätigkeiten, die den Patienten voranbringen, das bedeutet, Pflegende übertragen ihre positive Einstellung auf ihre Handlungen und motivieren und aktivieren den Patienten. Er erklärt, dass Pflegende aber auch die Fähig-keit benötigen einzuschätzen, ob und zu welchem Zeitpunkt im Behandlungsprozess zu intervenieren ist. Pflegende nehmen den Patienten keine Tätigkeiten ab, sondern regen Betroffene dazu an, beziehungsweise aktivieren diese, die Pflege wieder selbst durchzu-führen. Insgesamt fordert er in Bezug auf die Berufsgruppe der Pflegenden in der Schlag-anfallrehabilitation eine entsprechende Ausbildung und Weiterbildung für alle Pflege-kräfte (O´Conner, 2000a).

Nach der Kritik durch O´Conner (2000a) überarbeitete Kirkevold (2010) ihre vier ausge-arbeiteten Rollen von Pflegenden in der Rehabilitation. Sie entwickelt ein theoretisches

Konzept über die Rolle von Pflegenden in der Rehabilitation. Dieses Konzept bezeichnet sie als Konzept über die therapeutische Pflege von Schlaganfallpatienten. Das Konzept beginnt in der postakuten Phase. In dieser Phase übernehmen Pflegende die vier Rollen: interpretierende, tröstende, erhaltende und integrierende Funktion, sowie die medizinisch-pflegerische Überwachung. An diese Phase schließt sich die erste Phase der Rehabilitation an, gefolgt von der Phase der kontinuierlichen Rehabilitation und der semistabilen Phase der Rehabilitation. Letztendlich differenziert sie damit den Prozess der Pflege in der Rehabilitation von Schlaganfallpatienten weiter aus (Kirkevold, 2010).

Auch Long und Mitarbeiter (2002) untersuchten die Rolle von Pflegenden in der Rehabilitation. In ihrem Resümee schildern sie sechs Rollen, die Pflegende im multidisziplinärem Rehabilitationsteam einnehmen und der beschriebenen Rolle von Kirkevold (1997) ähnlich sind: Assessment, Koordination und Kommunikation, technische- und körperliche Pflege, Therapieintegration und Fürsorge, emotionale Unterstützung und Einbezug der Angehörigen. Wie in der Studie von Kirkevold (1997) beschreiben Long et al. (2002) verschiedene Aufgaben von Pflegenden.

Walsh et al. (2007) untersuchen die Rolle von Pflegenden innerhalb der Rehabilitation. Sie konnten insgesamt vier unterschiedliche Rollen und Themen identifizieren, welche Pflegende einnehmen, und zwar eine eigenständige Rolle, eine therapeutische Rolle, Verantwortung und Abgrenzung ihrer Aufgaben. Die therapeutische Rolle von Pflegenden wird als eigenständige Rolle der Pflege verstanden und wird nicht als Arztassistenz betrachtet. Dabei stehen insbesondere die eigenständige Entscheidungsfindung, kommunikative Fähigkeiten der Pflegenden und die Aktivierung der Patienten im Vordergrund (Walsh et al., 2007).

Das Royal College of Nursing beschäftigt sich ebenfalls mit dem Thema der therapeutischen Pflege (Hawkey und Williams, 2007) und beschreibt ähnlich wie O'Conner (2000a), das therapeutische Pflege in der Rehabilitation spezielles Wissen und Fähigkeiten erfordert. Beispielhaft führen sie Kenntnisse über den Assessmentprozess, den Zielfindungsprozess, sowie Kenntnisse über die Therapieplanung und die Evaluation an (Hawkey und Williams, 2007). Allerdings werden diese Beispiele nicht weiter ausdifferenziert, welches Wissen und Fähigkeiten zu den einzelnen Themenbereichen erforderlich sind. Sie erklären, dass Pflegende Patienten in der Rehabilitation weniger Pflegetätigkeiten abnehmen (hands on), sondern sie motivieren und ermutigen diese wieder selbstständig durchzuführen (hands off) (Hawkey und Williams, 2007). Damit sind Pa-

rallelen zu den von O´Conner (2000b) beschriebenen erleichternden und nicht erleichternden Interventionen erkennbar. Weiterhin werden Pflegende als wichtige Informati-
onsquelle im therapeutischen Team betrachtet, da sie über 24 Stunden am Tag die Pflege
von Patienten übernehmen. Das versetzt sie in die Lage, wichtige Informationen über die
Fähigkeiten und den Zustand des Patienten an das Team weiterzugeben (Hawkey und
Williams, 2007).

Abgrenzung therapeutischer Pflege von weiteren Pflegearten

Edwards (2002) arbeitet ein Modell aus, mit dem Pflegende unterstützt werden sollen,
ihren komplexen Beitrag innerhalb des Rehabilitationsprozess wahrzunehmen und ihr Po-
tenzial zu erkennen. In diesem Modell beschreibt sie vier unterschiedliche Arten der
Pflege. Diese können entweder therapeutisch, präventiv, akut oder palliativ sein. Die Art
der Pflege ist dabei vom Potential des Patienten abhängig. Therapeutische Pflege stellt
Edwards (2002) wie auch O`Conner (2000a) und Hawkey und Williams (2007) als „hands
off" Pflege dar. Sie erläutert, dass diese bei einer optimalen oder partiell gelingenden
Wiederherstellung der Fähigkeiten eines Patienten zum Einsatz kommt, wenn es darum
geht einen möglichst hohen Grad an Selbständigkeit zu erreichen. Sie grenzt therapeutische Pflege von einer präventiv wirkenden und der Akut- und Palliativpflege ab. Präven-
tive oder palliative Pflege kommen zum Tragen, wenn keine Heilung und Verbesserung
des Potentials zu erwarten sind und eine „hands on" Pflege notwendig wird.

Therapeutische Reaktion in eskalierenden Situationen

Finfgeld-Connet (2009) fast in einer qualitativen Übersichtsarbeit zusammen wie Pflegende auf therapeutische Weise in eskalierenden Situationen in der Psychiatrie umgehen
können. Pflegende reagieren auf therapeutische Weise, wenn sie intuitiv die Situation
erfassen und handeln, oder sich an Richtlinien und ihre eigenen Erfahrungen halten. Unabhängig davon gehört zur therapeutischen Reaktion, das Pflegende in dem jeweiligen
Kontext authentisch bleiben, dass sie das Prinzip der Reziprozität beachten, Grenzen setzen und zusammen im Team arbeiten. Im Gegensatz dazu ist pflegerisches Handeln in
einer eskalierenden Situation nicht therapeutisch, wenn Pflegende losgelöst vom Kontext
handeln. Je nachdem wie Pflegende reagieren wirkt sich das auf den Patienten aus. Im
Unterschied zu nicht therapeutischen Reaktionen, wirkt sich ein therapeutisches Vorgehen positiv auf Patienten aus. Dadurch können die Aggressionen von Patienten entschärft

werden und sie können die Notwendigkeit äußerer Kontrolle erkennen, so dass sie eher dazu bereit sind mit Pflegenden zu interagieren (Finfgeld-Connet, 2009).

Weiterbildungen im Zusammenhang mit therapeutischer Pflege

Die DGNR hat ein Curriculum zur aktivierend-therapeutischen-Pflege für Gesundheits- und Krankenpfleger/innen in der neurologisch-neurochirurgischen Frührehabilitation entwickelt (Boering et al., 2011). Ein weiteres Curriculum zum Pflegetherapeut/Pflege- therapeutin besteht für die Psychiatrie mit dem „Andernacher Modell" (Jensen et al., 2008). Beide Curricula stellen die Inhalte mit Stundenzahl im Curriculum dar, die hier nicht im Detail aufgeführt werden können. Anhand der Curricula wird ersichtlich in wel- chen Bereichen im Hinblick auf die therapeutische Pflege Weiterbildung stattfindet. Wie therapeutische Pflege durchgeführt wird, und was das Therapeutische an dieser ist, geht auch daraus nicht hervor. Die ausgewählten Inhalte gehen nicht auf wissenschaftliche Untersuchungen zurück, sondern beruhen auf Erfahrungen aus der Praxis.

2.2.4 Schlussfolgerung

Die Ergebnisse der Recherche zeigen sowohl Chancen als auch Probleme der theoreti- schen Fundierung therapeutischer Pflege auf. Die Literaturrecherche sollte die Frage be- antworten, welche Definitionen zur therapeutischen Pflege vorliegen, und welche Be- schreibungen identifiziert werden können, die die therapeutischen Elemente der Pflege- handlung charakterisieren. Zum gegenwärtigen Zeitpunkt erscheint die wissenschaftliche Datenlage im Hinblick auf die therapeutische Pflege lückenhaft. Die Publikationen zeigen Kompetenzen Pflegender auf, die vorhanden sein müssen, um therapeutische Pflege durchführen zu können. Zum Beispiel werden Fertigkeiten, spezifisches Wissen mit the- rapeutischem Bezug, eine bestimmte Einstellung zur Rehabilitation, kommunikative Fä- higkeiten, Beobachtungs- und Entscheidungsfähigkeit und die Fähigkeit zur kritischen Reflexion als notwendige Voraussetzungen genannt. Weiterhin werden verschiedene Rollen und Aufgaben dargestellt, die Pflegende in der Rehabilitation einnehmen, wie die Rolle als Lehrer und Anleiter, Begleiter, Berater, Beobachter, Fürsprecher des Patienten, Beurteiler, Kontrolleur, Manager und Koordinator. Aufgaben und Ziele Pflegender sind dabei die Aufrechterhaltung der Fähigkeiten der Patienten, die Integration ihrer erworbe- nen Fähigkeiten in den Alltag und die Informationsweitergabe über den Entwicklungszu- stand des Patienten an das Team. Bezüglich der Durchführung therapeutischer Pflege

wird als Kernelement die Patientenorientierung beschrieben, wonach Patienten und Angehörige im Mittelpunkt der Behandlung stehen. Zwischen dem Patienten, seinen Angehörigen und dem multiprofessionellen Team erfolgen durch Kooperationsbeziehungen
ein enger Informationsaustausch und die Koordination der Behandlung. Die Planung der
Pflege sollte zielgerichtet und individuell an den Fähigkeiten und Bedürfnissen des Rehabilitanden ausgerichtet sein. Die Pflegeinterventionen erfolgen über den Behandlungsverlauf hinweg kontinuierlich, der Patient wird taktil geführt und ermutigt die Handlungssequenzen eigenständig durchzuführen. Durch **Tabelle 8** wird deutlich, dass einbezogene
und mit therapeutischer Pflege in Zusammenhang stehende Publikationen, wie vermutet,
aus unterschiedlichen Fach- und Indikationsbereichen der Pflege stammen. Es ist fraglich,
inwiefern die Ergebnisse anderer Fachbereiche auf die neurologische (Früh-)Rehabilita-
tion übertragbar sind, vor allem auf das deutsche Reha-System, da sich die Gesundheits-
versorgungssysteme anderer europäischer und anglo-amerikanischer Länder grundlegend
vom deutschen System unterscheiden und sich viele der eingeschlossenen Studien auf
einen nicht-rehabilitativen Versorgungssektor beziehen.

Die Ergebnisse und Ausführungen zur therapeutischen Pflege bleiben insgesamt oberflächlich und zeigen, dass der Begriff in verschiedenen Zusammenhängen verwendet
wird, jedoch ohne zu erklären, was therapeutische Elemente der Pflegeinterventionen
kennzeichnet. Obwohl der Begriff „therapeutic nursing" bereits in den Pflegetheorien der
50er und 70er Jahre in den USA (Peplau, 1952; Travelbee, 1972, sowie in Studien der
80er Jahre als bedeutendes Element pflegerischer Handlung angesehen und verwendet
wurde, gibt es derzeit keine ausreichende wissenschaftliche Datenlage. Lediglich vier Artikel konnten identifiziert werden, die angeben, den gesuchten Begriff zu definieren, nur
bei einem traf dies letzten Endes zu. Allerdings handelt es sich dabei nicht um eine empirische Studie, sondern um einen Expertenkonsens basierend auf Erfahrungswissen von
Praktikern und einzelnen Pflegewissenschaftlern. Die anderen Definitionen stützen sich
in ihrer Darstellung auf eigene Erfahrungen der Autoren und Literatursynthesen. Die Autoren beschreiben nicht differenziert, über welches Wissen Pflegende in Zusammenhang
mit therapeutischer Pflege verfügen sollen. Einzelne Fähigkeiten werden zwar benannt,
jedoch nicht genauer beschrieben, beispielsweise welche kommunikativen Kompetenzen
gemeint sind. Der Bereich der Kommunikation ist weitreichend. Es wird vordergründig
dargestellt, was Pflegende tun sollen, aber nicht wie, und vor allem was das Therapeutische an der Pflege ist.

Somit bleibt kritisch zu hinterfragen, welche qualifikatorischen Voraussetzungen gegeben sein müssen, um das Attribut „Pflegetherapeut" zu führen. Unstrittig bleibt jedoch, dass die Kunst „zu therapieren" nicht allein auf einem Zertifikat einer Weiterbildung beruhen darf, sondern von vielen Faktoren, unter anderem von der Lern- und Reflexionsfähigkeit, der Berufserfahrung und den Einstellungen des jeweiligen Pflegetherapeuten mitbestimmt wird.

Im Hinblick auf die eingeschlossenen Studien kann grundsätzlich angemerkt werden, dass diese durch eine Heterogenität in Form von qualitativen und quantitativen Studiendesigns gekennzeichnet war. Darüber hinaus war die Reportqualität der Publikationen bezüglich der Beschreibung der Methodik, Charakteristika der Studienpopulation und der Dokumentation der Studienabbrecher uneinheitlich und häufig unzureichend.

Einschränkend ist anzumerken, dass wichtige pflegerelevante Datenbanken und Fachzeitschriften zur Recherche genutzt wurden, wobei nicht ausgeschlossen werden kann, dass weitere Arbeiten zu diesem Thema vorliegen. Es gibt gegenwärtig noch immer kein einheitliches Verständnis oder eine Theorie zur therapeutischen Pflege, obwohl der Begriff schon viele Jahre verwendet wird. Damit wird die Bedeutung zur Durchführung dieser Studie mit der Entwicklung einer Theorie zur therapeutischen Pflege in der neurologischen (Früh-)Rehabilitation deutlich.

Tabelle 8 Gesamtüberblick über die in den Ergebnissen beschriebenen Studien

Autoren	Land	Fachgebiet	Design/Methode	Stichprobe	Review	Theorie	Positionspapier, Expertenmeinung, Konzepte, Modelle
Peplau H (1952)	USA	Psychiatrie				X	
Travelbee J (1972)	USA	Diverse				X	
Kitson A (1986)	UK	Geriatrie	Quantitativ, Fragebogen Qualitativ, Nicht-teilnehmende Beobachtung	N=25 N=24			
Kitson A (1987)	UK	Geriatrie	Qualitativ				
Kitson A (1991)	UK	Geriatrie	Quantitativ, Fragebogen Qualitativ, Nicht-teilnehmende Beobachtung	N=25 N=24			
O' Conner SE (1993)	UK	Neurologie			X		
Orem DE (1995)	USA	Diverse				X	
Kirkevold M (1997)	NOR	Neurologie			X		
McGuinness SD, Peters S (1999)	CAN	Neurologie					X
O' Conner SE (2000)	UK	Neurologie	Quantitativ, Fragebogen	N=34			X
O' Conner SE (2000)	UK	Neurologie	Qualitativ, Interviews, Dokumentenanalysen	N=90			
Freshwater D (2002)	UK	Diverse					X
Long AF et al. (2002)	UK	Traumatologie Orthopädie Neurologie	Qualitativ Beobachtung, Leitfadengestützte Interviews, Workshops	N=49 N=74			X
Pryor J, Smith C (2002)	AUS	Diverse	Qualitativ, Tiefeninterviews, Fokusgruppen-Interviews	N=34			
Edwards A (2002)	UK	Rehabilitation allgemein					X
Walsh B et al. (2007)	UK	Rehabilitation (Vestibulär)	Qualitativ, Fokusgruppen-Interviews	N=19			
Burton CR (2003)	UK	Neurologie			X		
Hawkey B, Williams J (2007)	UK	Diverse					X
Jensen M et al. (2008)	GER	Psychiatrie					X
Finfgeld-Connett D (2009)	USA	Psychiatrie			X		
Gerdelmann N (2009)	GER	Diverse					X
Kirkevold M (2010)	NOR	Neurologie					X
Bundesverband Geriatrie[6]	GER	Geriatrie					X
Boering D et al. (2011)	GER	Neurologie					X

[6] Eine Jahreszahl über die Veröffentlichung zur aktivierend-therapeutischen Pflege geht nicht aus der Definition oder der Homepage des Bundesverband Geriatrie hervor

2.3 Vorwissen

Wie im Eingang dieses Kapitels beschrieben, kann das Vorwissen nicht vollkommen abgelegt werden, sondern es ist vielmehr notwendig, sich über sein Vorwissen bewusst zu werden, mit den Daten sensibel umzugehen, und für die Entwicklung von Kategorien sowie einer Theorie offen zu sein. Aus diesem Grund soll das Vorwissen der Forscherin beschrieben und für den Leser transparent gemacht werden.

Wie Birks und Mills (2011) beschreiben, wählen Forscher oft ein Thema oder eine Fragestellung für ihre Arbeit aus, für das sie sich besonders interessieren, wobei dieses Interesse aus bereits bestehendem Wissen auf diesem Gebiet erwachsen ist (Birks und Mills, 2011, S. 19). In Bezug auf diese Studie trifft dies in der Form nicht zu. Die Fragestellung der Studie wurde vom BDH Bundesverband Rehabilitation e.V. gestellt und zur Durchführung einer Studie ein Promotionsstipendium ausgeschrieben, für welches sich die Forscherin beworben hat. Die Forscherin ist selbst Krankenschwester und ihre Ausbildung liegt zu Beginn der Studie sieben Jahre zurück. In der Ausbildung wurden zwar einige neurologische Krankheitsbilder und ihre entsprechende Pflege behandelt, jedoch hat sie weder in der Ausbildung noch in der Zeit danach als Krankenschwester auf einer neurologischen Station gearbeitet. Weiterhin hat sie in Bezug auf die Konzepte und Modelle (Affolter-Modell, Kinästhetik, Basale Stimulation, F.O.T.T., Validation, Feldenkrais, ROD), mit denen in neurologischen Rehabilitationskliniken gearbeitet wird, keine Vorkenntnisse. Lediglich in Bezug auf das Bobath-Konzept bestehen Vorkenntnisse, wobei sich diese nur auf einen zweitätigen Einführungskurs im Rahmen der Ausbildung beschränken. Somit konnte die Forscherin offen an die Arbeit in dem neuen Fachgebiet herangehen, und war diesbezüglich in ihrer Wahrnehmung nicht von vornherein eingeschränkt. Da in dieser Studie eine Theorie zur therapeutischen Pflege in der neurologischen (Früh-) Rehabilitation entwickelt werden soll, ist auch die Frage relevant, inwiefern der Forscherin andere Pflegetheorien bekannt sind. Der Forscherin sind in dem Zusammenhang vor allem die Theorien von Orem (1995), Krohwinkel (2008), Benner (1984) und Juchli (1993) bekannt. Weitere Konzepte, Modelle und Theorien, mit denen sie sich innerhalb ihres Studiums auch in Hausarbeiten intensiver auseinandergesetzt hat, sind Folgende:

- Systemtheorie (Parsons, 1986; Luhmann und Baecker, 2011)

- Kommunikationstheorie (Watzlawik et al., 1974)

- Radikaler Konstruktivismus (Glasersfeld, 1997)

- Konstruktivistische Didaktik (Siebert, 2009; Reich, 2008; Arnold, 2007)

- Organisationales Lernen (Argyris und Schön, 2008)

- Objektive Hermeneutik (Wagner und Oevermann, 2001)

- Evidence-based-Nursing (Behrens und Langer, 2006)

- Biopsychosoziales Modell der Internationalen Klassifikation der Funktionsfähigkeit, Behinderung und Gesundheit (ICF) (Engel, 1976).

3 Zielstellung

Der BDH Bundesverband Rehabilitation e.V. hat das Promotiosstipendium mit dem Ziel ausgeschrieben, die therapeutische Pflege in der neurologischen Frührehabilitation zu untersuchen. Dabei waren vor allem die Fragen leitend: „Welche Handlungen führen Pflegende in der neurologischen Frührehabilitation durch?" Wie führen Pflegende diese Handlungen durch?" Was ist das Therapeutische an diesen Handlungen?" In gemeinsamen Besprechungen wurde vereinbart, dass sowohl die Phase B als auch die Phase C in die Untersuchung eingeschlossen werden. Weiterhin wurde auf Basis der vorangestellten Fragestellungen entschieden, eine materiale Pflegetheorie (Erklärung unter Punkt 4.6.1 Materiale oder formale Theorie) zur therapeutischen Pflege in der neurologischen (Früh) Rehabilitation (Phasen B und C) zu entwickeln, welche diese Fragestellungen beantworten wird.

© Springer Fachmedien Wiesbaden GmbH, ein Teil von Springer Nature 2019
S. Lautenschläger, *Therapeutische Pflege in der neurologischen (Früh-)Rehabilitation*,
https://doi.org/10.1007/978-3-658-25927-3_3

4 Material und Methodik

In diesem Kapitel werden die Anwendung und die Auswahl eines Forschungsdesigns diskutiert, beschrieben und begründet. Zuerst werden einige Aspekte als Vorentscheidung für die Auswahl eines Forschungsdesigns vorangestellt. Im Anschluss daran wird die für diese Studie ausgewählte Methodologie vorgestellt und die Auswahl der Forschungsmethoden beschrieben. Danach wird die Durchführung der Studie im Detail beschrieben, und herausgestellt, inwiefern die Planung anhand der Methodendiskussion eingehalten wurde. Dabei werden zunächst ethische Aspekte eingehend diskutiert. Im Anschluss daran wird ein Überblick über das Setting sowie den Feldzugang, die Teilnehmer und ihre Rekrutierung gegeben. Um den Forschungsprozess transparent zu machen werden abschließend Verlauf und Analyse vorgestellt.

4.1 Auswahl von Forschungsdesign und Forschungsmethodologie

Zuerst sind in diesem Zusammenhang die Fragestellung und Zielsetzung der Studie entscheidend. Die Fragestellung dieser Arbeit zielt darauf ab, die therapeutische Pflege in der neurologischen (Früh-)Rehabilitation zu untersuchen. Besonders interessiert dabei, welche therapeutischen Tätigkeiten Pflegende durchführen, wie sie diese durchführen, und was das Therapeutische an diesen ist. Gleichzeitig ist zu bedenken, dass es gegenwärtig keine Pflegetheorie und auch keine Definition zum Begriff der therapeutischen Pflege gibt. Diese zu Beginn der Arbeit bestehende Vermutung bestätigte sich auch durch die Literaturrecherche (siehe Kapitel 2 Punkt 2.2). Das Ziel der Studie besteht darin, eine Theorie zur therapeutischen Pflege in der neurologischen (Früh-)Rehabilitation zu entwickeln. Darüber hinaus sind Pflegetätigkeiten sehr komplex, wenn beispielsweise allein die Durchführung einer Ganzkörperpflege betrachtet wird. Weiterhin arbeiten Pflegende nicht nur mit allen anderen Pflegenden in einem Team, sondern mit einem therapeutischen Team aus vielen unterschiedlichen Berufsgruppen zusammen, die gemeinsame Ziele setzen, die darauf abzielen, dass der Patient sein Rehabilitationsziel erreicht. Nicht zuletzt machen die Fragestellungen, vor allem vor dem Hintergrund, dass es bisher keine Untersuchungen dazu gibt, deutlich, sich direkt ins Untersuchungsfeld zu begeben, um zu erfahren, welche Handlungen wie durchgeführt werden. Das bedeutet, dass ein Studiendesign notwendig ist, welches es erlaubt komplexe Situationen direkt im Untersuchungsfeld zu untersuchen, um daraufhin eine Theorie entwickeln zu können.

© Springer Fachmedien Wiesbaden GmbH, ein Teil von Springer Nature 2019
S. Lautenschläger, *Therapeutische Pflege in der neurologischen (Früh-)Rehabilitation*,
https://doi.org/10.1007/978-3-658-25927-3_4

Zur Untersuchung von Bereichen, die bisher wenig erforscht sind, eignen sich vor allem explorative Studien und qualitative Studiendesigns sowie qualitative Methoden. Mit diesen können die verschiedenen Arten eines Bereiches oder ein Phänomen wie auch seine zu Grunde liegenden Prozesse untersucht werden (Polit et al., 2004, S. 51). Gerade in der qualitativen Forschung wird berücksichtigt, dass sich die auf den Untersuchungsgegenstand bezogenen Sicht- und Handlungsweisen unterscheiden, weil damit unterschiedliche subjektive Perspektiven und soziale Hintergründe verknüpft sind. Es wird beschrieben, dass das Ziel qualitativer Forschung darin besteht, weniger Bekanntes (etwa durch vorab formulierte Theorien) zu überprüfen, als Neues zu entdecken und empirisch begründete Theorien zu entwickeln (Flick et al., 2000, S. 13-29). Damit wird deutlich, dass zur Beantwortung der Fragestellung ein qualitatives Design notwendig ist. Von den unterschiedlichen qualitativen Forschungsmethodologien wiederum eignet sich die Grounded Theory, um die Fragestellung zu beantworten. Die Grounded Theory wird angewandt, wenn wenig über den Untersuchungsgegenstand bekannt ist und wenn eine Theorie das Outcome der Studie sein soll (Birks und Mills, 2011, S. 16 f.), was genau auf diese Studie zutrifft: „ ... *grounded theory is the preferred choice when the intent is to generate theory that explains a phenomenon of interest to the researcher" (Birks und Mills, 2011, S. 17)*.

4.2 Entstehung der Grounded Theory

Im Jahr 1967 erschien das Buch „The Discovery of Grounded Theory" der Soziologen Barney Glaser und Anselm Strauss. Ausgangspunkt des darin beschriebenen Verfahrens bildete ihre Studie aus den frühen 60er Jahren zum Tod und Sterben in Krankenhäusern, aus denen ihre Theorie „Awareness of Dying" (Glaser und Strauss, 1965) hervorging. Ihre Arbeitsschritte, welche sie zur Untersuchung anwandten, veröffentlichten sie zwei Jahre später in ihrem Werk „The Discovery of Grounded Theory" (Charmaz, 2006, S. 4; Mey und Mruck, 2010, S. 614). Damit stellten sie Forschern ein Verfahren zur Verfügung, mit dem auf systematische Weise eine Theorie entwickelt werden kann, die auf Daten anhand sozialer Forschung basiert (Glaser und Strauss, 1967, S. 2).

Dass Verfahren der Grounded Theory ist zu einer Zeit entwickelt wurden, in der die Sozialwissenschaften in den Vereinigten Staaten von Amerika von zwei unterschiedlichen Paradigmen dominiert wurden, und zwar der Empirie einerseits und der soziologischen Theorie (Grand Theory) andererseits, deren Schwerpunkt auf der formalen Systematik, nicht aber auf die Anbindung an die Empirie oder der Entwicklung aus der Empirie heraus lag. Mit ihrer Grounded Theory wandten sich Glaser und Strauss (1967) gegen die Dominanz der Empirie wie auch der Grand Theory, die durch ihre Abstraktion und Realitätsferne eine Spaltung zwischen beiden Paradigmen entstehen ließ (Lamnek, 2005, S. 101; Mey und Mruck, 2010, S. 614). Glaser und Strauss (1967) kritisierten besonders, dass lediglich durch verbesserte Methoden und dem Testen von Theorien versucht wurde, diese Lücke zu schließen, was wenig erfolgreich war. Sie bemängelten vor allem, dass die Prüfung von Hypothesen überbetont und dadurch das Entdecken und Entwickeln von für den eigenen Fachbereich wichtigen Theorien vernachlässigt wurde. Aus diesem Grund ging es ihnen darum diese Lücke zu schließen und Theorie und Empirie miteinander zu verbinden, indem mit einem systematischen Verfahren aus den Daten heraus eine Daten nahe Theorie entwickelt wird (Glaser und Strauss, 1967, S. 2, 102 f.). Wenngleich Glaser und Strauss (1967) betonen, mit ihrem Verfahren eher Theorie zu generieren und weniger diese zu testen (Glaser und Strauss, 1967, S. 104 f.), verbinden sie dennoch Theorie und Empirie, indem sie einräumen, dass Forscher die empirischen Daten durch die komparative Analyse immer zum Testen ihrer im Forschungsprozess aufgestellten Hypothesen heranziehen. Sie geben jedoch zu bedenken, dass eine zu starke Konzentration auf die Verifikation die Entwicklung einer dichten Theorie verhindern kann. Aus ihrer Perspektive gibt es somit nur einen Unterschied in der Betonung von Verifikation und Theorieentwicklung (Glaser und Strauss, 1967, S. 6-18). Seit der Entwicklung der Grounded Theory durch Glaser und Strauss (1967), wurde diese in unterschiedliche Richtungen weiterentwickelt (Melia, 1996; Charmaz, 2005a, S. 29 f., 2005b S. 508; Przyborski und Wohlrab-Sahr, 2008, S. 185), über die im Folgenden ein Überblick gegeben wird. Dieser ist notwendig, um im Anschluss für die Entscheidung einer dieser Richtungen argumentieren zu können.

4.3 Zwei unterschiedliche Forschungstraditionen: Positivismus / Pragmatismus

Nach der Entwicklung der Grounded Theory gingen sowohl Glaser als auch Strauss getrennte Wege und entwickelten und revidierten die Grounded Theory aus ihrem jeweiligen soziologischem Verständnis weiter, wobei Strauss nach eigenen weiteren Publikationen später mit Juliet Corbin zusammenarbeitete (Przyborski und Wohlrab-Sahr, 2008, S. 186-189). Die Grounded Theory nach Glaser und Strauss (1967) vereinigt somit zwei unterschiedliche soziologische Traditionen, die jeweils von beiden Forschern repräsentiert und nach ihrer Trennung in diese Richtungen weiterentwickelt wurden. Strauss studierte an der im amerikanischen Pragmatismus gegründeten Universität von Chicago unter anderem bei Herbert Blumer und Everett Hughes, die beide als wichtige Repräsentanten des Symbolischen Interaktionismus gelten. Hingegen studierte Glaser an der Universität von Columbia in New York im Department für Soziologie und angewandte Sozialforschung, welches von Paul Lazarsfeld gegründet worden war, der sich vor allem der quantifizierenden Sozialforschung zuwandte (Charmaz, 2006, S. 6 ff.; Przyborski und Wohlrab-Sahr, 2008, S. 186-189). Die Unterschiede in der Weiterentwicklung der beiden verschiedenen soziologischen Traditionen wurden von Melia (1996) herausgearbeitet. Allerdings stellt sie wie auch Walker und Myrick (2006) fest, dass sich die Versionen von Glaser und Strauss nur partiell unterscheiden. So verwenden beide in ihrem Prozess das Kodieren, konstante Vergleiche, theoretisches Sampling und das Schreiben von Memos. Bei beiden sind viele Gemeinsamkeiten bezüglich der verwendeten Sprache und des Analyseprozesses feststellbar. Was sie aber voneinander unterscheidet ist die Art und Weise wie dieser Prozess durchgeführt wird, beziehungsweise ihre unterschiedlichen soziologischen Sichtweisen für die gleich verwendete Sprache (Melia, 1996; Walker und Myrick, 2006). Würde man allerdings auf alle Differenzen zwischen Glaser und Strauss eingehen, könnte man nach Walker und Myrick (2006) ein Buch füllen. Aus diesem Grund sollen die markanten Unterschiede nur kurz skizziert werden. Der erste bezieht sich auf das Forcieren (Strauss) versus dem Entstehen-lassen (Glaser) in Verbindung mit den Prozeduren des Kodierens. In Zusammenhang mit dem offenen Kodieren formuliert Glaser, dass der Forscher durch die Anwendung der konstanten komparativen Methode schnell zu den gewünschten Konzepten gelangt. Er schreibt, dass Kategorien und unterschiedliche Möglichkeiten aus den fortwährenden Vergleichen von Vorkommnissen heraus entstehen können (Glaser, 1992, S. 43). Bei Glaser wird das Vorwissen zu diesem Zeitpunkt noch ausgeblendet (Walker und Myrick, 2006).

„ ... *the research question in a grounded theory study is not a statement that identifies the phenomenon to be studied. The problem emerges and questions regarding the problem emerge by which to guide theoretical sampling. Out of open coding, collection by theoretical sampling, and analyzing by constant comparison emerge a focus for the research"* *(Glaser, 1992, S. 25).*

Strauss und Corbin (1990) hingegen definieren das offene Kodieren als einen analytischen Prozess, durch welchen Konzepte identifiziert und ihre Möglichkeiten und Dimensionen in den Daten entdeckt werden (Strauss und Corbin, 1990, S. 74). Sie postulieren, dass die Forschungsfrage einer Grounded Theory die Erklärung ist, „ ... *that identifies the phenomenon to be studied" (Strauss und Corbin, 1990, S. 38)*. Glaser (1992, S. 123) behauptet jedoch, dass gerade dadurch das Vorwissen den Daten förmlich aufgezwungen wird. An dieser Stelle wird deutlich, dass der Zeitpunkt, wann das Vorwissen mit den Daten in Zusammenhang gebracht und diese interpretiert werden, bei Strauss und Corbin bereits mit dem offenen Kodieren einsetzt. Der zweite Aspekt bezieht sich auf die Verifikation und ihre Rolle innerhalb der Grounded Theory (Walker und Myrick, 2006). Glaser (1978) zufolge führt das konstante Vergleichen von Zeile für Zeile den Forscher dazu Kategorien zu verifizieren und zu sättigen, indem diese zurück im Feld geprüft werden (Glaser, 1978, S. 58). Strauss und Corbin (1990, S. 111) vertreten den Standpunkt, dass sich der Forscher bereits beim Kodieren zwischen Induktion und Deduktion bewegt. Glaser bleibt mit seinem Verständnis näher am Original und ihrer gemeinsamen ersten Publikation und kritisiert, dass gerade wenn der Schwerpunkt eher auf der Verifikation liegt, keine dichte Theorie sondern vielmehr nur Beschreibungen entstehen können:

„If you torture the data enough it will give up! This is the underlying approach in the forcing preconceptions of full conceptual description. The data is not allowed to speak for itself, as in grounded theory, and to be heard from infrequently it has to scream. Forcing by preconception constantly derails it from relevance" (Glaser, 1992, S. 123).

4.4 Grounded Theory zwischen Moderne und Postmoderne

Kann Grounded Theory nach Glaser und Strauss (1967) überhaupt kompatibel mit unserer Welt sein? Die Grounded Theory nach Glaser und Strauss (1967) wird von Denzin und Lincoln (1994, 8 f.) an das Ende des Zeitalters der Moderne verortet, welches in den 70er Jahren endete. Dieses Zeitalter ist vor allem durch die Suche nach Wahrheit durch Wissen über die Welt gekennzeichnet mit dem Glauben daran, dass dieses Wissen zuverlässig, objektiv und zugänglich ist (Grenz, 1994). Dadurch, dass Glaser und Strauss (1967) logische und analytische Prozeduren sowie komparative Vergleiche zur qualitativen Datenanalyse vorgeben, ist ihre Grounded Theory durch positivistische Merkmale charakterisiert (Charmaz, 2005b, S. 509). MacDonald und Schreiber (2001) stellen sich darauf aufbauend die Frage, ob Grounded Theory dann überhaupt postmodern sein kann, da sich die Welt nach der Veröffentlichung des Originals von Glaser und Strauss (1967) dramatisch verändert hat. Sie beschreiben, dass im Gegensatz zur Moderne in der Postmoderne gerade nicht der Standpunkt vertreten wird, dass man durch Forschung zur Wahrheit gelangt, sondern dass Menschen sich ihre Welt selbst konstruieren und ihr einen Sinn geben. Hier wird der Forscher als integraler Bestandteil der Forschung betrachtet, der die Welt der Menschen rekonstruiert, die wiederum möglichst authentisch sein und der Wahrheit nahekommen soll. Demzufolge kann Grounded Theory erst durch die Ablösung von Glaser mit der Zusammenarbeit durch Strauss und Corbin einen Platz in der Postmoderne einnehmen, da sie sowohl positivistische als auch relativistische Elemente anbieten (MacDonald und Schreiber, 2001, S. 42-45): „... *people can find support in it for any ontology they wish" (MacDonald und Schreiber, 2001, S. 44).*

Charmaz (2005b) geht in dieser Entwicklung noch einen Schritt weiter, indem sie die Meinung vertritt, dass die Grounded Theory noch weiter weg von der positivistischen Vergangenheit hin zu noch mehr konstruktivistischen Elementen weiterentwickelt werden muss. Sie plädiert dafür, dass diese im 21. Jahrhundert mehr im Vordergrund stehen müssen. Sie begründet das damit, dass das Vorverständnis des Forschers eben nicht ausgeblendet werden kann und einbezogen werden muss, weil sowohl die Datenerhebung als auch ihre Analyse davon abhängen. Im Konstruktivismus soll das zu untersuchende Phänomen mehr hervorgehoben werden und nicht die Methode, mit der dieses untersucht wird. Im Unterschied zu Glaser und Strauss (1967) wird mit der konstruktiven Grounded Theory eine Interpretation von vielen weiteren möglichen Interpretationen beschrieben: „... *each is a rendering, one interpretation among multiple interpretations, of a shared or individual reality"* (Charmaz, 2000, S. 523).

Neben den genannten Vertretern, wurde die Grounded Theory von zahlreichen anderen Forschern weiterentwickelt, wie beispielsweise Chenitz und Swanson (1986), Schreiber und Stern (2001), Breuer (2009), Mey und Mruck (2010), Stern und Porr (2011) und andere.

Zusammenfassend zielt die Grounded Theory der Postmoderne, aber auch die Konstruktivistische eher darauf ab die Realität beziehungsweise Phänomene aus verschieden möglichen Perspektiven zu interpretieren und zu beschreiben. Im Gegensatz dazu will die

Grounded Theory der Moderne Theorien entwickeln, die generalisierbar sind und getestet werden können.

4.5 Entscheidung und Begründung für die Forschungsmethodologie

Aus der vorhergehenden Darstellung geht hervor, dass sowohl die Grounded Theory der Postmoderne als auch die konstruktivistische Grounded Theory eher ein Phänomen möglichst differenziert beschreiben will. Hier liegt der Schwerpunkt mehr auf der Beschreibung, als der Entwicklung einer Theorie. Im Gegensatz dazu liegt der Schwerpunkt bei der Grounded Theory der Moderne, also nach Glaser und Stauss (1967), darauf eine Theorie zu entwickeln, die objektiv und generalisierbar ist, und getestet werden kann. Da in dieser Studie eine Theorie entwickelt werden soll, die möglichst objektiv ist und getestet werden kann, findet in dieser Studie die Grounded Theory nach Glaser und Strauss (1967) Anwendung. Das Vorgehen dieser wird nachfolgend dargestellt.

4.6 Grounded Theory nach Glaser und Strauss (1967)

Glaser und Strauss (1967) definieren Grounded Theory folgendermaßen: „... discovery of theory from data, systematically obtained from social research" (Glaser und Strauss, 1967, S. 2).

4.6.1 Materiale oder formale Theorie?

Die komparative Analyse kann nach Glaser und Strauss (1967) dazu genutzt werden, um zwei unterschiedliche Typen von Theorie zu entwickeln, und zwar materiale und formale Theorien (Glaser und Strauss, 1967, S. 32). Das Ziel dieser Studie besteht darin, eine materiale Theorie zu entwickeln. Unter materialer Theorie verstehen Glaser und Strauss (1967) Theorien, die für ein bestimmtes Sachgebiet oder empirisches Feld der Sozialforschung entwickelt werden. Als Beispiele für empirische Felder zur Entwicklung materialer Theorie fügen sie die Pflege von Patienten, Rassenbeziehungen oder die Berufsausbildung an. Im Gegensatz dazu werden formale Theorien für einen formalen oder konzeptuellen Bereich der Sozialforschung entwickelt, wie z.B. Stigmata, abweichendes Verhalten, Sozialisation, Statuskongruenz, Autorität und Macht oder soziale Mobilität (Glaser und Strauss, 1967, S. 32 f.). Da sich diese Studie auf ein kleines und bestimmtes Fachgebiet, die neurologische (Früh-) Rehabilitation, konzentriert und nicht auf alle Fachbereiche der Pflege, wird am Ende eine materiale Theorie entstehen. Sowohl materiale als auch formale Theorien sind als Theorien mittlerer Reichweite zu verstehen, d.h. sie fallen zwischen den Bereich einer „kleinen Arbeitshypothese" und allumfassenden großen Theorien. Dabei kann jede der beiden Theorietypen an einem bestimmten Punkt in die andere überführt werden. Aber der Forscher sollte sich immer nur auf die Entwicklung einer der beiden Theorietypen konzentrieren (Glaser und Strauss, 1967, S. 32 f.). Beide Theoriearten haben gemeinsam, dass sie auf Daten basieren. Dabei sollte eine materiale Theorie nicht aus einer formalen Theorie heraus formuliert werden, sondern der Forscher sollte ins Feld gehen und den fraglichen Bereich mit einer besonderen Perspektive, mit einem Schwerpunkt, einer Fragestellung untersuchen. Nach Glaser und Strauss (1967) sollte es sogar so sein, dass der fragliche Bereich ohne eine vorgefasste Theorie untersucht wird. Auf die Weise kann er seinen Daten die Treue halten und muss diese nicht mit Zwang in eine Theorie einpassen. Gleichzeitig bedeutet das aber auch, dass der Forscher warten muss, ob sich bereits bestehende Theorien mit seiner im Entstehen befindlichen Theorie verbinden lassen. Materiale Theorie kann somit als Basis dienen, um formale Theorien zu entwickeln und bereits generierte formale Theorien zu reformulieren (Glaser und Strauss, 1967, S. 33 f.). Glaser und Strauss (1967) halten es für wünschenswert und sogar für notwendig formale Theorie aus materialer Theorie abzuleiten, wenngleich es möglich ist formale Theorie direkt aus den Daten zu gewinnen (Glaser und Stauss, 1967, S. 79).

4.6.2 Die Auswahl von Vergleichsgruppen (Theoretical Sampling)

Theoretisches Sampling bezieht sich auf den Prozess der Datenerhebung zur Entwicklung einer Theorie, wobei während dieses Prozesses parallel Daten erhoben, kodiert und analysiert werden sowie darüber entschieden wird, welche Daten als nächstes erhoben werden sollen, und wo diese zu finden sind. Es soll insgesamt eine möglichst große Auswahl von Vergleichsgruppen geben, um eine möglichst große Reichweite der Theorie erzielen. Allerdings wird das theoretische Sampling durch das Ziel der zu entwickelnden Theorie, materiale oder formale Theorie, kontrolliert. Da sich materiale Theorien immer nur auf einen bestimmten Bereich, beziehungsweise Untersuchungsfeld beziehen, kann somit die Anzahl der verwendeten Vergleichsgruppen nicht so heterogen sein, wie bei einer formalen Theorie. Materiale Theorien begrenzen damit den Bereich, für den Vergleichsgruppen herangezogen werden können. In dieser Studie beziehen sich diese auf den Bereich der neurologischen (Früh-)Rehabilitation. Das bedeutet, dass zu Beginn der Studie zum Teil noch nicht absehbar ist, welche Vergleichsgruppen in die Datenerhebung eingeschlossen werden. Diese kristallisieren sich erst anhand der Fragestellungen und Hypothesen während des Forschungsprozesses heraus. Um multiple Vergleichsgruppen zu wählen, schlagen Glaser und Strauss (1967) vor, unterschiedliche Stationen, Regionen, Länder, Organisationen, Ausbildung, Bildungsstand usw. zu berücksichtigen. Die unterschiedlichen Vergleichsgruppen ermöglichen entweder die Minimierung oder Maximierung der Gemeinsamkeiten und Unterschiede von Kodes und Kategorien. Durch den Vergleich von Gemeinsamkeiten und Unterschieden wird der Forscher dazu angeregt die Eigenschaften und Beziehungen seiner Kodes und Kategorien zu verstehen. Strebt der Forscher die Minimierung von Differenzen an, erreicht er, dass zunächst alle Unterschiede ausgeblendet werden, und vor allem die Daten gesammelt werden, die den Kategorien ähnlich sind und damit das erfasste Datenmaterial bestätigen. Auf diese Weise können grundlegende Eigenschaften einer Kategorie hervorgehoben werden. An diesem Punkt, sollten weitere Vergleichsgruppen hinzugezogen und die Unterschiede maximiert werden. Der Forscher sammelt dann unterschiedliche Daten, die sich auf eine Kategorie beziehen und kann dennoch weiterhin Gemeinsamkeiten ausmachen. Gerade durch diese Unterschiede können Kategorien schnell und dicht entwickelt werden. So kann die Reichweite der Theorie erhöht und der größtmögliche Geltungsbereich der Theorie abgesteckt werden. Die Tiefe, also die Menge der gesammelten Daten muss nicht für alle Kategorien gleich tief sein und bis zur Datensättigung erfolgen. Jedoch sollten die Schlüsselkategorien möglichst gesättigt sein. Die Untersuchung weniger relevanter Kategorien sollte nicht auf Kosten der Sättigung der Schlüsselkategorien durchgeführt werden (Glaser und Strauss, 1967, S. 45-60).

4.6.3 Theoretische Sensibilität

Es ist besonders wichtig, dass der Forscher sich seine theoretische Sensibilität bewahrt, um überhaupt eine aus den Daten hervorgehende Theorie entwickeln und formulieren zu können. Die theoretische Sensibilität entwickelt sich während der Forschungsarbeit kontinuierlich fort, der Forscher reflektiert diese und befragt möglichst viele Theorien, wie sie mit ihrem Material umgegangen sind, und welche Positionen sie einnehmen. Allerdings sollte sich ein Forscher nicht ausschließlich einer bereits vorab erschlossenen Theorie widmen, da er dadurch seine theoretische Sensibilität einschränken würde. Er würde zum Doktrinär werden und nur noch darauf bedacht sein, seine Theorie zu testen, anstatt eine Distanz zu ihr einzunehmen, um sie zu hinterfragen. Hinterfragt er diese nicht mehr, testet er sie nur noch und entwickelt sie nicht mehr weiter, was aber notwendig ist, um ihre Reichweite zu erhöhen. Das Vorwissen des Forschers und auch Literatur können durchaus in den Prozess der Datenerhebung einbezogen werden, um so tiefer in die Kategorien vordringen zu können. Jedoch sollten die Kategorien nicht dem Vorwissen angepasst werden. Kategorien sollten aus den Daten heraus entwickelt werden (Glaser und Strauss, 1967, S. 46).

4.6.4. Die Methode des ständigen Vergleichens

Glaser und Strauss (1967) wenden zur systematischen Entwicklung von Theorie die Methode des kontinuierlichen Vergleichens an, welche das zeitgleiche Kodieren und Analysieren von Daten impliziert. Sie beschreiben, dass mit Hilfe dieser Methode eine integrierte, konsistente, plausible und Daten nahe Theorie entwickelt werden kann, die gleichzeitig präzise genug ist, um (zum Teil), für Testverfahren der quantitativen Forschung operationalisiert werden zu können. In diesem Zusammenhang geben sie zu bedenken, dass die Methode von den Fertigkeiten des Forschers abhängt und von ihrer Konzeption her nicht gewährleisten kann, dass zwei unabhängig voneinander arbeitende Forscher zu gleichen Ergebnissen kommen. Vielmehr soll eine kontrollierte Unbestimmtheit und Flexibilität zugelassen werden, um die Kreativität bei der Entwicklung einer Theorie zu unterstützen. Das Vorgehen des kontinuierlichen Vergleichens beschreiben Glaser und Strauss (1967) in vier Phasen:

1. Vergleich von Vorkommnissen für jede Kategorie
2. Integration der Kategorien und ihre Eigenschaften
3. Begrenzung der Theorie und
4. Abfassen der Theorie.

Die einzelnen Schritte stellen einen Wachstumsprozess zur Theorieentwicklung dar, bei dem jede Stufe nach einer gewissen Zeit zur nächsten führt. Dennoch wird nach dem Erreichen des nächsten Schrittes fortwährend Bezug auf den vorherigen Schritt genommen. Dadurch kann die Entwicklung der Theorie kontinuierlich vorangetrieben werden und orientiert sich an den gesammelten Daten (Glaser und Strauss, 1967, S. 101-105). Die einzelnen Schritte dieser Methode werden im Folgenden beschrieben.

1. Vergleich von Vorkommnissen für jede Kategorie

Zuerst beginnt der Forscher damit, jedem Vorkommnis in seinen Daten einen Kode zu-zuordnen, d.h. die Inhalte werden durch einen Kode zusammengefasst und abstrahiert. Das bedeutet, dass die Vorkommnisse nicht interpretiert werden, sondern Daten in Form eines Kodes wiedergegeben werden. Die entwickelten Kodes stellen wiederum die Basis für die Entwicklung von Kategorien dar. Nach der Methode des kontinuierlichen Verglei-chens werden die jeweils entwickelten Kodes mit anderen Kodes verglichen. Durch diese Vergleiche werden Eigenschaften der Kodes deutlich, die dazu führen, sie in Kategorien zusammenzufassen. Das fortwährende Vergleichen der Kodes führt dazu, immer mehr Eigenschaften in einer Kategorie sammeln und aufnehmen zu können. In diesem Verlauf wird der Forscher entdecken, dass die Kodes zweierlei Art sein werden, und zwar einer-seits selbst konstruierte und andererseits die aus Beobachtungen abstrahierten Kodes. Diejenigen, die aus der Beobachtung heraus abstrahiert wurden, werden dabei Situationen und Verhaltensweisen bezeichnen, während die selbst konstruierten in der Regel die Er-klärungen dazu sein werden. Diese jeweils unterschiedlichen Eigenschaften einer Kate-gorie werden den Forscher immer wieder zum Nachdenken über theoretische Begriffe anregen. An dieser Stelle raten Glaser und Strauss (1967) dazu, das Kodieren zu unter-brechen, und diesbezüglich ein Memo über alle Gedanken und Ideen zu formulieren. Dar-über hinaus können Memos dazu beitragen, dass ein Kode immer nur in eine Kategorie kodiert wird. Er wird in die Kategorie integriert, für welche er die wichtigste Eigenschaft anzeigt (Glaser und Strauss, 1967, S. 105-108).

Das Schreiben von Memos

Das Schreiben von Memos innerhalb der Grounded Theory findet von Beginn an statt, begleitet den Forschungsprozess und stellt die Basis zur Entwicklung einer Theorie dar. Weiterhin tragen Memos zur Steigerung der Komplexität und damit auch zur Qualität der Theorie bei (Lempert, 2007, S. 262). Dabei sollte ein Forscher immer seine Tätigkeit abbrechen, wenn er über wichtige Begriffe oder Kategorien nachdenkt, ihm Ideen oder Gedanken zu den einzelnen Kodes oder Beziehungen zwischen den Kategorien in den Sinn kommen (Glaser und Strauss, 1967, S. 107; Birks und Mills, 2011, S. 42). Memos sind daher Schriftstücke über Gedanken, Empfindungen, Reflexionen, Einsichten, Ideen, Diskussionen und Hypothesen. Zu Beginn der Forschungsarbeit sind die Memos noch undifferenziert und beschäftigen sich eher mit Themen des Verfahrens, der Organisation oder einfach nur dem freien Nachdenken auf dem Papier. Im Verlauf werden sie jedoch immer differenzierter und fokussieren mehr und mehr die Beziehungen zwischen den einzelnen Kategorien bis sich eine Schlüsselkategorie herauskristallisiert. Der Forscher kann alle zu einer Kategorie geschriebenen Memos sammeln und in diesen seine Gedanken und die Hypothesen wie auch Beziehungen zu anderen Kategorien nachlesen und in den Forschungsbericht einfließen lassen (Strauss, 1998, S. 151 ff.).

2. Integration von Kategorien und ihrer Eigenschaften

Im weiteren Verlauf der Datenanalyse werden nicht nur die unterschiedlichen Kodes miteinander verglichen, sondern die Kodes werden dann mit den Eigenschaften der Kategorie verglichen. Durch diese Vergleiche treten die Eigenschaften einer Kategorie immer deutlicher hervor und der Forscher entscheidet, zu welcher Kategorie ein Kode am besten passt und integriert diesen in jeweils nur eine Kategorie. Das Wissen des Forschers über die Eigenschaften einer Kategorie nimmt auf diese Weise immer mehr zu, und Zusammenhänge zwischen den einzelnen Kategorien können entdeckt, weiterentwickelt und zu einem einheitlichen Ganzen, hin zu einer Theorie, verbunden werden. Werden die Daten mit Hilfe des theoretical Sampling gesammelt und werden zugleich analysiert, ist die Datenerhebung theoriegeleitet, und die Integration von Eigenschaften in eine Kategorie kann kontinuierlich bis zur Sättigung erfolgen (Glaser und Strauss, 1967, S. 108 f.).

3. Begrenzung der Theorie

Um die Masse an Daten bewältigen zu können, aber auch, um die Entwicklung der Theorie voranzutreiben und auf die bedeutenden Kategorien zu lenken, ist die Begrenzung der Theorie besonders wichtig. Diese kann sowohl auf der Ebene der Theorie als auch auf der Ebene der Kategorien erfolgen. Auf der Ebene der Kategorien kommt der Forscher durch die kontinuierlichen Vergleiche immer seltener zu weiteren Modifikationen, wenn die Eigenschaften einer Kategorie miteinander verglichen werden. Um aber wichtige Kodes innerhalb einer Kategorie zu konzentrieren, wird der Forscher nicht relevante Eigenschaften aussortieren und damit die Theorie begrenzen. Das bedeutet, dass Gemeinsamkeiten, die den Kategorien oder deren Eigenschaften zugrunde liegen, herausgefiltert und verallgemeinert werden. Die Theorie wird dadurch zwar mit weniger, aber abstrakteren Kategorien formuliert (Glaser und Strauss, 1967, S. 109-113).

Auf der Ebene der Theorie kann eine Begrenzung erfolgen, indem die Kategorien begrenzt werden. Durch die Verdichtung und weitere Entwicklung der Theorie und dem reduzieren der qualitativen Daten, lassen sich eben diese besser ordnen und der Forscher wird mit diesen vertrauter. Die zunehmende Vertrautheit mit den Daten erlaubt es dem Forscher, die Liste der Kategorien in Übereinstimmung mit den Grenzen der Theorie zu reduzieren. Dadurch kann die Kodierung und Analyse von Kodes gezielter vorgenommen werden. Eine weitere Möglichkeit in der Begrenzung besteht in der theoretischen Sättigung der Kategorien. Nachdem der Forscher Eigenschaften mehrfach in eine Kategorie kodiert und integriert hat, kann er immer schneller erkennen, ob das nächste Ereignis auf einen neuen Aspekt hinweist oder nicht. Handelt es sich um einen neuen Aspekt, so wird dieser kodiert und verglichen, wenn nicht, dann erfolgt keine Kodierung, weil dadurch nur die Masse an kodierten Daten erhöht wird, aber kein neuer Aspekt zur Theorie hinzugefügt wird. Die theoretische Sättigung kann auch für ein anderes Problem herangezogen werden. Im Laufe des Forschungsprozesses werden neue Kategorien auftreten. Hierbei stellt sich die Frage, ob alle bereits kodierten Seiten noch einmal zu kodieren sind. Wenn es sich um eine umfangreiche Studie handelt lehnen dies Glaser und Strauss (1967) ab. Sie empfehlen mit der Kodierung in diese Kategorie zu beginnen, sobald die neue Kategorie auftaucht. Der Forscher sollte darauf achten, diese zu sättigen. Wenn das möglich ist, muss er nicht erneut ins Feld gehen oder zurück zu den Beobachtungsprotokollen und Interviewtranskripten. Wenn die Kategorie keine zentrale Bedeutung für die Theorie hat, kann auf eine vollständige Sättigung verzichtet werden. Des Weiteren besteht im Forschungsverlauf die Möglichkeit, dass sich der Forscher an Ereignisse erinnert, die er jedoch nicht protokolliert hat. Er kann diese ignorieren, wenn die Kategorie bereits gesättigt ist. Weißt das Ereignis jedoch auf eine neue Kategorie hin, kann sowohl das Ereignis als auch die Kategorie in ein Memo aufgenommen werden. Dieses dient dann zur Anleitung der weiteren Kodierung und zur Rückkehr ins Feld oder auch zur Literaturrecherche, um weitere Daten zu sammeln (Glaser und Strauss, 1967, S. 109-113).

4. Abfassen der Theorie

In dieser Phase stehen dem Forscher kodierte Daten, zahlreiche Memos und eine Theorie zur Verfügung. Die Erörterungen in allen Memos stellen dabei die inhaltliche Grundlage für die Kategorien dar, die zu Hauptthemen der später vorgestellten Theorie werden. Bevor mit dem Schreiben der Theorie begonnen wird, werden dazu alle Memos zusammengestellt und miteinander verglichen. Da die Memos jeweils zu den einzelnen Kategorien geschrieben werden, ist das problemlos möglich (Glaser und Strauss, 1967, S. 113).

4.6.5 Kritik zur Grounded Theory nach Glaser und Strauss (1967)

Neben den Kritikpunkten, die bereits zuvor in diesem Kapitel unter Punkt drei und vier genannt wurden, gibt es weitere Kritikpunkte zur Grounded Theory nach Glaser und Strauss (1967). In der Literatur wird dabei besonders kritisiert, dass Forschung ohne Vorverständnis nicht möglich ist, welches gerade zum Treffen einer Auswahl aus der Datenmenge notwendig ist (Lamnek, 2005, S. 115). So können auch zu Beginn der Studie keine theoretischen Konzepte aus den Daten emergieren, denn es kann unmöglich eine Wahrnehmung geben, die nicht von Erwartungen durchdrungen ist (Kelle, 1994, S 18-25). Diese Vorstellung von Glaser und Strauss (1967) wird von Lamnek (2005) als naiv-empiristische Tabula-rasa Vorstellung kritisiert (Lamnek, 2005, S. 115). Weiterhin bemerkt Lamnek (2005), dass in der Methodologie offenbleibt, wie sich die Theorie absichern lässt, da sich Forscher in ihren Erwartungen und ihrer Sensibilität unterscheiden. Das hat wiederum zur Folge, dass verschiedene Forscher zu unterschiedlichen Theorien gelangen können (Lamnek, 2005, S. 115). Auch Becker (1993) listet in diesem Zusammenhang eine Reihe von Kritikpunkten auf. Sie macht darauf aufmerksam, dass in vielen Grounded Theory Studien eine Tendenz zu lediglich deskriptiven Studien mit fehlender konzeptueller Tiefe anstatt einer dichten Theorieentwicklung festzustellen ist. Sie fordert, dass Forschende in der Lage sein müssen, selektives Sampling (kalkuliertes und vorentschiedenes Sampling) von theoretischem Sampling (verläuft parallel zur Datensammlung) zu unterscheiden, da das die Basis für den induktiv-deduktiven Prozess der Grounded Theory darstellt, durch den erst eine Theorie aus den Daten heraus entstehen kann. Sie macht deutlich, dass auch die Datenanalyse nicht erst nach der vollständigen Datenerhebung beginnt, sondern Grounded Theory ein parallel stattfindender Prozess aus Datenerhebung, theoretischem Sampling und Analyse ist. Darüber hinaus bemängelt sie es, wenn Computerprogramme zur Datenanalyse verwendet werden und Kernkategorien an der Anzahl ihres Auftretens bestimmt werden. Sie erklärt, dass dann als Folge auch nur Beschreibungen anstatt einer dichten Theorie entwickelt werden können (Becker, 1993).

Charmaz (1990) entkräftet die Kritiken jedoch: *„Weakness in using the method has become equated with weakness inherent in the method. Such weakness may also be found in most other types of qualitative research and in quantitative research as well" (Charmaz, 1990, S. 1164).*

4.6.6 Software zur Datenanalyse

Kelle (2000) zufolge war die Arbeit mit Computern für qualitative Forscher lange Zeit weniger von Enthusiasmus denn von Zurückhaltung geprägt (Kelle, 2000, S. 486). Dazu trugen sicher auch ihre Kritiken, wie die zuvor beschriebene von Becker (1993) bei, indem sie davor warnt Kernkategorien an der Anzahl der in ihr befindlichen Codes zu bestimmen. An dieser Stelle ist es wichtig, sich dieser Risiken bewusst zu sein, um sie so vermeiden zu können. Und dennoch können Computerprogramme heute qualitative Analyseschritte entscheidend unterstützen (Mayring, 2002, S. 135). Vor allem, wenn große Mengen an Daten vorliegen, können die Organisation und das Sortieren dieser schnell zu einer Mammutaufgabe werden. Bereits ein Forschungsprojekt mit etwa dreißig Interviews mit einer Dauer von etwa einer Stunde kann etwa 800 bis 1000 Seiten Text hervorbringen. Dazu kommen Interpretationen, Memos, und Kommentare (Kelle, 2000, S. 489). In diesem Zusammenhang stellen Computerprogramme ein effizientes Medium dar, um große Datenmengen zu sortieren und zu organisieren (Creswell, 2009, S. 188). Grundfunktionen, welche verschiedene qualitative Datenanalyse-Programme (QDA-Programme), wie MAXQDA, Atlas.ti, Nudist u.a. anbieten, sind beispielsweise das Markieren von Textbestandteilen, das Kodieren und Kategorisieren, Erstellen von Memos und Kommentaren, Rückverfolgung aller Textstellen in ihrem Kontext pro ausgewerteten Kode, Veränderbarkeit von Kodes und Kategorien im Forschungsverlauf, Suchfunktion nach Begriffen im Text, schnelles Auffinden von Kommentaren und Memos, grafische Darstellungen und die Vorbereitung möglicher quantitativer Analysen (Mayring, 2002, S. 137; Creswell, 2009, S. 188). Flick (2007) betont, dass diese Softwareprogramme keine qualitative Analyse automatisch oder selbstständig durchführen, etwa wie das statistische Programm SPSS, welches unterschiedliche quantitative Berechnungen durchführt. Es ist immer noch der Forscher, der das Programm verwendet, kodiert, analysiert und die Theorie entwickelt. Die Programme unterstützen lediglich die Organisation und das Sortieren der Daten und vereinfachen deren Überblick durch ein schnelles und einfaches Handling, so dass sich der Forscher seiner Aufgabe, Beziehungen zwischen den Kategorien zu untersuchen, widmen kann (Flick, 2007, S. 452 f.). Da bei dieser Studie mit einer großen Menge an Datenmaterial für die Auswertung gerechnet wurde, erschien die Verwendung eines Computerprogramms sinnvoll, um die Daten zu organisieren, zu kodieren und verwalten zu können. Es gibt mittlerweile eine Vielzahl verschiedener Programme, die zur Analyse qualitativer Daten angeboten werden, die sich jedoch hinsichtlich ihrer Verfügbarkeit und in ihren Grundfunktionen nur wenig unterscheiden (Kelle, 2000, S. 486 f.). Für welches dieser Programme man sich entscheidet hängt dabei von den Hardware-Voraussetzungen, aber auch dem persönlichen Arbeitsstil ab (Mayring, 2002, S. 139). In dieser Studie kommt das deutsche Programm MAXQDA 10 zur Anwendung, welches alle zuvor genannten Grundfunktionen aufweist.

4.6.7 Gütekriterien

Gütekriterien sind Kriterien, die herangezogen werden, um den Grad der Wissenschaftlichkeit von Methoden zu erfassen und zu beurteilen. Dabei legen die jeweiligen methodologischen Grundsätze den Weg fest, wie zu wissenschaftlichen Erkenntnissen zu gelangen ist. Das bedeutet, dass die Qualität der empirischen Befunde daran gemessen wird, inwiefern die methodologischen Forderungen eingehalten wurden. In der quantitativen Sozialforschung wird die Güte einer Studie anhand der Kriterien der Validität, Reliabilität und Objektivität gemessen. Jedoch unterscheiden sich die theoretischen Grundlagen qualitativer und quantitativer Sozialforschung so stark voneinander, dass sich nur bedingt Schnittstellen auf der Basis eines gleichen Vorverständnisses finden lassen. Die Schwierigkeit besteht vor allem darin, dass trotz der unterschiedlichen methodologischen Bezugspunkte identische Begriffe für anscheinend gleiche Problemstellungen verwendet werden, die jedoch von ihren Vorstellungsinhalten unterschiedlich besetzt sind. Während die genannten Gütekriterien im quantitativen Verständnis begrifflich und inhaltlich relativ konstant verwendet werden, variieren die Vorstellungen über Gütekriterien in der qualitativen Forschung inhaltlich zum Teil erheblich, da sie mitunter erst während der Forschungstätigkeit in Abhängigkeit vom Gegenstand und der Methode entwickelt werden. Damit scheint es, dass Gütekriterien von der Forschungsmethode abhängig sind und durch die Prüfung dieser einen Anhaltspunkt auf den Wahrheitsgehalt und die Haltbarkeit der Aussagen geben. Allerdings kann dem entgegengesetzt werden, dass weder der Theorie noch den Gütekriterien ein absoluter Wahrheitsanspruch zukommen kann (Lamnek,

1995a, S. 152 f.). Auch Köckeis-Stangl (1980) vertritt diesen Standpunkt und erklärt, dass es vor dem Hintergrund einer sich ständig im Konstruktionsprozess befindlichen sozialen Realität keine Methode geben kann, die „völlig eindeutige, längerfristig gültige, unwiderlegbare, zweifelsfrei wahre Aussagen" über die soziale Realität geben kann (Köckeis-Stangl, 1980, S. 363). Das könnte ganz und gar zu der Annahme führen, dass Gütekriterien für das Forschungshandeln nur wenig relevant sind (Lamnek, 1995a, S. 153). In Bezug auf die Anwendung der klassischen Gütekriterien auf die qualitative Sozialforschung, gibt es einige Vertreter, welche die Ansicht vertreten, dass diese nur in modifizierter Form für qualitative Forschungsstudien verwendbar sind (Lincoln und Cuba, 1985, Mayring, 2002). Mayring (2002) empfiehlt beispielsweise folgende Gütekriterien für die qualitative Sozialforschung:

- Verfahrensdokumentation
- Argumentative Interpretationsabsicherung
- Regelgeleitetheit
- Nähe zum Gegenstand
- Kommunikative Validierung und
- Triangulation (Mayring, 2002, S. 144-148).

Lincoln und Cuba (1985) schlagen hingegen diese Gütekriterien zur Beurteilung qualitativer Daten vor:

- Credibility
- Transferability
- Dependability und
- Confirmability (Lincoln und Cuba, 1985, S. 301-328).

Im Gegensatz dazu bleibt Lamnek (1995a) bei den klassischen Gütekriterien für die qualitative Sozialforschung, obwohl ihm die generalistische Darstellung fragwürdig erscheint (Lamnek, 1995a, S. 158). In Bezug auf die Anwendung von Gütekriterien in der qualitativen Sozialforschung gibt es also sehr unterschiedliche Vorschläge und keine einheitlichen Begrifflichkeiten. Darüber hinaus gibt Behrens (2002) in Zusammenhang mit

Gütekriterien zu bedenken, dass diese nicht mit Techniken zur Vermeidung von Fehlerquellen gleichzusetzen sind. Es gibt stets eine Vielzahl von Fehlerquellen, die lediglich
dargestellt und transparent gemacht werden müssen. Weiterhin sind Gütekriterien nicht
ergänzend zur angewendeten Methode heranzuziehen, um Fehler von vornherein zu vermeiden. Methoden sind immer nach ihrer Indikation zur Beantwortung der Fragestellung
auszuwählen. Aufgrund dessen werden bei dieser Studie keine Gütekriterien von vornherein als Ergänzung und zur Vermeidung von Fehlern herangezogen, sondern es werden
die Methoden gewählt, die sich zur Beantwortung der Fragestellung eignen. Wie Lamnek
(1995a) beschreibt, wird die Qualität der wissenschaftlichen Befunde letztendlich daran
bestimmt, inwiefern die methodologischen Forderungen eingehalten wurden. Daher werden im Folgenden die Fehlerquellen benannt und beschrieben, wie sie im Prozess dieser
Studie auftreten könnten, und damit die Qualität der Ergebnisse beeinflussen. Folgende
Bias können bei der Verwendung der Grounded Theory nach Glaser und Strauss (1967)
auftreten und verhindern, dass eine dichte Theorie, mit gesättigten, ausreichend interpretierten und abstrakten Kategorien entwickelt werden kann:

- Das theoretische Sampling erfolgt nicht anhand der Daten, sondern wird vorab
  festgelegt
- Memos und Hypothesen begleiten nicht kontinuierlich den Forschungsprozess
- Es wird nicht konstant komparativ verglichen, sondern die Daten werden erst erhoben und dann analysiert
- Der Forscher geht nicht sensibel mit seinem Vorverständnis um, und es beeinträchtigt ihn so stark, dass keine Theorie entwickelt werden kann und
- Der Forscher wird durch die Verwendung von Computerprogrammen zur Datenerhebung beeinflusst, indem er Hauptkategorien anhand der Quantität seiner Vorkommnisse bestimmt.

4.7 Datenerhebung

Glaser und Strauss (1967) erklären, dass das Verfahren der Grounded Theory in Bezug auf jede qualitative Methode angewendet werden kann, zum Beispiel Beobachtungen, Interviews, Dokumente, Artikel, Bücher und andere (Glaser und Strauss, 1967, S. 104). Mit der Fragestellung dieser Studie werden die komplexen Handlungszusammenhänge der therapeutischen Pflege in der neurologischen (Früh-)Rehabilitation untersucht. Dabei interessiert vor allem, welche Handlungen Pflegende wie durchführen, und was das Therapeutische an diesen ist. Welche Methode kann verwendet werden, um diese Fragestellungen zu beantworten? Dort, wo es unter spezifischen theoretischen Perspektiven um die Erfassung der sozialen Wirklichkeit, um Prozesse von Situationsdefinitionen, um das Eindringen von sonst nur schwer zugänglichen sozialen Feldern geht oder Neuland in der Forschung betreten wird, wird bevorzugt die teilnehmende Beobachtung eingesetzt (Lamnek, 2005, S. 548). Auch Hopf (1979) bezeichnet die Beobachtung und das Führen von Interviews als angemessene Methoden, wenn es darum geht, komplexe Handlungszusammenhänge wahrzunehmen und zu deuten (Hopf, 1979, S. 14-18). Die Methode der Beobachtung scheint demzufolge sehr gut geeignet zu sein, denn auch in dieser Studie geht es darum, die komplexen Zusammenhänge der therapeutischen Pflege zu untersuchen, das heißt die soziale Wirklichkeit und Prozesse der Pflege zu erfassen. Gleichzeitig konnte mit der Literaturrecherche gezeigt werden, dass diesem Feld in der Forschung bisher wenig Aufmerksamkeit geschenkt wurde und die Pflege ein Untersuchungsfeld ist, das nicht für jeden zugänglich ist. Demnach treffen alle von Lamnek (2005) und Hopf (1979) aufgelisteten Einsatzbereiche, bei denen die Beobachtung bevorzugt eingesetzt werden sollte, für diese Studie zu. Durch Beobachtungsverfahren können Pflegende während ihrer Arbeit unter nahezu realen Bedingungen beobachtet werden, um herauszufinden, welche pflegetherapeutischen Tätigkeiten sie wie durchführen. Darauf aufbauend wird es möglich zu definieren und zu analysieren, was das Therapeutische an diesen Handlungen ist. Hopf (1979) empfiehlt außer der Beobachtung auch noch das Führen von Interviews, um komplexe Handlungszusammenhänge zu untersuchen. Auch Lamnek (2005) gibt zu bedenken, dass die Methode der Beobachtung durch Befragungen ergänzt werden kann. Er erklärt, dass sich die Befragung jedoch in erster Linie auf die Ermittlung von Einstellungen, Meinungen, Gefühlen, Verhaltenserwartungen und Vorstellungen bezieht, und damit nur bedingt eingesetzt werden kann, um Verhaltensweisen festzustellen (Lamnek, 2005, S. 552 f.) Da es aber darum geht herauszufinden, welche Tätigkeiten wie durchgeführt werden, ist die Methode der Beobachtung zu präferieren. In Abhängigkeit von den Hypothesen und Fragestellungen, die sich im Forschungsverlauf durch das Schreiben von Memos ergeben, ist es zudem sinnvoll, die Methode der Befragung ergänzend einzusetzen. Beispielsweise könnten dadurch neue Perspektiven und Erkenntnisse gewonnen werden, indem Pflegende befragt werden, was sie unter therapeutischer Pflege verstehen, oder sie könnten nach einer Beobachtungssequenz ihre Handlungen erklären, was das Verständnis ebenfalls erhöhen könnte und andere Sichtweisen als die der Forscherin zu Tage bringen, die dann im Feld weiter überprüft werden. Da zunächst die Beobachtung als Methode für diese Studie herangezogen wird, wird im Folgenden diskutiert, welche Form der Beobachtung eingesetzt wird, und wie die beobachteten Situationen aufgezeichnet werden können.

4.7.1 Auswahl der Beobachtungsform

Lamnek (2005) behauptet, dass die Alltagsbeobachtung nicht wissenschaftlich sein kann (Lamnek, 2005, S. 556). Daher stellt sich an dieser Stelle die Frage, inwiefern sich die wissenschaftliche Beobachtung als Methode von der Alltagsbeobachtung unterscheidet, und ob Beobachtung überhaupt wissenschaftlich sein kann? Das ist entscheidend, da in einer wissenschaftlichen Studie nur wissenschaftliche Methoden angewendet werden können. Welchen Kriterien muss also wissenschaftliche Beobachtung entsprechen? Jahoda et al. (1967) haben diesbezüglich vier Merkmale herausgearbeitet, anhand derer die wissenschaftliche Beobachtung von der Alltagsbeobachtung abgegrenzt werden kann:

1. Sie kann wiederholt Prüfungen und Kontrollen unterzogen werden
2. Sie wird systematisch geplant
3. Sie wird systematisch aufgezeichnet und
4. Sie dient einem bestimmten Zweck (Jahoda et al., 1967, S. 77).

Wissenschaftliche Beobachtung kann somit klar von der Alltagsbeobachtung abgegrenzt werden. Darüber hinaus ist die Beobachtung in dieser Studie wissenschaftlich, weil die Beobachtung in dieser Studie einem bestimmten Zweck dient, sie wird systematisch und kontinuierlich im Forschungsprozess geplant und aufgezeichnet, so dass sie dadurch auch kontrolliert und geprüft werden kann.

In Bezug auf die Anwendung der Beobachtung ergibt sich vor allem eine ethische Frage, und zwar ob die Beobachtung offen oder verdeckt durchgeführt werden soll. Bei einer offenen Beobachtung sind die Teilnehmer über die Durchführung der Studie, ihren Zweck und die Anwesenheit des Forschers informiert. Bei der verdeckten Beobachtung hingegen gibt der Forscher seine Identität nicht preis (Lamnek, 2005, S. 558 f.). Girtler (2001) gibt der offenen Beobachtung den Vorzug (vgl. auch Brymann, 2012, S. 433 ff.). Als Begründung fügt er an, dass der Forscher bei der offenen Beobachtung in einer fairen und gleichwertigen Beziehung zu den Beobachteten steht (Girtler, 2001, S. 61). Allerdings kann die offene Beobachtung aber dazu führen, dass sich die Teilnehmer abnorm verhalten, weil sie sich beobachtet fühlen, wodurch die Glaubwürdigkeit der Beobachtung beeinträchtigt werden kann (Polit et al., 2004, S. 280). Jedoch wird die verdeckte Beobachtung in der Literatur stark kritisiert. Als Kritik wird angebracht, dass die Gefahr entdeckt zu werden besteht. Damit würde sich der Forscher in die Rolle dessen, der getäuscht hat, befinden. Auch diejenigen, die das Projekt mittragen und davon wissen, geraten in eine höchst problematische Situation (Przyborski und Wohlrab-Sahr, 2008, S. 57). In dieser Studie würde das vor allem den BDH Bundesverband Rehabilitation und die Personen in Leitungsfunktionen aller fünf Kliniken des BDH betreffen. Das Vertrauensverhältnis der Mitarbeiter in den BDH und ihre Leitungen würde, wenn eine verdeckte Beobachtung enttarnt werden würde, erheblichen Schaden nehmen und ungeahnte Konsequenzen nach sich ziehen. Insbesondere die Kommunikation wird erheblich schwieriger, denn die Rolle des Forschers könnte durch gezielte Fragestellungen Misstrauen erwecken und würde damit auch das Führen von nachfolgenden Interviews unmöglich machen. Darüber hinaus ist der Forscher einem ständigen Druck durch das Risiko entdeckt zu werden ausgesetzt. Von allen genannten Aspekten überwiegen aber vor allem die ethischen Bedenken, denn den Teilnehmern würde von Beginn an die Möglichkeit einer freiwilligen Teilnahme genommen werden, und sie könnten in ihrer Privatsphäre verletzt werden. Aber auch beim Forscher können Ängste und Bedenken bestehen, dass er von der Öffentlichkeit als Voyeur identifiziert wird (Bryman, 2012, S. 433 ff.).

Ein weiterer Aspekt ist in Bezug auf die Anwendung der Beobachtung zu bedenken und zu diskutieren, und zwar ob der Forscher eher aktiv oder passiv im Forschungsfeld agiert. Lamnek (2005) versteht die aktive und passive Beobachtung nicht als Gegensatz, sondern eher als Kontinuum, in dem sich der Forscher zwischen beiden Ausprägungen befinden kann. Damit sind verschiedene Partizipationsgrade des Forschers im Feld denkbar. Vier Rollen des Beobachters werden in der Literatur unterschieden:

1. Vollständige Identifikation mit dem Feld; der Forscher wird zum Teilnehmer
2. Der Forscher ist als Teilnehmer gleichzeitig Beobachter im Feld, aber seine
   Rolle im Feld kann erkannt werden
3. Trotz Teilnahme liegt eine klare Dominanz der Beobachtung vor und
4. Ausschließliche Beobachtung, ohne mit dem sozialen Feld zu interagieren
   (Lamnek, 2005, S. 562).

Den Unterschied zwischen teilnehmender und nicht teilnehmender Beobachtung sieht
Lamnek (2005) darin, dass der Forscher bei der teilnehmenden Beobachtung selbst zum
Element des zu beobachtenden Feldes wird und bei der nicht teilnehmenden Beobachtung
von außen beobachtet (Lamnek, 2005, S. 561). In Zusammenhang mit dem Grad der Partizipation des Forschers können sich Rollenkonflikte ergeben, die im Vorfeld zu bedenken sind, damit sie anschließend im Feld wahrgenommen und entsprechend darauf reagiert werden kann. Rollenkonflikte können aus dem Anspruch heraus entstehen, dass der
Forscher neutral und möglichst objektiv beobachten soll, wobei er gleichzeitig als Teilnehmer in seiner sozialen Rolle eine Persönlichkeit darstellt und damit auch Meinungen
und Gefühle zeigen soll. Befindet sich der Forscher in diesem Zwiespalt können Beobachtungsfehler auftreten, beispielsweise kann die Beobachtung durch Wünsche und
Vorstellungen des Forschers verfälscht, Selbstverständlichkeiten können übersehen und
Wertungen und Beobachtungen vermischt werden. Das kann wiederum zu fehlerhaften
Aufzeichnungen führen oder auch zu einem zu frühen Werten und Abstrahieren von
wahrgenommenen Beobachtungen. Darüber hinaus können Beobachtungsfehler entstehen, wenn sich der Forscher zu sehr mit seinem Feld identifiziert, was als „going native"
bezeichnet wird (Lamnek, 2005, S. 579). Dadurch kann der Forscher seine Distanz zum
sozialen Feld, die er für seine Forschung benötigt, nicht mehr einhalten. Das Phänomen
des „Going native" muss jedoch keine zwangsläufige Erscheinung der Beobachtung sein
(Bryman, 2012, S. 445). Das Wissen um diese Beobachtungsfehler sowie die Reflexionsfähigkeit des Forschers sind entscheidend. Koepping (1987) formuliert diesen Zusammenhang folgendermaßen: Der Beobachter muss „ ... in sich selbst beide Funktionen, die
des Engagiertseins und der Distanz, dialektisch verschmelzen können" (Koepping, 1987
S. 28).

Ein weiterer diskussionswürdiger Aspekt besteht in der Differenzierungsart der Beobachtung: strukturiert versus unstrukturiert. Bei der strukturierten Beobachtung beobachtet der
Forscher anhand von vorgegebenen Kriterien. Im Gegensatz dazu richtet sich die unstrukturierte Beobachtung eher nach allgemeinen Richtlinien, die nur einen groben Rahmen
zur Beobachtung bestimmen. Ein Vorteil bei der strukturierten Beobachtung kann in ihrem hohen Grad an Kontrollierbarkeit gesehen werden, wodurch ermöglicht wird, dass
ein anderer Beobachter zu ähnlichen Ergebnissen kommen kann. Allerdings schränkt er
ein, dass das den Prinzipien qualitativer Forschung widerspricht. Zur Erklärung fügt Lamnek (2005) an, dass Beobachtungskriterien schließlich erst durch zugrundeliegende Hypothesen erstellt werden können. Diese können wiederum erst nach einem Überblick über
die Beobachtungssituation und ihre sozialen Zusammenhänge formuliert werden, die wiederum durch eine unstrukturierte Beobachtung erreicht werden (Lamnek, 2005, S. 559
f.). Das bedeutet, dass die unstrukturierte Beobachtung die Voraussetzung für strukturierte Beobachtung darstellt. Ebenso wird in dieser Studie verfahren, denn erst im Verlauf
kann durch die komparative Methode, dem Schreiben von Memos und Aufstellen von
Hypothesen die Strukturierung der Beobachtung zunehmen.

Insgesamt kann festgehalten werden, dass die Methode der Beobachtung in dieser Studie
einer wissenschaftlichen Beobachtung entspricht, direkt im Feld der Pflege stattfindet und
es sich um eine offene Beobachtung handelt. Die Beobachtung ist zu Beginn unstrukturiert und nimmt im parallelen Prozess zwischen Datenerhebung und Datenanalyse an
Struktur zu. Der Grad der Partizipation wird sich auf einem Kontinuum zwischen den
Polen der aktiven und eher passiven Teilnahme bewegen.

4.7.2 Aufzeichnung von Beobachtungsdaten

In der Literatur gibt es unterschiedliche Positionen in Bezug auf die Regeln des Protokol-
lierens von Beobachtungssituationen. Jahoda et al. (1967) erklären, dass keine allgemein
gültigen Regeln zum Protokollieren von Beobachtungen vorliegen (Jahoda et al, 1967, S.
86). Was sich innerhalb der Literatur bestätigt, wo unterschiedliche Wege und Meinungen
diesbezüglich beschrieben und vertreten werden. In Zusammenhang mit dem Protokollieren von Beobachtungsdaten ist besonders zu diskutieren wann, wo, wie und was protokolliert wird.

Zunächst geht es um die Frage wann zu protokollieren ist. Lamnek (2005) weist insbesondere darauf hin, dass das Erinnerungsvermögen begrenzt und die Wahrnehmung selektiv ist. Daher erinnern sich Menschen eher an vertraute Beobachtungsinhalte sowie an die Inhalte, welche besonders häufig auftreten (Lamnek, 2005, S. 552-558, 614). In Bezug darauf schlägt Bryman (2012) Folgendes vor: *„Write down notes, however brief, as quickly as possible after seeing or hearing something interesting" (Bryman, 2012, S. 447).*

Das würde in Bezug zur Fragestellung, wo protokolliert wird, bedeuten, dass es am besten wäre, noch im Beobachtungsfeld Notizen vorzunehmen. Allerdings rät Goffmann (1989) davon ab, weil die Aufmerksamkeit der Mitarbeiter von ihren natürlichen Abläufen abgelenkt, eine künstliche Situation geschaffen, und den Mitarbeitern wieder die Rolle des Beobachtenden als Forscher bewusst wird. Er empfiehlt, sich zum Notieren des Beobachteten zurückzuziehen oder diese auf den Zeitpunkt nach dem Verlassen des Feldes zu verschieben. Auch Lamnek (1995b) vertritt diesen Standpunkt, wobei er es als möglich erachtet Feldnotizen bereits direkt im Forschungsfeld vorzunehmen, und zwar in den Momenten, wenn sich der Forscher unbeobachtet weiß (Lamnek, 1995b, S. 298). Wenn es die organisatorischen Abläufe möglich machen, wäre es somit durchaus denkbar in unbeobachteten Momenten Stichpunkte zu notieren, beispielsweise nachdem eine Pflegekraft einen Patienten versorgt hat und selbst dokumentiert. In dieser Zeit könnte sich die Forscherin zurückziehen und das Beobachtete notieren. Diese Notizen dienen im Anschluss an die Beobachtung als Leitfaden, um ein Protokoll zu verfassen (Lamnek, 1995b, S. 298). Girtler (2001) fügt diesbezüglich an, dass es durchaus ausreichend ist, das Beobachtungsprotokoll am nächsten Morgen anzufertigen (Girtler, 2001, S. 142). Mit dem Rat von Bogdan und Tayler (1975) kann zusammengefasst werden: *„Leave the setting as soon as you have observed as much as you can accurately remember (...) Record your notes as soon after the observation session as possible (...) Don't talk to anyone about your observation session until you have recorded the field notes" (Bogdan und Taylor, 1975, S. 62 f.).*

Aber wie sind diese anzufertigen? Auch dazu werden in der Literatur verschiedene Möglichkeiten aufgezeigt. Lamnek (2005) gibt an, dass das Beobachtete beispielsweise auf ein Aufnahmegerät gesprochen werden kann (Lamnek, 2005, S. 615), was Girtler (2001, S. 141) hingegen ablehnt, da hierdurch die natürlichen Handlungssituationen im Feld gestört werden können. Lamnek (2005) diskutiert diesen Punkt selbst kritisch und äußert, dass das bei den Beobachteten Misstrauen hervorrufen kann. Ebenso wird in der Situation wieder die Rolle des Forschers deutlich und könnte den Eindruck erwecken, dass nur vor dem Hintergrund des Datensammelns protokolliert wird, aber sonst kein weiteres Interesse besteht. Selbst wenn der Forscher sich auf der Station zurückzieht, oder noch innerhalb der Einrichtung aufhält, ist zu bedenken, dass das Gesagte zufällig von anderen Mitarbeitern gehört werden könnte, die plötzlich hinzutreten, oder es durch die Tür hören. Dadurch können streng vertrauliche Informationen möglicherweise nach außen getragen werden, was schon allein aus ethischen Gründen unbedingt zu vermeiden ist (Lamnek, 2005, S. 615 f.). Aus diesem Grund wird dem Aufschreiben der Beobachtungen in dieser Studie Vorrang gegeben. Ein weiterer Diskussionspunkt ist der Einsatz von Videogeräten. Lamnek (2005) betrachtet Videoaufnahmen als ideale Form zur Aufzeichnung von Beobachtungsdaten. Er begründet das damit, dass sich diese beliebig oft reproduzieren lassen, aus unterschiedlicher Perspektive betrachtet und analysiert werden können (Lamnek, 2005, S. 616). Allerdings ist der Einsatz von Videoaufnahmen vor dem jeweiligen Forschungsfeld kritisch zu betrachten. In den meisten Fällen verbietet sich diese Methode wegen dem Gegenstand der Beobachtung. Aufgrund dessen spricht sich Girtler (2001) für Gedächtnisprotokolle aus, die jederzeit in einem Notizbuch vorgenommen werden können, welches der Forscher immer bei sich trägt. Wenn die Notizen nicht unbeobachtet im Feld erfolgen können, kann sich der Forscher das Beobachtete merken und nach dem Verlassen des Feldes notieren (Girtler, 2001, S. 141). Das Protokoll enthält alle Beobachtungen, jedoch nicht in der Reihenfolge wie sie in Erinnerung kommen, sondern in chronologischer Abfolge vom Beginn der Beobachtung bis zum Ende des Kontaktes im Feld (Przyborski und Wohlrab-Sahr, 2008, S. 64). Bei den Protokollen handelt es sich um Schriftstücke, die nicht in der erstellten Weise publiziert werden. Aus diesem Grund ist es auch nicht notwendig auf einen bestimmten Stil oder die Grammatik zu achten. Vielmehr soll der Forscher ungehemmt über alles Erlebte berichten (Girtler, 2001, S.143).

Nun ist noch die Frage zu beantworten was alles notiert werden soll. Als Orientierung geben Przyborski und Wohlrab-Sahr (2008) die folgenden Fragen: Wer? Macht was? Wann? Wo? Mit Wem? Wie gestaltet sich der Ablauf? Prinzipiell ist alles zu notieren, was für die Fragestellung potentiell relevant ist. Sie weisen darüber hinaus auf einen bedeutenden Aspekt hin und zwar, dass man sich nicht vollkommen von Interpretationen lösen kann. Sie machen darauf aufmerksam, sich diesem Problem bewusst zu sein, und

im Forschungsprozess die Protokolle dahingehend immer wieder zu reflektieren (Przyborski und Wohlrab-Sahr, 2008, S. 63 ff.). Jahoda et al. (1967) zufolge kann die Frage,
was beobachtet beziehungsweise protokolliert werden soll nur schwer beantwortet werden. Ihrer Ansicht nach ist es gerade bei der teilnehmenden Beobachtung wahrscheinlich,
dass sich das, was beobachtet werden soll, im Laufe des Forschungsprozesses ändert. Das
entspricht auch der Methodologie der Grounded Theory nach Glaser und Strauss (1967),
nach der es durch das Schreiben von Memos und dem Aufstellen von Hypothesen sogar
erforderlich ist, die Beobachtung je nach Hypothese zu fokussieren und anzupassen,
wodurch die Entwicklung einer dichten Theorie vorangetrieben wird. Jahoda et al. (1967)
beschreiben dennoch zwölf Kennzeichen einer sozialen Situation, wobei sie einschränken, dass diese nicht den Anspruch der Vollständigkeit erhebt. Diese Kennzeichen können damit auch in Beobachtungssituationen fokussiert werden:

1. Beschreibung der Teilnehmer und ihrer Rolle

2. Interaktionen zwischen den Teilnehmern

3. Mittel, die bei Handlungen und zielgerichteten Tätigkeiten verwendet werden

4. Auslösende Ereignisse oder Stimuli

5. Anreize, welche die Situation in Gang halten

6. Normen und Grenzen, die den Teilnehmern auferlegt werden

7. Der Zusammenhang der Situation

8. Regelmäßigkeiten und Wiederholungen

9. Die Zeitdauer der Situation

10. Bedeutsame Unterlassungen

11. Abweichungen, von dem in der betreffenden Situation üblichen Verhalten

12. Widersprüchlichkeiten (Jahoda et al., 1967, S. 84 f.).

Letztendlich wird die Beobachtung in dieser Studie zunächst sehr offen und unstrukturiert
sein, und erst im Verlauf an Struktur hinzugewinnen.

4.7.3 Diskussion über die anzuwendende Interviewform

Wie bereits im Punkt 4.7 (Datenerhebung) beschrieben, haben sich im Verlauf der Studie
unterschiedliche Fragen ergeben, die nicht durch teilnehmende Beobachtungen beantwor-

tet werden können. Mit welcher Methode diese beantwortet werden können wird nachfolgend diskutiert. Die Fragen, die sich im Verlauf der Studie ergeben haben, sind Folgende:

1. Was verstehen Pflegende unter therapeutischer Pflege?
2. Welche Meinungen und Ansichten haben sie bezüglich therapeutischer Pflege?
3. Hat sich ihr Verständnis zur therapeutischen Pflege mit ihrer Berufserfahrung verändert, und wenn ja, wie?
4. Wie beschreiben Pflegende selbst erlebte Situationen eigener Handlungen unter dem Aspekt therapeutischer Pflege?
5. Welche Faktoren betrachten Pflegende als förderlich oder hinderlich in Bezug auf die Durchführung therapeutischer Pflege?

Die Fragen beziehen sich auf Meinungen, Ansichten und Einstellungen des Pflegepersonals. Nach Bryman (2012) sind Interviews Fragebögen vorzuziehen, wenn es darum geht, die Perspektiven der Teilnehmer zu erfassen. Bryman (2012) weist darauf hin, dass Fragebögen im Gegensatz zu Interviews eher die Belange des Forschers widerspiegeln, stark strukturiert sind, und meist keine zusätzlichen Fragen zulassen (Bryman, 2012, S. 470). Insbesondere lassen Fragebögen den Teilnehmern wenig Raum für individuelle Äußerungen (Behrens, 2002), die jedoch gerade von Bedeutung sind, wenn es darum geht ihre Ansichten zum Ausdruck zu bringen. Aus den genannten Gründen eignen sich Interviews zur Beantwortung der Fragestellungen besser als Fragebögen.

In der Literatur werden unterschiedliche Interviewarten benannt, wie narrative, problemzentrierte, fokussierte, episodische, rezeptive und Tiefeninterviews (Polit et al., 2004, S. 261-262; Lamnek, 2005, S. 356-357; Behrens, 2006, S. 161-162; Bryman, 2012, S. 213). Von den genannten Interviewarten, kommt in dieser Studie das episodische Interview zur Anwendung. Episodische Interviews lassen sowohl narratives Erzählen, als auch Nachfragen durch verschiedene Fragetechniken zu. Hermanns (1995) legt dar, dass sich biografische Aspekte zwar sehr gut mit narrativen Interviews untersuchen lassen, Meinungen und Einstellungen hingegen nicht. Lediglich die Geschichte, wie es zu dieser Haltung oder Meinung gekommen ist, kann erzählt werden (Hermanns, 1995, S. 183 f.). Flick (2006) zufolge kann die Kombination von Erzählung und Befragung vor allem dann eingesetzt werden, wenn es um Prozesse und Verläufe, aber auch um die Bedeutung von

Gegenständen oder die Haltung zu ihnen geht (Flick, 2006, S. 222). Das wird damit begründet, dass Erfahrungen „hinsichtlich eines bestimmten Gegenstandsbereiches in Form
narrativ-episodischen Wissens und in Form semantischen Wissens abgespeichert und erinnert werden" (Flick, 2006, S. 222). Da in episodischen Interviews sowohl narrative Aspekte als auch die Befragung miteinander kombiniert werden, ist diese Interviewform im
Vergleich zu allen anderen am besten geeignet, weil es um die Bedeutung aber auch die
Haltung der Teilnehmer zur therapeutischen Pflege geht. Im Folgenden wird die Durchführung episodischer Interviews und wie sie in dieser Studie angewendet werden beschrieben.

4.7.4 Gegenstand und Ziel des episodischen Interviews

Flick (2004) erklärt, dass die Methode vor einem theoretischen Hintergrund entwickelt
wurde, der sich an neueren Erkenntnissen der Gedächtnis- und Wissenspsychologie orientiert. Er schreibt weiter, dass darin zwischen dem narrativ-episodischem und dem be-
grifflich-semantischen Wissen unterschieden wird. Dabei orientiert sich die erste Wis-
sensform stärker an Situationen, ihren Kontext und ihren Ablauf. Die zweite hingegen
abstrahiert von Kontexten auf Begriffe, Definitionen und Relationen (Flick, 2004, S. 28).
Semantisches Wissen hat sich somit teilweise aus den Erfahrungen des episodischen Wissens entwickelt (Flick, 2011, S. 273). Flick erläutert weiter, dass das Situationswissen des
episodischen Wissens bzw. Gedächtnisses über mehrere Ereignisse hinweg durch deren
Generalisierung und Verallgemeinerung von Begriffen aus dem episodischen Gedächtnis
dekontextualisiert wird. Aus diesem Grund hängen beide Formen miteinander zusammen,
ergänzen einander und ermöglichen es umfassendes Wissen über einen bestimmten Bereich zu speichern, welches durch das episodische Interview in Erfahrung gebracht werden kann (Flick, 2004, S. 30). An dieser Stelle kann die Frage gestellt werden, ob es denn
überhaupt möglich sein kann, dass sich Pflegende schon so ausführlich mit therapeutischer Pflege auseinandergesetzt haben, dass über verschiedene Situationen hinweg Begriffe und Relationen im semantischen Gedächtnis gespeichert werden konnten? Auch
wenn es noch keine wissenschaftliche Untersuchung zu diesem Thema gibt, ist der Begriff der therapeutischen Pflege in der Rehabilitation durchaus geläufig und Pflegende
dokumentieren ihre Pflegeleistungen anhand therapeutischer Leistungskataloge, so dass
davon auszugehen ist, dass sie dazu in ihrem episodischen Gedächtnis einzelne erlebte
Situationen gespeichert haben, die sie zu ihrer Definition therapeutischer Pflege geführt

haben, denn auch bei der Dokumentation erinnern sie sich an Situationen, die sie erlebt haben, um die entsprechende therapeutische Leistung im Dokumentationsbogen zuordnen zu können.

Das Ziel des episodischen Interviews besteht darin dem Interviewpartner zu ermöglichen, Erfahrungen in allgemeiner, vergleichender Form darzustellen und gleichzeitig die entsprechenden Situationen bzw. Episoden zu erzählen (Flick, 2006, S. 223). Auch aus diesem Grund ist die Methode gegenüber den anderen Interviewformen zu präferieren. Das kann damit begründet werden, dass es Pflegenden vermutlich leichter fällt unterschiedliche Situationen erzählen zu dürfen und sich an diese zu erinnern, vor allem, wenn sie dazu immer wieder durch Fragen angeregt werden, was bei narrativen Interviews nicht der Fall ist. Weiterhin entspricht diese Form auch eher der Kommunikation bzw. dem Dialog in der Realität, indem auch über erlebte Situationen berichtet wird und Nachfragen gestellt werden. Es kann vermutet werden, dass sich die Teilnehmer durch diese Form eher in die Realität versetzt fühlen, als bei narrativen Interviews, so dass es ihnen leichter fallen könnte, sich auf diese Interviewsituation einzulassen. Es ist davon auszugehen, dass es Pflegenden leichter fällt, anhand von Erzählungen aus berichteten Situationen ihr Verständnis und ihre Definition von therapeutischer Pflege zu formulieren.

4.7.5 Auswahl von Vergleichsgruppen / Rekrutierung

Aufgrund dessen, dass durch die teilnehmende Beobachtung bereits Vorwissen vorhanden ist, ist zu vermeiden, dass durch den Forscher eine untypische Auswahl vorgenommen wird. Da die Forscherin bereits Erfahrungen im Feld sammeln konnte, um möglichst unterschiedliche Teilnehmertypen in die Studie einzubeziehen, wird bei der Rekrutierung der Teilnehmer eine maximale Anzahl verschiedener Vergleichsgruppen angestrebt, um so die Reichweite der Theorie zu erhöhen. Das können beispielsweise Gruppen aus unterschiedlichen Abteilungen, unterschiedlicher Größe oder auch unterschiedlicher Regionen sein (Glaser und Strauss, 1967, S. 45-60) (siehe auch Punkt 4.6.2 Auswahl von Vergleichsgruppen). Aus diesem Grund sollten in die Interviews Pflegende unterschiedlichen Alters, mit unterschiedlich langer Berufserfahrung, unterschiedlicher Berufsgruppe, unterschiedlicher Abteilungen, unterschiedlicher Kliniken und mit unterschiedlichem Fort- und Weiterbildungsstand einbezogen werden. Um darüber hinaus die Vergleichsgruppen

noch weiter zu maximieren sollten Interviews nicht nur mit den Mitarbeitern geführt werden, die zuvor auch teilnehmend beobachtet wurden, sondern es sollten auch Interviews
mit Teilnehmern geführt werden, die nicht teilnehmend beobachtet werden.

4.7.6 Planung und Verlauf des episodischen Interviews

In Bezug auf die Vorbereitung und Konstruktion eines Interviewleitfadens schlagen
Lofland und Lofland (1995) vor, sich selbst die Frage zu stellen: *„Just what about this
thing is puzzling to me"* (Lofland und Lofland, 1995, S. 78). Bryman (2012) empfiehlt
zunächst alle wichtigen und relevanten Themen bzw. Fragen auszuwählen und zu sammeln, die von Interesse sind. Diese sollten anschließend in eine entsprechende Reihenfolge gebracht werden, so dass die Fragen fließend ineinander übergehen. Jedoch sollte
man gleichzeitig als Forscher darauf vorbereitet sein, die Reihenfolge während des Interviews zu ändern und flexibel zu handhaben (Bryman, 2012, S. 473). Flick (2006) äußert
diesbezüglich, dass die Fragen generell flexibel zu halten sind, da im Interview nicht nur
das zum Thema werden soll, was für den Forscher relevant erscheint, sondern auch und
vor allem das, was der Befragte davon denkt, hält und wie er das tut (Flick, 2006, S. 228-
229). Aus diesem Grund sollten auch keine Fragen formuliert werden, die die Befragten
zu sehr in eine bestimmte Richtung lenken (Bryman, 2012, S. 473). Darüber hinaus ist es
auch entscheidend, dass die Fragen so formuliert sind, dass die Befragten weder überfordert noch unterfordert werden (Flick, 2006, S. 229) und die Sprache so gewählt wird, dass
sie verstanden werden kann (Bryman, 2012, S. 473). Letztendlich sollten die Fragen des
Leitfadens die Themenbereiche abdecken, die der Forscher benötigt, wobei die Fragen
aus der Perspektive der Befragten formuliert werden sollten (Bryman, 2012, S. 473). Ullrich (1999) empfiehlt jede formulierte Frage im Leitfaden nach folgenden Kriterien kritisch zu prüfen (Ullrich, 1999, S. 436-437):

1. Warum wird diese Frage gestellt bzw. der Erzählstimulus gegeben?
2. Wonach wird gefragt/Was wird erfragt?
3. Warum ist die Frage so und nicht anders formuliert?
4. Warum steht die Frage, der Frageblock, der Erzählstimulus an einer bestimmten
   Stelle?

Darüber hinaus beschreibt Flick (2006, 2011) folgende Schritte, innerhalb derer ein episodisches Interview durchgeführt wird, und welche bei der Konstruktion eines Leitfades mitbedacht werden sollten. Mit den ersten Fragen, wird der Teilnehmer aufgefordert seine eigene, subjektive Definition zum Forschungsgegenstand darzulegen und entsprechende Situationen dazu zu erzählen. Dabei ist es immer dem Teilnehmer überlassen, welche beispielhafte Situationen er auswählt und berichtet. Für die Analyse können zum einen die konkrete Situation von Bedeutung sein und zum anderen auch die getroffene Auswahl der erzählten Situation aus einer Vielzahl anderer möglicher erlebter Erfahrungen (Flick, 2006, S. 224). Daran schließt sich die Bedeutung des Forschungsgegenstandes für alltägliche Situationen an. Dazu kann der Interviewte gebeten werden, einen typischen Tagesablauf zu erzählen und dabei die Relevanz des Forschungsgegenstandes zu verdeutlichen. Von den erzählten Situationen kann der Interviewer anschließend einzelne Punkte aufgreifen und zur Vertiefung nachfragen. Wie auch in der vorigen Phase ist es auch an dieser Stelle interessant welche Situationen aus einer Vielzahl anderer Möglichkeiten ausgewählt werden. Im Anschluss an diese Phase wird der Teilnehmer aufgefordert seine persönliche Beziehung zu zentralen Aspekten des Forschungsgegenstandes zu erläutern (Flick, 2006, S. 224). Dabei ist es entscheidend, dass sich der Interviewer diese Beispiele so umfassend wie möglich erläutern lässt, indem er vertiefend nachfragt (Flick, 2006, S. 224-225). Abschließend geht es darum, dass sich der Teilnehmer zu allgemeinen Aspekten des Forschungsgegenstandes äußert und seine subjektive Sicht schildert. Diese Phase dient der Erweiterung des Sichtfeldes. Der Interviewer hat die Aufgabe die allgemeinen Antworten mit den persönlichen und konkreten Beispielen in Verbindung zu bringen, um so mögliche Diskrepanzen sichtbar werden zu lassen (Flick 2006, S. 225). Flick (2006) beschreibt, dass es sinnvoll sein kann im letzten Teil des Interviews die Frage zu stellen, ob er noch etwas vermisst hat, dass er noch gerne ergänzen würde, was aber nicht ausdrücklich abgefragt wurde (Flick, 2006, S. 225). Wenn das Interview beendet ist, sollten nach Flick (2006) unmittelbar im Anschluss daran zusätzliche Informationen zum Interview dokumentiert werden, z.B. soziodemografische Daten über den Interviewpartner und Besonderheiten während des Interviews, wie Auffälligkeiten, Störungen etc. (Flick, 2006, S. 225). Darüber hinaus kann während des Interviewverlaufes von der Reihenfolge der Bereiche und der Fragen abgewichen und flexibel umgegangen werden (Flick, 2011, S. 275). Der Leitfaden zur Studie befindet sich im Anhang (S. i).

4.7.7 Interviewvorbereitung

Bryman (2012, S. 473) schlägt vor, dass sich der Interviewer entsprechend auf das Interview vorbereitet. Kvale (1996) hat in diesem Zusammenhang eine Liste mit zehn Kriterien erstellt, die einen erfolgreichen Interviewer ausmachen, und die in **Tabelle 9** vorgestellt werden (Kvale, 1996, S. 148 f.).

Tabelle 9 Zehn Kriterien, die einen erfolgreichen Interviewer ausmachen

Kriterium	Charakteristik
1. sachkundig	Der Forscher hat einen umfassenden Wissensfundes und Fachwissen mit dem Fokus auf das Thema
2. strukturiert	Er rundet das Interview ab, fragt nach und hat einen Überblick über den Interviewverlauf
3. eindeutig	Es werden klare Fragen gestellt. Die Fragen sind einfach, kurz und es wird keine Fachsprache verwendet
4. höflich	Der Forscher lässt die Befragten ausreden, gibt ihnen Zeit zum Nachdenken und toleriert Pausen
5. feinfühlig	Er hört aufmerksam zu was der Befragte sagt und wie er es sagt und kann Empathie entwickeln, um sich in den Befragten hineinzuversetzen
Kriterium	Charakteristik
6. offen	Er ist flexibel und beantwortet und spricht an, was für den Befragten wichtig ist
7. steuernd	Er weiß, was er herausfinden möchte
8. kritisch	Der Forscher ist darauf vorbereitet, dass sich Widersprüche im Interview zeigen können und kann entsprechend mit diesen umgehen und findet einen Weg sie behutsam anzusprechen
9. erinnernd	Er kann sich an das, was gesagt wurde erinnern
10. dolmetschen	Der Forscher erweitert die Aussagen des Befragten und bringt sie in einen Zusammenhang, aber interpretiert und wertet diese nicht

Bryman (2012) erweitert diese Liste um zwei weitere Eigenschaften (siehe **Tabelle 10**) (Bryman, 2012, S. 475).

Tabelle 10 Erweiterung der Zehn Kriterien eines erfolgreichen Interviewers

Kriterium	Charakteristik
11. ausgewogen	Er erzählt nicht zu viel, wodurch der Befragte passiv werden könnte, aber spricht auch nicht zu wenig, damit der Befragte nicht den Eindruck hat, dass das was er sagt nicht der Frage entspricht
12. ethisch sensitiv	Er berücksichtigt ethische Aspekte

Darüber hinaus rät Bryman (2012) so viele Kriterien wie möglich aus dieser Liste zu verinnerlichen, bevor das Interview durchgeführt wird (Bryman, 2012, S. 473 f.).

4.7.8 Interviewführung

Neben den genannten Aspekten fällt die Datenerhebung nach Lamnek (2005) leichter, wenn der Interviewer dem Befragten möglichst rasch glaubwürdig versichern kann, dass er der Experte ist und der Forscher auf sein Expertenwissen angewiesen ist. Dadurch erhält der Interviewte einen höheren sozialen Status, was dazu führt, dass er sich akzeptiert und anerkannt fühlt. Weiterhin ist es wichtig, dass er sich nicht inquisitorisch ausgefragt fühlt, sondern er nur das berichtet, was er berichten will und letztendlich er über den Gesprächsverlauf entscheidet. Aus diesem Grund sollte sich der Forscher zurückhalten und sich den Denkstrukturen sowie dem Sprachvermögen des Befragten anpassen können. Darüber hinaus gibt Lamnek (2005) zu bedenken, dass der Befragte nicht immer alle wichtigen Inhalte erzählen kann, weil sie für ihn so selbstverständlich sind, dass er nicht daran denkt, von diesen zu erzählen. Daher sollte der Interviewer den Befragten immer wieder anregen, aktivieren und motivieren von diesen zu berichten (Lamnek, 2005, S. 388-389). Nach einzelnen Antworten des Befragten können seine Aussagen beispielsweise zusammengefasst werden und ihn in Frageform als Interpretation zurückgegeben werden. Damit können zum einen Fehlinterpretationen verhindert werden und gleichzeitig wird der Befragte zu weiteren Äußerungen angeregt (Lamnek, 2005, S. 397). In Bezug auf das Stellen von Fragen während des Interviews unterscheidet Helfferich (2005) verschiedene Frageformen, die bestimmte Funktionen in einem Interview erfüllen:

- Erzählgenerierende Fragen

- Aufrechterhaltungsfragen (Fragen, welche die erzählte Situation vertiefen oder
  die Erzählung weiterführen)

- Steuerungsfragen (Fragen, die zu Detaillierung genannter Aspekte führen oder
  noch nicht angesprochene Aspekte einführen)

- Zurückspiegelungen, Paraphrasierungen, Anbieten von Deutungen

- Fragestellungen zur Aufklärung von Widersprüchen

- Suggestivfragen

- Einstellungs-, Informations- und Wissensfragen (Helfferich, 2005, S. 90-93).

Ebenso ist eine angenehme Atmosphäre herzustellen, die über das gesamte Interview hinweg aufrechterhalten werden sollte (Lamnek, 2005, S. 352-356).

4.7.9 Transkription

Die Interviews werden mit einem digitalen Diktiergerät aufgenommen und anschließend transkribiert. Das hat den Vorteil, dass sich die Forscherin während des Interviews voll und ganz auf das Gespräch konzentrieren kann und keine wichtigen Informationen über Gesprächsinhalte, aber auch die Art und Weise wie etwas gesagt wird, verloren gehen. Ein Nachteil könnte dabei sein, dass die Befragten zu Beginn durch das Aufnahmegerät gehemmt sind. Lamnek (2005) berichtet jedoch, dass die Erfahrung dafür spricht, dass nach einer Anlaufphase diese technischen Hilfsmittel vergessen werden und das Gespräch einen ganz normalen Verlauf annimmt. Förderlich ist es seiner Ansicht nach, wenn die Geräte möglichst klein und unauffällig sind (Lamnek, 2005, S. 389-390).

Nachdem das Interview aufgenommen wurde, wird das Material transkribiert. Dabei werden nicht nur die gesprochenen Sätze transkribiert, sondern auch nonverbale Aspekte des Gespräches, z.B. kürzere und längere Pausen, Lachen, Räuspern und Unterbrechungen. Nonverbale Elemente werden in das Transkript aufgenommen, weil sie für die Analyse von erheblicher Bedeutung sein können. In einem weiteren Schritt wird die Bandaufnahme mit dem Transkript verglichen und vorhandene Tipp- und Hörfehler verbessert. Weiterhin werden alle Namen anonymisiert. Auch die soziodemografischen Daten der Teilnehmer werden dem Transkript hinzugefügt. Zum Schluss wird jede Transkription noch einmal gelesen, um Unklarheiten oder Unstimmigkeiten zu entdecken und zu beheben (Lamnek, 2005, S. 403). Die Transkription der Interviews erfolgt in dieser Studie nach den Transkriptionsregeln von (Dresing und Pehl, 2011).

4.8 Durchführung der Studie

4.8.1 Ethische Aspekte und Votum der Ethikkommission

Da in dieser Studie unterschiedliche Berufsgruppen aus dem Bereich der Pflege eingeschlossen werden und bei der teilnehmenden Beobachtung Patienten anwesend sind, sind dementsprechend ethische Aspekte bei der Durchführung zu Bedenken. Diese werden im Folgenden dargestellt und diskutiert.

In Bezug auf die Mitarbeiter der Pflege wird bei der Kontaktaufnahme im Forschungsfeld zunächst ein mündliches Informationsgespräch über die Studie durchgeführt. In diesem Gespräch werden die potentiellen Teilnehmer umfassend über die Hintergründe und Ziele der Studie informiert. Es wird ihnen erklärt, dass im Rahmen der teilnehmenden Beobachtung Feldnotizen angefertigt werden, welche anschließend für die Anfertigung eines Beobachtungsprotokolls notwendig sind. Dieses wird anschließend anhand eines Analyseschemata analysiert. Teilnehmer, mit denen ein episodisches Interview geführt wird, erhalten die Information, dass das Gespräch mit einem digitalen Aufnahmegerät aufgenommen, danach transkribiert und ebenfalls anhand eines Analyseschemata analysiert wird. Den Teilnehmern wird erläutert, dass sie während des Interviews die Beantwortung von Fragen verweigern können. Die Aufnahme wird nach der Transkription gelöscht. Weiterhin werden die potentiellen Teilnehmer darüber aufgeklärt, dass die einschlägigen Datenschutzgesetze und die Schweigepflicht eingehalten werden, was ihnen schriftlich zugesichert wird. Ihnen wird versichert, dass alle Beobachtungsprotokolle und Transkriptionen pseudonymisiert werden. Um das zu gewährleisten erhalten alle Protokolle und Transkriptionen eine Codenummer. Weiterhin werden alle Personen-, Orts- und Straßennamen anonymisiert. Die Zuordnungsliste mit den Codenummern wird getrennt von den Protokollen und Transkriptionen aufbewahrt. Die Protokolle und Transkriptionen werden nicht veröffentlicht, aber Teile dieser können als Zitate in Publikationen eingehen, worüber die potentiellen Teilnehmer informiert werden. Auch dabei wird ihnen eine vollständige Anonymität garantiert, indem anhand der publizierten Daten nicht erkennbar sein darf, von welchem Mitarbeiter aus welcher Klinik dieses stammt. Ebenso werden sie darüber aufgeklärt, dass ihre Teilnahme freiwillig ist. Sie können die Teilnahme an der

Studie jederzeit ohne Angabe von Gründen widerrufen. Unabhängig davon, ob sie an der Studie teilnehmen, werden ihnen weder Vorteile noch Nachteile bezüglich ihres Arbeitsverhältnisses entstehen. Darüber hinaus wird die schriftliche Einwilligungserklärung der Teilnehmer nach ihrer Unterzeichnung in einem gesonderten Ordner aufbewahrt und kann mit der Beobachtung oder dem Interview nicht mehr in Verbindung gebracht werden. Das Informationsblatt sowie die schriftliche Einwilligungserklärung, befinden sich im Anhang (S. ii-iv und S. v). Die schriftliche Einwilligungserklärung liegt nach ihrer Unterzeichnung sowohl den Teilnehmern, als auch der Forscherin vor.

Zu bedenken ist auch, dass bei der teilnehmenden Beobachtung Patienten anwesend sind, da es sich dabei um pflegerische Handlungen am Patienten handelt. An dieser Stelle ist zu hinterfragen, ob den Patienten eine Einwilligung in die Studie ermöglicht werden muss. Diesen Aspekt gilt es zu diskutieren. Dazu ist zu sagen, dass die Patienten nicht in die Studie eingeschlossen werden, da es lediglich darum geht welche Handlungen Pflegende wie durchführen. Die Patienten stehen damit nicht im Fokus. Dennoch ist es erforderlich, dass die Patienten keinerlei Nachteile durch die teilnehmende Beobachtung erfahren und nicht in ihrer Persönlichkeit verletzt werden. Die Forscherin wird aus diesem Grund keine Patientendaten aufnehmen. Wenn im Verlauf des Dienstes Patientennamen genannt werden, hält sich die Forscherin an die einschlägigen Datenschutzgesetze. Auch aus praktischen Gründen wäre das Einholen einer Einwilligungserklärung durch die Patienten nicht möglich, was im Folgenden begründet werden soll. Die Anzahl an Patienten, und welche Patienten Pflegende in ihrem Dienst versorgen, wird erst unmittelbar vor oder nach der Dienstübergabe abhängig von bestehenden Rahmenbedingungen (Krankheitsausfälle, Pflegebedürftigkeit der Patienten, Zeitpunkt des Therapiebeginns, Erfahrung und Kompetenzen der Pflegenden im Dienst u.a.) festgelegt. Somit steht erst unmittelbar vor der Beobachtung fest, welcher Patient von welcher Pflegekraft versorgt wird. Weiterhin ist die Durchführung der Beobachtung davon abhängig, welche der anwesenden Pflegekräfte sich nach dem mündlichen Informationsgespräch durch die schriftliche Einwilligungserklärung zur Teilnahme an der Studie bereit erklärt. Es ist in der Zeitspanne, von der Festlegung der zu betreuenden Patienten bis zum Arbeitsbeginn und damit der Beobachtung, nicht möglich eine Einwilligung der Patienten einzuholen. Vor allem ist das aus dem Grund nicht möglich, da die meisten Patienten in der Phase B der neurologischen Frührehabilitation unter Betreuung stehen, und ein mündliches Informationsgespräch und schriftliche Einwilligung durch die gesetzlichen Betreuer eingeholt werden müsste. Das wird zusätzlich durch das große Einzugsgebiet der Kliniken und die Erreichbarkeit der Betreuer erschwert. Darüber hinaus werden Patienten aus externen Kliniken oder auch hausintern von einer anderen Station aufgenommen. Diese Aufnahmen sind nicht immer langfristig geplant, sondern kommen außerplanmäßig und damit kurzfristig vor. Dabei ist es im Hinblick auf das Thema der therapeutischen Pflege besonders interessant, die Pflege von neu aufgenommenen Patienten zu beobachten, da die Phase mit der Erhebung der Anamnese den Beginn des Pflegeprozesses darstellt, und damit Ausgangspunkt der Zielsetzung, Planung und Durchführung therapeutischer Pflege ist. Das Einholen einer Einwilligung durch die Patienten ist aus diesen Gründen praktisch nicht möglich. Ein Antrag auf ein Votum durch die Ethikkommission in Halle (Saale) wurde am 02.03.2011 gestellt. Am 09.06.2011 wurde durch diese ein positives Votum zur Durchführung der Studie gegeben und bestätigt, dass von ihrer Seite keine Bedenken gegen die Durchführung der Studie bestehen. Das Votum der Ethikkommission befindet sich im Anhang (S. vi-viii). Ebenso wurde von den Betriebsräten der BDH-Kliniken eine schriftliche Zusage mit der Bestätigung und Erlaubnis zur Durchführung der Studie eingeholt.

Um die Durchführung der Studie transparent und auch der Öffentlichkeit zugänglich zu machen, wurde die Studie in zentralen Registern registriert und es wurde eine Studiennummer eingeholt. Folgende Studiennummer wurde von der World Health Organization (WHO) für diese Studie vergeben: UTN: U1111–1122–0051. Die Studie wurde am 27.06.2011 vom Deutschen Register für Klinische Studien (DRKS) registriert und ebenfalls im Jahr 2011 beim Leibniz-Institut für Sozialwissenschaften (GESIS) innerhalb der sozialwissenschaftlichen Datenbank SOFIS hinterlegt.

4.8.2 Setting

In Bezug auf das Setting ist die Frage zu stellen, welche klinischen Einrichtungen in die Studie eingeschlossen werden sollen. Da es sich um eine Auftragsstudie des BDH Bundesverband Rehabilitation e.V. handelt, war eine Einbindung der fünf Kliniken des Verbandes vorgesehen. Dazu gehören die BDH-Klinik Braunfels, die BDH-Klinik Elzach, die BDH-Klinik Hessisch Oldendorf, die BDH-Klinik Greifswald und die BDH-Klinik Vallendar. Damit beschränkt sich die Auswahl der Vergleichsgruppen auf diese fünf Einrichtungen. Glaser und Strauss (1967) beschreiben jedoch, dass die Reichweite einer Theorie durch eine bewusste Auswahl der Gruppen beeinflusst und zur Erweiterung der Theorie beitragen kann. Um also eine umfassende Theorie zur therapeutischen Pflege entwickeln zu können, ist es notwendig, eine möglichst hohe Varianz der ausgewählten Einrichtungen aber auch der Teilnehmer zu erreichen.

Das Setting in dieser Studie ist aber auf die genannten fünf Kliniken beschränkt. Dabei liegt zunächst die Vermutung nahe, dass sich die Kliniken in ihren Strukturen womöglich nicht so stark voneinander unterscheiden, da sie dem gleichen Verband angehören. Alle fünf Kliniken gehören zwar dem gleichen Verband an, wobei keine Bestrebungen durch den Verband bestehen, diese Kliniken durch ein gemeinsames Konzept einander anzugleichen. Dadurch konnten in den Kliniken unterschiedliche Strukturen vorgefunden werden, was nach Glaser und Strauss (1967) im positiven Sinne eine hohe Varianz innerhalb der Einrichtungen zur Folge hat. Alle Kliniken befinden sich in unterschiedlichen Bundesländern in Deutschland, sind unterschiedlich aufgebaut und unterliegen mitunter baulich bedingt oder auch durch andere Gesetzmäßigkeiten unterschiedlichen Strukturen und geben verschiedene Rahmenbedingungen vor. Weiterhin sind sie nach unterschiedlichen Zertifizierungssystemen zertifiziert, gebrauchen zum Teil verschiedene Begriffe zur Pflege, und arbeiten mit verschiedenen Dokumentationssystemen. Die Konzepte, die in der Pflege angewendet werden, unterscheiden sich in den einzelnen Kliniken kaum voneinander.

Auch die Stationen unterschieden sich bezüglich ihres Schwerpunktes beziehungsweise der Schwere der Krankheitsbilder innerhalb der Phasen B und C. In der Phase B wurden Stationen einbezogen, auf denen Patienten beatmet wurden und mit dem Weaning begonnen wurde, Stationen auf denen Patienten zwar noch eine Trachealkanüle trugen, aber nicht mehr beatmungspflichtig waren, Stationen, auf denen Patienten keine Trachealkanüle mehr trugen, aber durch die Schwere ihres Krankheitsbildes besonders stark in ihrer Orientierung eingeschränkt waren. Bei Verlegung von Patienten aus der Phase B in die nächste Phase C, sind diese in der Regel noch immer schwer betroffen und nicht selbstständig mobil. Das Spektrum innerhalb der Phase C umfasst jedoch Patienten bis hin zur selbständigen Versorgung in den Aktivitäten des täglichen Lebens (ADL), wobei sie aufgrund von kognitiven und/oder leichten motorischen Einschränkungen gelegentlich noch einer Aufsicht bedürfen (siehe auch Patientencharakteristika im Punkt 1.3). Durch das unterschiedliche Spektrum und die Schwere der Krankheitsbilder und des Krankheitsverlaufs verlagert sich auch der Schwerpunkt der therapeutischen Pflege, was die Ergebnisse der Studie zeigen.

Weiterhin kann die Varianz durch die Auswahl der Teilnehmer erhöht werden. So wurde bei der Durchführung der Interviews auf eine hohe Varianz der Teilnehmer beispielsweise in Bezug auf das Alter und der Berufserfahrung geachtet. Während der teilnehmenden Beobachtung erfolgte die Zusammenarbeit mit verschiedenen Mitarbeitern auf unterschiedlichen Stationen. Des Weiteren fanden Beobachtungen in Früh- und Spätdiensten statt, wobei die Beobachtungen im Frühdienst überwogen, da das die Dienstschicht ist, in der Pflegende besonders häufig mit den Patienten trainieren. Um eine hohe Varianz in der Zusammenarbeit mit den Mitarbeitern zu erreichen, wurden Faktoren, wie zum Beispiel das Alter der Mitarbeiter, ihre praktische Erfahrung in der neurologischen (Früh-)Rehabilitation, ihre Aus-, Fort- und Weiterbildung, ihr Einsatzbereich, also ihre Rolle auf der Station (Abteilungsleitung, Stationsleitung, Praxisanleiter, Instruktor u.a.) berücksichtigt (siehe auch Punkt 4.9.5 Rekrutierung der Teilnehmer).

4.8.3 Feldzugang

Da die Studie aufgrund eines Auftrages durch den BDH Bundesverband Rehabilitation durchgeführt wurde und dabei die ihm angehörigen Kliniken eingeschlossen werden sollten, war die Einführung und der Zugang zum sozialen Feld unproblematisch. Um einen Zugang zu den potentiellen Teilnehmern im Feld zu erhalten, wurde zuerst durch die Pflegedienstleitung der BDH-Klinik Elzach ein Kontakt zu allen weiteren Pflegedienstleitungen der einzelnen BDH-Kliniken hergestellt. Diese wie auch die ärztlichen Direktoren und Geschäftsführer erhielten das Studienprotokoll der Studie. Weiterhin wurde mit ihnen vorab die Organisation für den Aufenthalt in der Klinik und die Durchführung der Studie besprochen. Die Auswahl der Stationen erfolgte in Absprache mit den Pflegedienstleitungen. Durch die Pflegedienstleitungen konnte wiederum ein Kontakt zu den Stationsleitungen hergestellt werden, und durch diese der direkte Zugang zu den potentiellen Teilnehmern auf den Stationen. Die Einführung in die Teams fand mit einer Vorstellung der Forscherin und ihrer Arbeit vor oder nach der Dienstübergabe vom Früh- an den Spätdienst statt. Wenn das innerhalb der zeitlichen Planung nicht möglich war, wurde die Forscherin von der Stationsleitung zu einem anderen Zeitpunkt während einer Dienstschicht im Team vorgestellt, oder aber die Forscherin hat sich dem Team selbst vorgestellt, wenn die Leitung das Team zuvor über sie und ihre Arbeit informiert hatte.

4.8.4 Untersuchungspopulation

Der Gegenstand der Studie ist die therapeutische Pflege in der neurologischen Frührehabilitation. Aus diesem Grund wurden in die Studie die Berufsgruppen eingeschlossen, die
in den fünf BDH-Kliniken die Pflegetherapie durchführen. Dazu gehören Gesundheits-
und Krankenpfleger, Gesundheits- und Kinderkrankenpfleger, Altenpfleger und Gesund-
heits- und Krankenpflegehelfer. Die Teilnehmer werden in die Studie eingeschlossen,
wenn sie ein abgeschlossenes Examen in einer der Berufsgruppen und einen Arbeitsver-
trag in einer der BDH-Kliniken haben. Sie werden aufgenommen, wenn sie das acht-
zehnte Lebensjahr vollendet haben und sich nach der mündlichen Information über die
Studie freiwillig durch ihre Unterschrift der Einwilligungserklärung zur Teilnahme an der
Studie bereit erklären.

4.8.5 Rekrutierung der Teilnehmer

Nachdem der Zugang zum Stationsteam durch die Stationsleitung hergestellt war, wurde
an dem Tag in der entsprechenden Dienstschicht, innerhalb welcher die teilnehmende
Beobachtung oder das Interview stattfinden sollte, mit dem Pflegeteam abgesprochen, ob
und wer sich dazu bereit erklären würde, mit der Forscherin im Rahmen der teilnehmenden Beobachtung zusammenzuarbeiten und/oder ein Interview zu führen. Da es jedoch
darum ging eine möglichst hohe Varianz der Teilnehmer zu erreichen, ist die Forscherin
auch gezielt auf Mitarbeiter zugegangen und hat sie gefragt, ob sie sich vorstellen können,
innerhalb ihrer Schicht mit ihr zusammenzuarbeiten oder ein Interview mit ihr zu führen.
Mit diesem Mitarbeiter wurde ein detailliertes Informationsgespräch über die Studie
durchgeführt. Nur wenn dieser anschließend auf freiwilliger Basis die schriftliche Einwilligungserklärung zur Studie unterschrieben hatte, wurde er in die Studie aufgenommen. Die **Tabellen 11 bis 14** geben einen Überblick über die Beschreibung der Teilnehmer, die an der teilnehmenden Beobachtung und an den Interviews teilgenommen haben.
Anhand **Tabelle 11** wird deutlich, dass bei der teilnehmenden Beobachtung die Berufsgruppe der Gesundheits- und Krankenpflege gegenüber den anderen eingeschlossenen
Berufsgruppen überwiegt. Diese Berufsgruppe ist in diesen Bereichen am stärksten vertreten und im Gegensatz zu den anderen Berufsgruppen auch eher in Leitungsfunktionen
vertreten. Auch der Anteil der Frauen ist gegenüber den Männern wesentlich größer, was
jedoch zu erwarten war, da bekannt ist, dass der Frauenanteil in diesen Berufsgruppen
deutlich überwiegt. Die Mittelwerte in Bezug auf das Alter und die Berufserfahrung der

Mitarbeiter sind in den einzelnen Berufsgruppen bis auf die Berufsgruppe der Gesundheits- und Kinderkrankenpflege annährend homogen. Das Alter der eingeschlossenen Gesundheits- und Kinderkrankenpfleger ist etwas höher und könnte zum Teil auch deren längere Berufserfahrung in der neurologischen (Früh-) Rehabilitation erklären.

Tabelle 11 Teilnehmercharakteristika / teilnehmende Beobachtung

Berufsbezeichnung	Anzahl	Geschlecht w / m	Alter: von - bis (MW)	Berufserfahrung in der NR/FR: von - bis (MW)
Krankenschwester / Gesundheits- und Krankenpfleger[1]	71	58 w / 13 m	22 - 59 Jahre (37,4 Jahre)	3 Monate - 35 Jahre (8,3 Jahre)
Gesundheits- und Kinderkrankenpfleger	5	5 w / 0 m	26 - 59 Jahre (47,4 Jahre)	3 Jahre - 30 Jahre (12,4 Jahre)
Altenpfleger[2]	10	9 w / 1 m	21 - 57 Jahre (38,3 Jahre)	4 Monate - 25 Jahre (8,7 Jahre)
Gesundheits- und Krankenpflegehelfer	6	2 w / 4 m	32 - 45 Jahre (40,2 Jahre)	3 Jahre - 24 Jahre (11,2 Jahre)
Gesamt:	92	74 w / 18 m	(38,2 Jahre)	(9,2 Jahre)

Legende:

NR: Neurologische Rehabilitation
FR: Frührehabilitation
MW: Mittelwert

[1]davon 7 Stationsleitungen
[1]davon 2 Abteilungs- und Stationsleitungen
[1]davon 5 Praxisanleiter
[1]davon 1 Fachpflegekraft für Rehabilitation
[1]davon 1 Krankenschwester mit Abschluss in der ehemaligen DDR
[2]davon 1 Stationsleitung

Tabelle 12 soll die Transparenz zur Verteilung der Pflegenden auf die einzelnen Stationen innerhalb der fünf Kliniken erhöhen. Damit kann gezeigt werden, dass auf den Stationen nicht nur mit einer Pflegekraft gearbeitet wurde, sondern eine hohe Varianz angestrebt wurde.

Tabelle 12 Verteilung der Teilnehmer auf BDH-Klinik, Station und Reha-Phase

Klinik	Stationen[1]	Phase	Anzahl Pflegen-den
BDH-Klinik Braunfels	1	B	4 w / 0 m
	2	B	2 w / 2 m
	3	C	2 w / 1 m
	4	C	3 w / 2 m
BDH-Klinik Elzach	1	B	4 w / 1 m
	2	B	7 w / 1 m
	3	B	9 w / 1 m
	4	C	2 w / 1 m
	5	C	4 w / 1 m
BDH-Klinik Greifswald	1	B	5 w / 0 m
	2	B	2 w / 0 m
	3	C	3 w / 0 m
	4	C	3 w / 0 m
BDH-Klinik Hessisch Oldendorf	1	B	4 w / 1 m
	2	B	3 w / 0 m
	3	C	6 w / 2 m
BDH-Klinik Vallendar	1	B	4 w / 2 m
	2	B	5 w / 0 m
	3	C	2 w / 3 m
Gesamt	19	11x B / 8x C	74 w / 18 m = 92

[1] Die Zahlen entsprechen nicht dem realen Stationsnamen und sollen ein Erkennen dieser ver-meiden.
Sie machen jedoch deutlich, dass unterschiedliche Stationen in den einzelnen Kliniken einge-schlossen wurden.

Tabelle 13 zeigt die soziodemografischen Daten der Mitarbeiter, mit denen sowohl eine teilnehmende Beobachtung und ein episodisches Interview durchgeführt und diejenigen, mit denen nur ein episodisches Interview geführt wurde. Gleichzeitig geht daraus hervor, dass der Anteil von Männern und Frauen gleich verteilt ist und die Mittelwerte über das Alter und die Berufserfahrung hinweg insgesamt annährend gleich zur teilnehmenden Beobachtung verteilt sind. Das kann damit erklärt werden, dass bei der Durchführung der Interviews versucht wurde sowohl in Bezug auf das Alter als auch die Berufserfahrung der Mitarbeiter eine möglichst hohe Spannweite und Verteilung zu erreichen. Anhand dieser Tabelle wird deutlich, dass vorwiegend die Berufsgruppe der Gesundheits- und Krankenpflege Leitungsfunktionen innehat.

Tabelle 13 Teilnehmercharakteristika / Interview und/oder teilnehmende Beobachtung

Berufsbezeich-nung	An-zahl	Ge-schlecht w / m	Alter: von - bis (MW)	Berufserfahrung in der NR/FR: von - bis (MW)
Interviews mit teilnehmender Beobachtung				
Krankenschwester / Gesundheits- und Krankenpfleger[1]	4	2 w / 2 m	24 - 51 Jahre (38 Jahre)	8 Monate - 11 Jahre (4,7 Jahre)
Gesundheits- und Kinderkrankenpfle-ger	1	1 w / 0 m	59 Jahre	10 Jahre
Interviews ohne teilnehmende Beobachtung				
Krankenschwester / Gesundheits- und Krankenpfleger[2]	4	2 w / 2 m	27 - 38 Jahre (34,5 Jahre)	6 Monate - 20 Jahre (9,9 Jahre)
Altenpfleger[3]	1	0 w / 1 m	43 Jahre	20 Jahre
Gesamt:	10	5 w / 5 m	24 - 59 Jahre (39,2 Jahre)	6 Monate - 20 Jahre (8,8 Jahre)

Legende:

NR: Neurologische Rehabilitation
FR: Frührehabilitation
MW: Mittelwert

[1] davon 2 Abteilungs- und Stationsleitungen
[1] davon 1 Stationsleitung
[2] davon 1 in Weiterbildung zum Instruktor für das Bobath-Konzept®
[3] davon 1 Abteilungs- und Stationsleitung, Instruktor für Basale Stimulation®

In **Tabelle 14** wird die Verteilung der Pflegenden auf den einzelnen Stationen innerhalb der fünf Kliniken in Bezug auf die Durchführung der episodischen Interviews veranschaulicht. Die Verteilung der Phasen B und C ist dabei annähernd gleich verteilt. Insgesamt wurden zehn Mitarbeiter von neun unterschiedlichen Stationen der BDH-Kliniken Elzach, Greifswald, Hessisch Oldendorf und Vallendar einbezogen.

Tabelle 14 Verteilung der Teilnehmer auf BDH-Klinik, Station und Reha-Phase

Klinik	Stationen[1]	Phase	Anzahl Pflegenden
Interviews mit teilnehmender Beobachtung			
BDH-Klinik Greifswald	1	C	2 w / 0 m
BDH-Klinik Hessisch-Oldendorf	1	B	1 w / 0 m
BDH-Klinik Vallendar	1	B	0 w / 1 m
BDH-Klinik Vallendar	2	C	0 w / 1 m
Interviews ohne teilnehmende Beobachtung			
BDH-Klinik Elzach	1	B	0 w / 1 m
	2	B / C	0 w / 1 m
	3	B / C	1 w / 0 m
BDH-Klinik Hessisch-Oldendorf	1	B	0 w / 1 m
BDH-Klinik Vallendar	1	C	1 w / 0 m
Gesamt	**9**	**6x B / 5x C**	**5 w / 5 m = 10**

[1] Die Zahlen entsprechen nicht dem realen Stationsnamen und sollen ein Erkennen dieser vermeiden.
Sie machen jedoch deutlich, dass unterschiedliche Stationen in den einzelnen Kliniken eingeschlossen wurden.

4.8.6 Verlauf und Durchführung der teilnehmenden Beobachtung

Nachdem der Zugang zum Feld geschaffen war, hat die Feldforschung und damit die
teilnehmende Beobachtung, welche an dieser Stelle eingehend betrachtet werden soll, begonnen. In diesem Zusammenhang wird auf die Beziehung der Feldforscherin zu den
beobachteten Personen eingegangen und der Verlauf der teilnehmenden Beobachtung
dargestellt. Girtler (2001) beschreibt folgende Stadien, wie sie bei einer teilnehmenden
Beobachtung verlaufen können, und wie sie in dieser Studie auf ähnliche Weise erlebt
wurden:

- Das Stadium des sich Zurechtfindens
- Vertrauen gewinnen
- Die Erweiterung des Horizonts des Forschers
- Der Forscher wird zum Spezialisten
- Die Integration und Übernahme der Perspektiven
- Die Erweiterung des Personenkreises und des Wissens
- Die Teilnahme
- Identifikation und Anpassung
- Gefahren bei der Feldforschung
- Der Forscher als Mitglied in der Schwebe (Girtler, 2001, S. 106-127).

Dadurch, dass unterschiedliche Stationen in fünf verschiedenen Kliniken innerhalb des Forschungsfeldes eingeschlossen wurden, gab es im Verlauf der teilnehmenden Beobachtung Stadien, die sich immer wiederholten, aber auch welche, in denen sich eine Weiterentwicklung zeigte, oder die schwankend im Verlauf mehr oder weniger häufig auftraten. Diese unterschiedlichen Stadien, die im Verlauf der teilnehmenden Beobachtung erlebt wurden, werden nun dargestellt.

Sich Zurechtfinden und Vertrauen gewinnen

In dieser Phase war es wichtig, sich als Forscherin schnell in den Stationsablauf und das Team zu integrieren, und zu erfahren wie die Rollen der einzelnen Mitarbeiter ausgefüllt sind, und wie die Stimmung im Team wahrgenommen werden kann. Durch Beobachtung konnte festgestellt werden, inwiefern eine Pflegephilosophie auf den Stationen beschrieben und umgesetzt wird, das heißt welche Vorstellungen und Haltungen der Pflege zugrunde liegen. Problematisch in diesem Stadium ist, dass ein Überblick über die Station und ihre Dynamik erst beobachtet werden muss, und die Forscherin mitunter schon in diesem Stadium kritischen Gesprächen von Mitarbeitern der Station ausgesetzt wird. In diesen Momenten ergaben sich Fragen, inwiefern was und vor allem wie gesagt werden darf, und wie auf Provokationen zu reagieren ist. Schließlich sollten Mitarbeiter nicht frustriert werden, da sonst nicht die Daten gewonnen werden können, die für die Forschungsarbeit nötig sind. Beispielsweise gab es eine Situation, in der sich ein Mitarbeiter kritisch darüber äußerte, dass das sowieso nichts bringen würde, da im Gesundheitswesen nur Zahlen und keine qualitative Forschung von Interesse wären. Diese Situation war problematisch, da sie sich im Stationszimmer zutrug und in dieser Situation zwei weitere Pflegekräfte der Dienstschicht anwesend waren, unter anderem eine, mit der die Forscherin gerade zusammenarbeitete, und die teilnehmend beobachtet wurde. Zu diesem Zeitpunkt konnte nicht eingeschätzt werden, welche Rolle diese Pflegekraft auf der Station einnimmt und inwiefern dieser Respekt und Anerkennung durch alle anderen Mitarbeiter entgegengebracht wird. In diesem Moment bestand die Möglichkeit, dass sich die Pflegekraft, die gerade teilnehmend beobachtet wurde, so sehr davon beeinflusst und unter Druck gesetzt fühlt, dass sie ihre Teilnahme an der Studie zurückzieht. Ebenfalls hätte sich das gesamte Team zurückziehen und distanzieren können, wodurch keine weitere Beobachtung auf dieser Station möglich gewesen wäre. In der Situation versuchte die Forscherin möglichst neutral zu reagieren und begann sich mit Interesse für die Haltung der Pflegekraft zu interessieren und befragte diese, warum sie so denkt. Es wurde kein

Versuch unternommen sie vom Gegenteil zu überzeugen, was sich als positiv erwiesen hat, denn dadurch ist eine Gesprächssituation entstanden, in der die Pflegekraft ihren Unmut äußern konnte. Erst am Ende des Gespräches sagte sie, dass es eigentlich nicht so sein sollte, dass quantitativer Forschung mehr Beachtung geschenkt wird. Die Pflegende, die gerade teilnehmend beobachtet wurde, ließ sich von dieser Situation nicht beeinflussen und arbeitete weiter. Auch Girtler (2001) beschreibt, dass „kindliche Naivität" und die Frage nach dem Warum ein „offenes Herz" bewahren können und dies in der Feldforschung unabdingbar ist (Girtler, 2001, S. 108).

In dieser Phase wurde gegenüber den Teilnehmern immer wieder verdeutlicht, worum es in der Forschungsarbeit geht, was ihr Ziel sein soll, und welchen Nutzen die Arbeit für die Praxis hat. Dieser Aspekt ist von Bedeutung, um als Mitarbeiter eine Entscheidung über die Teilnahme an der Studie treffen zu können. Gleichzeitig war es entscheidend, wie die forschende Person auf die Mitarbeiter zuging, und inwiefern sie ihnen authentisch erschien. Häufig wurde die Frage gestellt, ob sich die Forscherin mit Pflege auskennt. An dieser Stelle kann vermutet werden, dass sich die Angehörigkeit derselben Berufsgruppe und die mehrjährige Tätigkeit als Krankenschwester positiv auswirkte, um Vertrauen zu den Mitarbeitern aufzubauen. Mitarbeiter würden rasch feststellen, wenn sich die Forscherin nicht für das Forschungsfeld interessiert. Vermutlich ist dieser Aspekt wichtig, um einschätzen zu können, ob es der forschenden Person zugetraut werden kann über sie zu schreiben, ihre Arbeit in allen Facetten betrachten und diese vertrauensvoll behandeln zu können. Um zu den Mitarbeitern Vertrauen aufzubauen, haben sich die Pausen im Dienst als förderlich erwiesen. Während dieser konnten die Mitarbeiter mehr über die Forscherin, und umgekehrt konnte diese mehr über die Station und die Mitarbeiter erfahren. Ebenso konnte Vertrauen aufgebaut werden, indem die Forscherin an allen Handlungen der Mitarbeiter teilnahm.

Gruppendynamische Prozesse und Hierarchien in Stationsteams

Um sich schneller und leichter in die Stationsteams zu integrieren, war es vorteilhaft, dass die Forscherin typische sprachliche Ausdrücke kannte und wusste, in welchen Situationen sie möglicherweise stören könnte, und sie kannte verschiedene Abläufe, wie sie im Alltag in der Pflege typisch sind. Um die Integration noch weiter zu erleichtern, hat sich die Forscherin auch an die Dienstkleidung der Pflegenden gehalten. Ein Problem, welches sich aber in dieser Phase ergab war, dass der Kontakt zum Team enger wurde, und sich herauskristallisierte, wie die Hierarchien und Rollen im Team verteilt waren, und welche

Auseinandersetzungen es mitunter innerhalb eines Teams gab, und um welche Teammitglieder sich der Konflikt rankte. In dieser Situation war es als forschende Person besonders schwer, weil es einerseits darum ging, sich in das Team zu integrieren und gleichzeitig keiner der sich in Auseinandersetzung befindlichen Gruppe den Vorzug zu geben. Diese Schwierigkeit ergab sich jedoch nur auf einer Station. Die Forscherin hat sich aus den Problemen und Diskussionen herausgehalten und versucht beide Parteien gleich stark zu beachten, damit sich nicht eine zu wenig beachtet fühlt. Beide streitenden Parteien konnten letztendlich in einem Gespräch eine Lösung finden. Dennoch war dadurch die Integration in das Stationsteam deutlich schwieriger.

Wissenszuwachs über die therapeutische Pflege

Nach und nach fand eine Orientierung statt, und die Forscherin erfuhr immer mehr über die Pflege in der neurologischen (Früh-)Rehabilitation. Sie konnte in dieser Phase über erste Ergebnisse berichten, was therapeutische Pflege ausmacht, und welche Tätigkeiten Pflegende in der neurologischen (Früh-)Rehabilitation durchführen. Ein Austausch über erste Ergebnisse fand in den regelmäßig stattfindenden Dissertationsbesprechungen statt, an denen Professoren, Pflegedienstleiter und Geschäftsführer teilnahmen. Weiterhin gab es einen Austausch mit Studienkollegen und Bekannten, aber auch mit Mitarbeitern auf den Stationen. Aus dem Fachbereich der Neurologie und der Rehabilitation allgemein gab es auch Nachfragen, Vorträge zur Studienarbeit zu halten, wobei sich auch da nicht immer nur positive Stimmen erhoben, sondern einige auch Kritiken äußerten. Durch die Fragen und teilweise auch kritischen Anmerkungen konnte die eigene Arbeit immer wieder hinterfragt und auch aus einem anderen Blickwinkel kritischer und etwas distanzierter angeschaut werden. Dadurch, dass die Forscherin langsam begann sich in diesem Feld auszukennen, konnten erste Hypothesen gebildet oder modifiziert werden. Allerdings mussten diese noch mit einem gewissen Vorbehalt und als erste Hinweise betrachtet werden, da das Feld eben nur in ersten Ansätzen und allmählich erkannt wurde. Die Hypothesen konnten anhand des weiteren Forschungsverlaufs immer wieder angepasst, verworfen oder verifiziert werden.

Einbezug von Mitarbeitern unterschiedlicher Stationen und BDH-Kliniken

Die ersten Stationen wurden zunächst nur innerhalb der Phase B und nur von einer BDH-Klinik einbezogen. Nach den ersten hypothetischen Überlegungen, wurden Stationen und damit Mitarbeiter der anderen BDH-Kliniken eingeschlossen. In dieser Phase wurde der Blick auf das Thema freier und neue Perspektiven konnten hinzugewonnen werden. Zunehmend konnte die Forscherin auch das Wissen, welches sie auf vorherigen Stationen gewinnen konnte, einbringen, konnte mitreden und mitunter Gespräche provozieren, um diese auf bestimmte und interessante Themen zu lenken. Für Gespräche mit den Mitarbeitern waren die gemeinsamen Pausen am besten geeignet, da dabei oft mehrere Mitarbeiter einer Schicht an einem Tisch saßen und so teilweise auch kleinere Diskussionen zustande kommen konnten. Durch diese Gespräche konnte der Blickwinkel der Forscherin deutlich erweitert aber immer auch kritisch betrachtet werden.

Teilnahme und nicht nur Beobachtung

Im Forschungsfeld war es so, dass die Forscherin versucht hat, den Alltag so wenig wie möglich zu stören, um ihn möglichst in seinen natürlichen Abläufen erfahren und verstehen zu können. Je besser sich die Forscherin in die Teams integriert hatte, umso eher kam es mitunter vor, dass Pflegende ihr eine Aufgabe übertragen wollten. Diese Angebote zu einer stärkeren Teilnahme kamen teilweise auch vor, wenn Pflegepersonal durch Krankheit ausgefallen war, oder die Rahmenbedingungen beispielsweise durch Patiententransporte das Personal dazu veranlasste, die Forscherin mehr einbinden zu wollen. Ein anderer Aspekt lag möglicherweise darin, dass sich Mitarbeiter die Beobachtungssituation angenehmer gestalten, und die Forscherin mehr in gemeinsame Tätigkeiten einbinden wollten, um so nicht ständig das Gefühl beobachtet zu werden aushalten zu müssen. An dieser Stelle war es eine schmale Gratwanderung und es musste darauf geachtet werden, als Forscherin nicht einen vollständigen Bereich mit mehreren Patienten zu versorgen, und vor allem nicht täglich. Es gab aber auch eine Situation, in der eine Pflegende äußerte, dass es für sie eine ungewohnte Situation sei, und sie sich wieder in ihre Prüfung während des Krankenpflegeexamens hineinversetzt fühlt. Hier beteiligte sich die Forscherin bewusst mehr an einer gemeinsamen Durchführung der Pflege und versuchte die Pflegende durch Gespräche abzulenken. Wahrscheinlich konnte das aber auch nicht vollständig dazu beitragen, dass sie die Erinnerung an ihr praktisches Examen während der teilnehmenden Beobachtung vollständig vergaß, denn es war für nahezu alle Pflegenden auf den

Stationen ungewohnt zu zweit zu arbeiten, da sie ihre Patienten sonst in der Regel allein versorgen. Insgesamt war es aber sehr wichtig einzelne Tätigkeiten auch selbst zu übernehmen, weil sich die Forscherin dadurch noch mehr in die Durchführung pflegetherapeutischer Tätigkeiten hineinversetzen konnte und dadurch neue Fragen, Ideen und Hypothesen aufstellen konnte. Die Forscherin war zwar auch zu Beginn mit der Berufsgruppe insgesamt sozialisiert, aber nicht bezüglich des Fachbereiches der neurologischen (Früh-)Rehabilitation.

Identifikation und Anpassung - ohne Verlust der eigenen Authentizität

Girtler (2001) schreibt, dass man das „going native" ruhig riskieren solle. Er begründet, dass dadurch Vorverständnisse abgebaut und ein echtes Verstehen fremden Handelns erreicht werden kann (Girtler, 2001, S. 120). Das geschah im Verlauf der Feldforschung innerhalb dieser Studie mitunter zunächst unbewusst und wurde erst durch die eigene Reflexion bewusst, oder gleich nachdem das ein oder andere bereits ausgesprochen wurde. Solche Situationen gab es vor allem bei Diskussionen und Gesprächen mit Studienkollegen und Bekannten, welche nicht der Berufsgruppe der Pflegenden angehörten, und wenn über die Arbeit und deren Ergebnisse gesprochen wurde. Hierbei kam es vor, dass die Forscherin Partei für die Pflegenden ergriff. Das geschah in dem Moment der Äußerung unbewusst, das heißt die Reaktion kam spontan und sobald sie ausgesprochen war, bemerkte die Forscherin, dass sie sich so sehr mit den Pflegenden identifizierte, dass sie deren Perspektiven und Haltungen übernahm. Dass ist sicher auch damit verbunden, dass sie selbst Krankenschwester ist und eine Identifikation mit der Berufsgruppe bereits vor der Studie bestand. Gerade diese Gespräche, in denen die Gesprächspartner eine andere Position vertraten waren es, welche die Forscherin immer wieder dazu anregten, ihre Positionen kritisch zu reflektieren und auch in anderen Dimensionen und Blickwinkeln zu denken, und diese im Hinblick auf ihre Arbeit zu hinterfragen. So wechselten sich Identifikation und Distanz miteinander ab. Für die Forscherin waren in dem Zusammenhang die Diskussionen mit Gesprächspartnern, welche die Arbeit kritisch hinterfragten sehr hilfreich, genauso wie die kritische Reflexion der eigenen Positionen und der Arbeit. Diese regten dazu an, bereits gestellte Hypothesen zu überdenken und erneut mit Fragen und Ideen ins Forschungsfeld zu gehen, um diese zu prüfen und Antworten zu finden. Im Forschungsfeld hingegen, vor allem, wenn Mitarbeiter nach der Meinung und Einstellung der Forscherin fragten, ging es nicht darum, sich an das Feld anzupassen und das zu sagen, was sie vermutlich hören wollen, sondern um die eigene ehrliche Meinung. Allem zuzustimmen, wäre nicht authentisch und würde den Mitarbeitern womöglich auffallen. Außerdem bestünde die Gefahr sich in Widersprüche zu verstricken und müsste ständig darauf bedacht sein, eine Fassade aufrechtzuerhalten, was neben der Beobachtung an sich sehr anstrengend wäre. Die Forscherin hat die Erfahrung gemacht, dass eine ehrliche persönliche Meinung, auch wenn sie der Ansicht der Teilnehmer widerspricht, eher Anerkennung findet.

Teilnehmer auf Zeit

Einerseits geht es darum, sich in die Stationsteams zu integrieren und von diesen akzeptiert zu werden, wobei die Forscherin jederzeit die Möglichkeit hat, sich aus dem Forschungsfeld zurückzuziehen. Im Gegensatz zu den Teilnehmern und Mitarbeitern übernimmt sie nicht die gleiche Verantwortung und die gleichen Aufgaben, wie sie, sondern kann die Beobachtung jederzeit beenden und die Station verlassen, was die Mitarbeiter nicht können. Insofern kann und konnte die Forscherin nie so sehr in ein Team integriert sein, wie die Teammitglieder selbst.

Beobachtungsprotokolle und Feldnotizen

Wie im ersten Teil der Methodendiskussion beschrieben, hat die Forscherin nach den teilnehmenden Beobachtungen Feldnotizen angefertigt. Diese wurden zu Beginn der Feldforschung zum Teil direkt auf den Stationen vorgenommen, wenn die Pflegekraft, mit der sie gemeinsam arbeitete, mit anderen Tätigkeiten beschäftigt war, oder selbst ihre pflegerischen Handlungen dokumentiert hat. Dabei wurde darauf geachtet, dass der natürliche Arbeitsablauf der Pflegenden durch das Anfertigen der Notizen nicht gestört wird. Die Mitarbeiter wurden auch in den Informationsgesprächen darüber informiert, dass die Forscherin Notizen und auf deren Basis Protokolle anfertigen wird, um die Handlungen und Abläufe zu notieren, damit sie anschließend analysiert werden können. Es haben sich insgesamt keine Nachteile dadurch gezeigt, wenn Feldnotizen direkt auf der Station vorgenommen wurden. In der ersten Phase der Feldforschung hat sich das angeboten, da die Pflegenden auf den Überwachungsstationen weniger Patienten versorgen und nach der Versorgung eines Patienten selbst dokumentiert haben. Im weiteren Verlauf wurden die Notizen unbeobachtet vorgenommen, da sie sonst den Ablauf der Station gestört hätten. Vor allem in der Phase C wo eine Pflegekraft mehr Patienten als in der Phase

B betreut, wurden häufig zunächst mehrere Patienten versorgt, bevor sie ihre durchgeführten Handlungen dokumentiert haben. Hier hätte es den Ablauf gestört, wenn die Notizen im Feld angefertigt worden wären. Zunehmend wurden diese auch erst unmittelbar nach dem Verlassen des Forschungsfeldes notiert. Die Teilnehmer haben die Notizen und auch die Protokolle nicht zum Lesen erhalten. Die Feldnotizen beinhalteten lediglich kurze Stichwörter, so dass anhand dieser Protokolle in chronologischer Abfolge geschrieben werden konnten. Zuerst richtete sich die Forscherin beim Anfertigen der Notizen an die Fragen Wer? Macht was? Wann? Wo? Wie? Und mit wem? Während die Protokolle zu Beginn viele Aspekte beinhalteten, weil die Beobachtungen noch vollkommen offen waren, nahm die Strukturierung dieser im Verlauf immer mehr zu. Sie richteten sich dann durch die parallel verlaufende Datenanalyse nach den gezielten Fragen, Ideen und Hypothesen, die sich der Forscherin stellten. Die Beobachtungsprotokolle wurden fast ausschließlich noch am selben Tag der Beobachtung geschrieben. Damit sollte vermieden werden, dass die Erinnerungen in Vergessenheit geraten. Gerade wenn die Forscherin am nächsten Tag erneut ins Feld gehen wollte, hätten sich die Gedanken und Erinnerungen womöglich vermischt und es wäre mit den neuen Beobachtungen nicht mehr möglich gewesen, sich trotz Feldnotizen in genauer Abgrenzung an diejenigen des Vortages zu erinnern. Wenn die Forscherin am nächsten Tag jedoch erst später auf die Station ging oder gar nicht, dann wurden einige wenige Protokolle mitunter erst am nächsten Tag mit Hilfe der Feldnotizen angefertigt. Die Protokolle wurden in Berichtform geschrieben und die chronologische Abfolge der Beobachtungssequenzen und Handlungen wurde eingehalten.

4.8.7 Verlauf und Durchführung der episodischen Interviews

Durch die teilnehmenden Beobachtungen konnte einfach und unproblematisch ein Kontakt zu den Teilnehmern auf den Stationen hergestellt werden. Denn durch die teilnehmenden Beobachtungen konnte die Forscherin bereits wichtige Aspekte von den Mitarbeitern auf den Stationen erfahren, beispielsweise über ihre Rolle, ihre Funktionen, ihr Alter, ihre Berufserfahrung und ihren Bildungsstand. Durch diese Kenntnisse konnte sie einzelne Mitarbeiter zielgerichtet ansprechen, um so das Spektrum der zunächst potentiellen Teilnehmer bereits bei der Anfrage über ein Interview zu erhöhen. Dadurch wurde die Rekrutierung der Teilnehmer für ein Interview wesentlich einfacher, unproblematischer und es konnte eine hohe Varianz innerhalb der Interviewteilnehmer erreicht werden (siehe Punkt 4.9.5 Rekrutierung der Teilnehmer). Wie die Interviewsituationen gestaltet waren und wie diese verliefen, wird im Folgenden dargestellt.

Gestaltung der Interviewsituation

Wie in der Methodendiskussion beschrieben sollte während des gesamten Interviews eine angenehme Atmosphäre aufrechterhalten werden. Das bedeutet „um wirklich gute Interviews zu bekommen, muss man (...) in die Lebenswelt dieser betreffenden Menschen gehen und darf sie nicht in Situationen interviewen, die ihnen unangenehm oder fremd sind" (Girtler, 1984, S. 151). Die Umgebung sollte also für den Befragten vertraut und alltäglich sein (Lamnek, 2005, S. 401). Bryman (2012) empfiehlt eine ruhige und ungestörte Umgebung, damit niemand das Gespräch mithören kann (Bryman, 2012, S. 473). Um das zu verhindern sollte es auch ein Raum sein, der geschlossen werden kann. Daher ist besonders wichtig, sich vorab mit dem Befragten auszutauschen und zu vereinbaren, welcher Ort und Zeitpunkt für ihn für ein Interview am angenehmsten ist. Im Feld wurden die Teilnehmer einbezogen und gemeinsam mit ihnen besprochen, welcher Zeitpunkt und Ort ihnen am angenehmsten wäre. Alle Teilnehmer hatten ein großes Interesse daran, dass das Interview innerhalb ihrer Arbeitszeit, oder vor oder nach einer Dienstschicht stattfindet. Da die Forscherin zum Zeitpunkt der Interviews in der jeweiligen Klinik arbeitete, konnte sie sich mühelos an die Zeitvorgaben der Teilnehmer halten und flexibel reagieren, wenn ein Termin spontan verschoben werden musste. Der letzte Aspekt ist besonders wichtig, da es im Klinikalltag jederzeit und spontan zu einem sehr hohen Arbeitsaufkommen oder Personalmangel kommen kann. Der Forscherin war es wichtig sich diesbezüglich flexibel anzupassen und jederzeit auf alternative Änderungsvorschläge einzulassen, um die Interviews auch ungestört durchführen zu können. Welcher Zeitpunkt dafür in dem jeweiligen Dienst am ehesten geeignet ist, können Mitarbeiter am besten einschätzen, und dass zum Teil auch eher spontan, je nach Arbeitsaufkommen in ihrem Dienst. Da alle Teilnehmer die Interviews in der Klinik führen wollten, war es wichtig einen Raum zu organisieren, der geschlossen werden konnte, und in dessen Umfeld die Umgebungsgeräusche so gering sind, dass sie nicht mit dem Diktiergerät aufgenommen werden. Alle Teilnehmer kannten die Räume, in denen die Interviews durchgeführt wurden, und haben sie zum Teil vorgeschlagen. Über die Auswahl der Räume gaben die Teilnehmer bei einer Nachfrage vor und am Ende des Interviews keine negativen Äußerungen an. Die Interviews fanden entweder im Büro der Stationsleitungen, im Büro anderer Mitarbeiter, im Arztzimmer, oder in einem geschlossenen Aufenthaltsraum auf der Station statt. Die Leitungen, Ärzte und Mitarbeiter waren zu diesem Zeitpunkt nicht in ihren Büros und stellten diese für die Zeit zur Verfügung. Allen Teilnehmern wurde vorab mitgeteilt, wie lange die Interviews etwa dauern werden, so dass sie sich vorab darauf einstellen und diese in ihren Tagesablauf, beziehungsweise in ihrer Arbeitszeit einplanen und sich mit ihren Mitarbeitern absprechen können. Damit sollte sichergestellt werden, dass der Zeitdruck bei den Mitarbeitern reduziert wird, sie sich in der Gesprächssituation wohl fühlen und ohne Zeitdruck sprechen können.

Interviewverlauf

Die Interviewdauer betrug im Durchschnitt 47 Minuten. Davon dauerte das kürzeste Interview 34 Minuten und das längste Interview 83 Minuten. Wie von Flick (2007, S. 244) empfohlen, wurde den Teilnehmern vor dem Beginn der Ablauf eines episodischen Interviews erklärt. Dennoch bestätigte sich die Kritik, die dem episodischen Interview entgegengebracht wird, denn es kam in den Interviews immer wieder vor, dass Teilnehmer einzelne Situationen nur benannten oder regelmäßig wiederkehrende Situationen kurz schilderten, diese aber nicht umfassend mit Beispielen erzählten. In diesen Situationen wurde versucht die Teilnehmer immer wieder zu stimulieren, über Patientenfälle, an die sie sich erinnern, zu berichten und diese so umfassend wie möglich zu schildern. In den Interviewsituationen erklärten einige Teilnehmer von sich aus, dass sie sich mit dem Begriff der therapeutischen Pflege zuvor noch nicht genauer auseinandergesetzt haben. In der Interviewsituation wurde dann deutlich, dass diese Teilnehmer ihre bisher erlebten Situationen in der Pflege immer wieder reflektierten und diese mit der therapeutischen Pflege in Zusammenhang brachten. Trotzdem konnten dadurch sehr wertvolle Ergebnisse erhalten werden, jedoch verliefen diese Gespräche nicht so flüssig, wie mit Teilnehmern, die sich schon oft und lange mit diesem Thema beschäftigt hatten. Beispielsweise hatten sich zwei Teilnehmer im Rahmen ihrer Instruktorentätigkeit und durch ihre Dozententätigkeit schon sehr intensiv mit dem Begriff der therapeutischen Pflege beschäftigt, so dass sie sehr umfassend und detailliert einzelne erlebte Situationen ihrer Pflegetätigkeit erzählen konnten. Die Teilnehmer gaben im Nachgespräch der Interviews an, dass sie die Fragen verstanden hatten, was sich auch in der Interviewsituation zeigte. Sie äußerten auch, dass es keine Fragen gab, die sie im Interview vermisst hätten. Weiterhin berichteten sie, dass sie es als ungewohnt empfanden, dass das Gespräch aufgezeichnet wurde, sie diesen Umstand und das Diktiergerät im Gespräch aber schnell vergessen hätten. Das Diktiergerät wurde aus diesem Grund von vornherein so platziert, dass es nicht im Blickfeld der Teilnehmer liegt. Die Reihenfolge der Fragen wurde im Verlauf der Interviews individuell an die Gesprächssituation angepasst und variiert. Die Fragen des Leitfadens blieben für alle Interviews gleich und es kamen keine weiteren Fragestellungen hinzu. Nach der Aufnahme hat die Forscherin die Interviews nach den Transkriptionsregeln von Dresing und Pehl (2011) transkribiert und anonymisiert.

4.8.8 Datenanalyse und Management

Datenmanagement und Software

Wie in der Methodendiskussion (Punkt 4.6.6 Software zur Datenanalyse) dargestellt, ist der Gebrauch von Software innerhalb der qualitativen Forschung mit Risiken behaftet und fand über einen langen Zeitraum eher zurückhaltend Anwendung. Jedoch wird von einigen Vertretern der Gebrauch von Software empfohlen, wenn es sich um große Datenmengen handelt (Kelle, 2000, S. 489; Creswell, 2009, S. 188), da sie auf diese Weise schneller und effizienter sortiert und organisiert werden können (Mayring, 2002, S. 135). Aus diesem Grund wurde in dieser Studie das Computerprogramm MAXQDA 10 angewendet. Dazu wurden die Interviews mit Hilfe des Programms F4 unter Nutzung der Transkriptionsregeln von Dresing und Pehl (2011) transkribiert. Weiterhin wurden die Beobachtungsprotokolle und Interviewtranskriptionen in das Programm MAXQDA 10 importiert. Durch die insgesamt 92 Beobachtungsprotokolle und die zehn episodischen Interviews war die Menge an Datenmaterial sehr hoch, so dass sich das Programm MAXQDA 10 zum Sortieren und organisieren der Daten als sehr hilfreich und unverzichtbar erwiesen hat. Das Programm bietet zahlreiche unterstützende Funktionen an, beispielsweise das Erstellen eines hierarchisierten Codebaums, das Schreiben von Memos, die Möglichkeit Memos direkt mit Kategorien, Codes oder Textstellen zu verlinken, das schnelle Auffinden von Textstellen zu den entsprechenden Kategorien und Codes und die übersichtliche Darstellung der einzelnen Funktionen und Daten. Bei einem Verzicht auf ein solches Computerprogramm hätte die Analyse bei der Menge an Datenmaterial ansonsten einen viel längeren Zeitraum in Anspruch genommen. Als besonders hilfreich wurden die Funktionen von MAXQDA 10 bei dem Beginn des Schreibens der Theorie empfunden, weil Memos und Textstellen schnell aufgefunden und verarbeitet werden konnten. Auch der Analyseprozess wurde durch das Programm erleichtert, da innerhalb eines Programms die eigenen Gedanken und Ideen, sowie die Texte festgehalten werden konnten. Aber wie Flick (2007, S. 452 f.) betont, ist es immer noch der Forscher, der das Programm verwendet und die Daten analysiert. Dies kann das Programm nicht leisten. Zur Bearbeitung und Analyse der Daten wurde der Codebaum im Verlauf immer wieder ausgedruckt. Wenn alle ausgedruckten Blätter ausgebreitet wurden, war ein visueller Gesamteindruck und Überblick besser möglich als mit dem Computerprogramm. Beziehungen zwischen den einzelnen Codes konnten eher erkannt werden, Notizen, Ideen und Pfeile über Beziehungen der Codes untereinander konnten schnell darauf vorgenommen werden, damit sie nicht Vergessenheit geraten. Dieses Vorgehen regte insgesamt ein kreativeres Arbeiten mit den Daten, die Ideenentwicklung und das Schreiben von Memos an, welche dann wiederum im Programm MAXQDA 10 geschrieben wurden. MAXQDA 10 war somit ein unterstützendes Instrument zum Sortieren und Organisieren der Daten, wobei es innerhalb des Analyseprozesses zur Visualisierung und Anregung der eigenen Gedanken als sehr hilfreich empfunden wurde, den Codebaum auszudrucken. Dadurch konnte ein kontinuierlicher Analyseprozess begleitend zur Datenerhebung stattfinden und gewährleistet werden, dass die Studie innerhalb des vorgegebenen Zeitraums durchgeführt werden konnte.

Vergleich von Vorkommnissen und Integration der Codes in Kategorien

In diesem Abschnitt wird der Analyseprozess beschrieben. An dieser Stelle unterscheiden sich die einzelnen Strömungen innerhalb der Grounded Theory erheblich. Während Glaser und Strauss (1967) den Fokus auf die Entwicklung einer Theorie legen, geht es Strauss und Corbin (1990) eher um die Beschreibung von Phänomenen (siehe Punkt 4.3). In dieser Studie wurde die Analysemethode des ständigen Vergleichens von Glaser und Strauss (1967) angewandt, um in einem zielgerichteten Prozess eine Theorie zur therapeutischen Pflege in der neurologischen (Früh-)Rehabilitation entwickeln zu können.

Jeweils nach dem Erstellen der Beobachtungsprotokolle und Transkriptionen wurde in einem ersten Schritt Zeile für Zeile betrachtet und für jedes Vorkommnis ein Code vergeben. Dabei sollten die Codes nach Glaser und Strauss (1967) so nah an den Daten wie möglich formuliert werden und keine Interpretationen des Textes darstellen. Zu Beginn des Analyseprozesses war dieser Schritt der Schwierigste. Es war zunächst nicht einfach,

Codes anhand der Daten zu formulieren. Der Forscherin stellten sich in diesem Zusammenhang zahlreiche Fragen, beispielsweise wie umfassend und wie viele Zeichen ein Code beinhalten sollte, ab wann er Daten nah oder eben nicht mehr Daten nah formuliert ist, oder welche der Vorkommnisse tatsächlich relevant für die Studie sind. Um diese Fragen zu beantworten wurden immer wieder Memos geschrieben und es wurde nach anderen Grounded Theory Studien aber auch nach Literatur zur Beschreibung des Analyseprozesses der Grounded Theory recherchiert, um einen Eindruck zu gewinnen, wie Codes formuliert werden können. Weiterhin musste sich die Forscherin immer wieder ihrer Vorkenntnisse bewusst werden, und sich überlegen, inwiefern diese möglicherweise die Datenanalyse beeinflussen. Glaser und Strauss (1967, S. 46) schreiben, dass es wichtig ist, sich diese Sensibilität zu bewahren, wobei sich ein Forscher niemals zu sehr einer zuvor entwickelten Theorie widmen sollte, um nicht die Entwicklung einer eigenen Theorie zu verhindern. Um sich von dem eigenen Vorverständnis zu lösen, war es hilfreich, vor dem Hintergrund der Literatur über den Analyseprozess der Grounded Theory zu lesen, sich auf die Daten zu konzentrieren, und die Codes so Daten nah wie möglich zu formulieren. Diese Schritte waren sehr lehrreich, denn dadurch wurde die Formulierung der ersten Codes immer wieder überdacht. Allerdings wurde gerade dieser Prozess am Anfang als anstrengend und sehr zeitaufwendig empfunden. Die einzelnen Codes wurden besonders in dieser Phase, aber auch noch im weiteren Verlauf, immer wieder neu formuliert. Wenn sich die Frage ergab, ob ein Vorkommnis tatsächlich relevant ist oder nicht, wurde es in dieser Phase trotzdem kodiert, da die Frage zu diesem Zeitpunkt noch gar nicht klar und eindeutig hätte beantwortet werden können. Nachdem die Forscherin mehr Sicherheit bei der Formulierung der Kodes gewonnen hatte und die Beobachtungsprotokolle der ersten Stationen codiert waren, begann fast automatisch ein Prozess, in dem die Kodes mehr und mehr miteinander verglichen wurden. Durch das kontinuierliche Vergleichen konnten diese nach und nach zu ersten Kategorien zusammengefasst werden. Die Memos trugen dazu bei, die Kodes in nur eine Kategorie einzuordnen, sowie über diese und über verschiedene Begrifflichkeiten nachzudenken.

Im weiteren Verlauf wurden nicht nur die einzelnen Kodes miteinander verglichen, sondern auch die einzelnen Kategorien. Auf diese Weise konnten Kategorien zusammengefasst und Beziehungen zwischen den Kategorien hergestellt werden. Durch das Entdecken der vielschichtigen Beziehungen zwischen den Kategorien trat die Komplexität der Theorie immer deutlicher hervor. Weiterhin wurden die Beobachtungen in diesem Zusammenhang gezielter und strukturierter, da sich ständig neue Fragen und Hypothesen stellten, die im Feld falsifiziert oder verifiziert werden konnten. Gleichzeitig kamen anhand der Beobachtungsprotokolle immer wieder neue Kodes hinzu. Diese wurden wiederum mit den bereits gebildeten Kodes verglichen und in eine Kategorie eingeordnet. Der Analyseprozess entwickelte sich so ständig weiter, wobei durch die Beobachtungen fortwährend neue Kodes hinzukamen, so dass diese beiden Schritte stets parallel stattfanden. Nach den Beobachtungen in den ersten vier Kliniken kristallisierte sich zunehmend eine vorläufige Theorie heraus. Um die Eigenschaften der bis zu diesem Zeitpunkt gebildeten Kategorien weiter zu sättigen und die Zusammenhänge dieser weiterzuentwickeln, wurden die Fragen und Hypothesen kontinuierlich im Feld auf den unterschiedlichen Stationen der fünf eingeschlossenen Kliniken überprüft. Ein Beispiel zur Bildung von Kodes anhand eines Zitats und deren Einordnung in Kategorien zeigen **Tabelle 13 und 14.**

Tabelle 15 Zitat aus der teilnehmenden Beobachtung

„... sie zieht dem Patienten einen Waschlappen über seine rechte Hand. Jetzt schaut sie ihn an und fordert ihn auf sich sein Gesicht zu waschen. Während sie ihm den Waschlappen über seine Hand zieht, dreht der Patient seinen Kopf und schaut auf seine rechte Hand. Sie schaut ihn nun an und fordert ihn auf sich sein Gesicht zu waschen. Die Pflegekraft wartet einige Sekunden ab und schaut den Patienten weiter an. Dieser schaut aber den Waschlappen nur an und dreht seine Hand mit dem Waschlappen hin und her. Sein Gesicht wäscht er sich nicht. Sie fordert ihn jetzt erneut auf sich sein Gesicht zu waschen. Auch daraufhin schaut der Patient weiter auf seine rechte Hand und dreht diese mit dem Waschlappen hin und her. Die Pflegekraft nimmt jetzt die Hand des Patienten und unterstützt seinen Arm mit einer Hand am Ellbogen und führt seinen Arm langsam zu seinem Gesicht bis der Waschlappen seine rechte Wange berührt. Sie fordert ihn nun auf sich den Schlafsand aus seinen Augen zu waschen. Daraufhin beginnt der Patient sich langsam das Gesicht zu waschen" (3JSSW_A: 7).

Tabelle 16 Beispiel zur Datenanalyse anhand des Zitats aus **Tabelle 13**

Kodes	Kategorien
Zieht einen Waschlappen über die Hand des Patienten	Handlung Waschtraining
Schaut den Patienten an während sie mit ihm spricht	Beobachtung / Wahrnehmung
Fordert Patienten auf sich sein Gesicht zu waschen	Kommunikation
Die Pflegekraft wartet und schaut den Patienten nach einer Aufforderung an	Beobachtung / Wahrnehmung
Fordert Patient erneut auf sich das Gesicht zu waschen	Kommunikation
Führt die Hand des Patienten zum Waschen zu seinem Gesicht	Führen des Patienten in die Handlungssituation
Fordert den Patienten auf sich den Schlafsand aus den Augen zu waschen	Kommunikation

Datensättigung

Durch das theoretische Sampling und das Vergleichen der Kodes und Kategorien sollte erreicht werden, dass die Kategorien mit ihren Eigenschaften weiterentwickelt und gesättigt werden. Ebenso sollte sichergestellt werden, dass damit keine Vorkommnisse vergessen und missachtet werden. Beispielsweise wurde zu Beginn die Kategorie „Prozessorientierung" gebildet. Diese Kategorie erklärte, wie die Pflege durchgeführt wird, um mit einen Patienten gemeinsam zu trainieren, damit er eine größtmögliche Selbständigkeit erreicht, beziehungsweise ihn zu unterstützen, damit seine Fähigkeiten erhalten bleiben und sich nicht weiter verschlechtern. Diese Kategorie wurde im Verlauf in ihrer Bezeichnung immer wieder angepasst. Die Kategorie wurde im Verlauf in „Handlungsphasen" umbenannt, dann in „Einbindung der Patienten in die therapeutische Pflege", in „Individualität und Einbindung betroffener Menschen sowie ihrer Angehörigen in die therapeutische Pflege" und abschließend in „Individualität betroffener Menschen sowie ihrer Angehörigen." Durch die parallel zur Analyse stattfindende Datenerhebung konnten die Eigenschaften der Kategorie immer wieder dem Analyseprozess unterzogen und erweitert werden. Nach der Datenerhebung in der Phase B der neurologischen Frührehabilitation stellten sich jedoch Fragen, die nicht teilnehmend beobachtet und beantwortet werden konnten. Aus diesem Grund wurde darüber nachgedacht eine weitere Methode neben der teilnehmenden Beobachtung hinzuzuziehen, damit diese Fragen beantwortet und die Kategorien gesättigt werden können. Wie zuvor in der Methodendiskussion (Punkt 4.7.3 Diskussion über die anzuwendende Interviewform) beschrieben, wurden in diesem Zusammenhang episodische Interviews durchgeführt. Dadurch konnten zahlreiche Fragen verifiziert aber auch falsifiziert werden und neue Kodes in die bereits bestehenden Kategorien eingeschlossen, aber auch neue Kategorien formuliert werden. Die Datensättigung wurde erreicht, nachdem sowohl innerhalb der teilnehmenden Beobachtung als auch den episodischen Interviews keine neuen Vorkommnisse in Bezug auf die Bereiche der Phase B und C der neurologischen (Früh-)Rehabilitation hinzukamen.

Begrenzung und Abfassen der Theorie

Glaser und Straus (1967, S. 109-113) beschreiben, dass eine Theorie auf der Ebene der Kategorien begrenzt werden kann, indem nicht relevante Kodes aussortiert werden. Dieser Schritt wurde jedoch erst vorgenommen, nachdem die Kategorien gesättigt waren. Ein Kode, der aussortiert wurde, ist zum Beispiel „zieht Lebensmittelfarbe zum Anfärben auf." Dieser Kode wurde aussortiert, da das eine Handlung ist, bei welcher der Patient nicht anwesend war und einbezogen wurde, so dass das alleinige Aufziehen der Lebensmittelfarbe keine therapeutische Handlung sein kann. Es ist lediglich ein Schritt, der notwendig ist, um anschließend therapeutisch handeln zu können. Das Verabreichen der Lebensmittelfarbe in Zusammenhang mit der Kommunikation und Einbindung des Patienten in die Handlung, in welcher er informiert wird, wozu diese Handlung durchgeführt, und was er dabei tun soll, ist wiederum durchaus therapeutisch. Darüber hinaus kann eine Theorie auch limitiert werden, indem Kategorien begrenzt und eine Sättigung der Kategorien erreicht werden (Glaser und Strauss 1967, S. 109-113). In dieser Studie wurden im Verlauf der teilnehmenden Beobachtungen und den episodischen Interviews zwischenzeitlich zehn Kategorien gebildet. Diese konnten nach der Datensättigung und der Verdichtung der Theorie und durch die zunehmende Vertrautheit mit den Daten besser geordnet und einsortiert werden, so dass die Anzahl an Kategorien auf insgesamt sechs reduziert werden konnte. Das bedeutet, dass die Kategorien insgesamt nicht aussortiert und gestrichen, sondern in andere bestehende Kategorien einsortiert wurden, was den Daten insgesamt auch gerechter wurde. Die Darstellung der Theorie und die Diskussion in den folgenden Teilen zeigen, dass diese auf den Daten basiert und nicht auf bereits bestehenden Theorien oder dem Vorverständnis. Das Aufrechterhalten der theoretischen Sensitivität und die kontinuierliche Literaturarbeit waren eine große Unterstützung, auf mögliche Zusammenhänge zwischen den Kategorien aufmerksam zu werden. Diese potentiellen Zusammenhänge wurden in Form von Fragen oder Hypothesen im Feld überprüft und trugen so zur Erweiterung der Perspektiven und der Theorie bei. Nach der Darstellung der Theorie werden die Ergebnisse anhand bereits bestehender Studien diskutiert.

4.8.9 Zusammenfassung

Dem Forschungsgegenstand dieser Studie wurde in der Vergangenheit innerhalb der Pflegeforschung wenig Aufmerksamkeit geschenkt, so dass mit dieser Studie Grundlagenforschung betrieben wird, weshalb ein qualitatives Design Anwendung findet. Aufgrund dessen, dass das Ziel dieser Studie darin besteht eine Theorie zur therapeutischen Pflege in der neurologischen (Früh-)Rehabilitation zu entwickeln, wurde die Grounded Theory nach Glaser und Strauss (1967) als zugrundeliegende Methodologie gewählt. Weiterhin konnte gezeigt werden, dass sich zur Untersuchung der komplexen Handlungssituationen innerhalb der Pflege die Methode der teilnehmenden Beobachtung sowie episodische Interviews besonders eignen. Die Ethikkommission der Martin-Luther-Universität Halle-Wittenberg hat ein positives Votum über die ethische Unbedenklichkeit zur Durchführung dieser Studie ausgesprochen. Wie geplant erfolgte die Untersuchung in allen Kliniken des BDH-Bundesverband Rehabilitation e.V.. Insgesamt wurden 92 Pflegende, die den Berufsgruppen der Gesundheits- und Krankenpflege, der Gesundheits- und Kinderkrankenpflege, der Altenpflege und der Gesundheits- und Krankenpflegehilfe angehören, eingeschlossen werden. Keiner der Teilnehmer, die in die Studie eingewilligt haben, hat die Einwilligung in die Studie zurückgezogen. Wie erwartet war die Mehrzahl der Teilnehmer weiblich und gehört der Berufsgruppe der Gesundheits- und Krankenpflege an. Dennoch wurden alle weiteren Berufsgruppen, je nach Vorhandensein in der Einrichtung in die Studie eingeschlossen. Wie Glaser und Strauss (1967) vorsehen, konnte eine hohe Varianz der Teilnehmer erreicht werden, indem darauf geachtet wurde, dass diese über eine unterschiedlich lange Berufserfahrung verfügen, verschiedene Rollen und Funktionen im Arbeitsfeld ausüben, über unterschiedliche Berufsgruppen und Weiterbildungen verfügen und eine möglichst hohe Spannweite bezüglich des Alters erreicht wird. Die Datenerhebung durch teilnehmende Beobachtungen und episodische Interviews konnten wie geplant realisiert werden. Während der Interviews fiel auf, dass Teilnehmer, die erst wenige Monate in diesem Fachbereich tätig waren oder ihre Handlungen und Begrifflichkeiten noch nicht so stark reflektiert hatten, damit erst im Interview begannen und dadurch nicht so frei und flüssig verschiedene Fallbeispiele berichten konnten. Eine Sättigung der Daten konnte erreicht werden. Die Software MAXQDA erwies sich beim Sortieren der Daten und für einen sehr guten Überblick als hilfreich. Von dem vorgesehenen Analyseschema, wie Glaser und Strauss (1967) es vorgeben, wurde nicht abgewichen.

5 Ergebnisse

In diesem Kapitel werden die Kategorien, die anhand der Methode des komparativen Vergleichens nach Glaser und Strauss (1967) entwickelt wurden, vorgestellt und umfassend in ihren Zusammenhängen beschrieben. Die Theorie besteht aus insgesamt sechs Kategorien. Diese sind:

1. Pflegerische Handlungen in der neurologischen (Früh-)Rehabilitation
2. Beobachtung von betroffenen Menschen, Angehörigen und Kollegen sowie Wahrnehmung ihrer Reaktionen im Kontext pflegerischer Handlungen
3. Einbindung von betroffenen Menschen und ihrer Angehörigen in pflegerische Handlungssituationen durch Kommunikation
4. Voraussetzungen und Einflussfaktoren zur Durchführung pflegerischer Handlungen
5. Individualität betroffener Menschen und ihrer Angehörigen
6. Multiprofessionelle Zusammenarbeit innerhalb des therapeutischen Teams

Die einzelnen Kategorien werden nachfolgend vorgestellt und dadurch immer weiter in ihren Zusammenhängen verdichtet. Im letzten Punkt des Kapitels werden die Ergebnisse zusammengefasst. Eine visuelle Darstellung der Kategorien befindet sich in **Abbildung 2**. Die Ergebnisse werden durch einzelne Zitate der teilnehmenden Beobachtungen und der Interviews verstärkt. Hinter jedem Zitat wird in Klammern der Code der Protokolle und Transkriptionen angegeben. Am ersten Buchstaben der Codes ist durch ein großes „B" (=Beobachtung) oder „I" (=Interview) erkennbar, ob es sich um ein Zitat aus der teilnehmenden Beobachtung oder Interview handelt.

© Springer Fachmedien Wiesbaden GmbH, ein Teil von Springer Nature 2019
S. Lautenschläger, *Therapeutische Pflege in der neurologischen (Früh-)Rehabilitation*,
https://doi.org/10.1007/978-3-658-25927-3_5

Abbildung 2 *Visuelle Darstellung der Kategorien und ihrer Zusammenhänge*

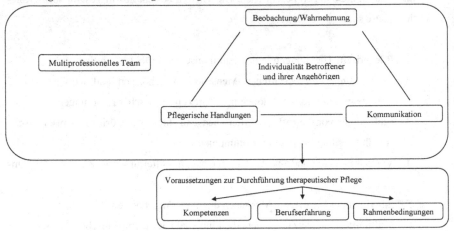

5.1 Pflegerische Handlungen in der neurologischen (Früh-)Rehabilitation

Mit dieser Kategorie soll die erste Frage, welche Handlungen Pflegende in der neurologischen (Früh-)Rehabilitation durchführen, beantwortet werden. Die Handlungen, wie sie in der Praxis zu beobachten waren, werden in diesem Teil dargestellt. Darauf aufbauend werden die Zusammenhänge zwischen den pflegerischen Handlungen beschrieben. In diesem Abschnitt werden die einzelnen therapeutischen Pflegeinterventionen vorgestellt. Was das Therapeutische an diesen ist, wird basierend auf den folgenden Kategorien im Verlauf der Ergebnisdarstellung aufgezeigt.

5.1.1 Darstellung und Übersicht pflegetherapeutischer Handlungen

Innerhalb des G-DRG-Systems wird mit dem OPS-Katalog die Durchführung therapeutischer Pflege gefordert. Das Ziel der Rehabilitation, wie es von der WHO beschrieben wird (siehe Punkt 2.1.1 Begriff der Rehabilitation), besteht darin die Fähigkeiten der Patienten und/oder ihrer Angehörigen zu trainieren, die sie benötigen, um einen größtmöglichen Grad an Selbständigkeit zu erlangen. Das bedeutet, dass Betroffene durch Rehabilitation Fähigkeiten erwerben oder zumindest Kompensationsstrategien entwickeln können, die sie im Alltag mit oder ohne Unterstützung wieder handlungsfähig werden lassen. Therapeutisches Handeln zielt somit auf Handlungsorientierung ab. Welche Handlungen führen Pflegende in der neurologischen (Früh-)Rehabilitation also durch, um dieses Ziel zu erreichen? Welche pflegerischen Handlungen in der neurologischen (Früh-)Rehabilitation durchgeführt werden, ist zunächst von den Einschränkungen beziehungsweise Fähigkeiten betroffener Menschen abhängig. Diese können sich je nach Erkrankung und individueller Ausprägung des neurologischen Störungsbildes unterscheiden (siehe Punkt 1.4 Kognitive Störungsbilder in der neurologischen (Früh-)Rehabilitation). Dabei sind die Bereiche betroffen, die zur Bewältigung des Alltags notwendig sind. Pflegende trainieren die individuellen Fähigkeiten betroffener Menschen. Die Handlungen, die Pflegende in der neurologischen (Früh-)Rehabilitation durchführen und im Rahmen dieser Studie beobachtet werden konnten, werden in **Tabelle 17** zusammengefasst.

Die zu beobachteten pflegerischen Handlungen entsprechen bis auf wenige Abweichungen den Handlungen, wie sie in den bereits existierenden therapeutischen Leistungskatalogen aufgelistet sind. Abweichend von den Katalogen wurde in diese Arbeit die Versorgung von beatmeten Patienten und das Weaning aufgenommen. Wie beobachtet werden konnte, wird diese Intervention ausschließlich in der Frührehabilitation (Phase B) durchgeführt und nimmt einen bedeutenden Stellenwert ein, da sie notwendig ist, um mit den Patienten das selbständige Atmen trainieren zu können. Pflegetherapeutische Leistungen werden in pflegetherapeutischen Leistungskatalogen dokumentiert, die über die OPS 8-552 neurologisch-neurochirurgische Frührehabilitation abgerechnet werden. Die Beatmung wird im G-DRG-System jedoch nicht mit dem Komplexcode 8-552 abgerechnet. Möglicherweise ist das ein Grund, weshalb Beatmung und Weaning gegenwärtig nicht in den pflegetherapeutischen Leistungskatalogen dokumentiert werden, obwohl es sich um pflegerische Tätigkeiten handelt, die therapeutisch sind, weil alle Bereiche, wie sie aus der Definition und Theorie im Ergebnisteil hervorgehen, erforderlich sind, damit ein Betroffener das selbständige Atmen wieder trainieren kann. Weiterhin konnten anhand der teilnehmenden Beobachtung die Interventionen Schlucktraining, Bewegungstrainer und Angehörigenberatung, die sowohl im Elzacher-Konzept und Leistungskatalog als auch im KtP aufgelistet sind, nicht beobachtet werden. Daraus kann allerdings nicht geschlussfolgert werden, dass Pflegende diese Interventionen in der Praxis generell nie durchführen. Es ist möglich, dass diese einfach nur nicht beobachtet werden konnten. Wenngleich es nicht Gegenstand dieser Arbeit war, pflegetherapeutische Leistungskataloge zu verifizieren oder zu falsifizieren, kann aufgrund der teilnehmenden Beobachtungen dennoch die Aussage getroffen werden, dass die Interventionen in den Leistungskatalogen, bis auf die genannten Ausnahmen, mit den beobachteten Interventionen in dieser Studie übereinstimmen.

Tabelle 17   Pflegetherapeutische Handlungen

Atmung

Versorgung von beatmeten Patienten / Weaning
- Wechsel von Beatmungsschlauchsystemen
- Kontrolle der Beatmungsmaschine
- Kontrolle der Beatmungseinstellungen (Beatmungsprotokoll)
- Atemtraining (EzPAP[7])
- Weaning

Versorgung von Patienten mit Trachealkanüle / -Entwöhnung
- Reinigung und Verbinden des Tracheostomas
- Reinigung, Wechsel und Einsetzen der Innenkanüle
- Kontrolle des Cuff-Drucks[8]
- Entblocken der Kanüle
- Einsetzen eines Sprechventils
- Inhalation, Atem- und Hustentraining

Absaugen
- Absaugen (oral, tracheal)

Positionierung und Training der Mobilität

Therapeutische Positionierung
Therapeutische Positionswechsel unter Anwendung verschiedener Positionierungstechniken:
- beispielsweise zur Tonusregualtion, Dekubitusprophylaxe oder Wahrnehmungsförderung unter Anwendung verschiedener Konzepte, wie dem Bobath-Konzept, Lagerung in Neutralnullstellung – LIN, Affolter-Modell, Basale Stimulation
- zur Atemunterstützung (V, A, T, I-Positionierung)
- Seitenlagerung (30, 60, 90 oder 135 Grad)
- Integration der Positionierung in den Tagesablauf

Mobilisation
- Anbahnung und Anleitung von physiologischen, alltagsrelevanten Bewegungen zum Positionswechsel
- Training der Bauch- und Beckenmuskulatur
- Training der Bewegung zum Kopfende
- Training der Bewegung vom Liegen in den Bettkantensitz
- Erarbeiten statischer und dynamischer Sitzstabilität

---

[7] Entspricht der Wirkungsweise der CPAP (continuous positive airway pressure)-Therapie, erfolgt jedoch ohne maschinelle Unterstützung
[8] Der Cuff ist die Blockmanschette an einem Endotrachealtubus. Sie kann über einen dünnen Schlauch an der Außenseite des Tubus aufgeblasen werden und dichtet die Trachea ab. Das verhindert das Risiko einer Aspiration. Der aufgeblasene Cuff-Druck kann mit einem Cuff-Druckmesser gemessen werden.

Therapeutischer Transfer
- Situative und an den Fähigkeiten des Patienten orientierte Anwendung unterschiedlicher Transfertechniken, beispielsweise im tiefen Transfer, oder über den Stand unter Anwendung verschiedener Konzepte, wie dem Bobath-Konzept und Kinästhetik
- Berücksichtigung von Wahrnehmungseinschränkungen (Neglect, Hemianopsie)
- Schulung im Umgang mit Hilfsmitteln (z.B. Rutschbrett)

Stehübungen
- Anbahnen und trainieren des Aufstehens
- Berücksichtigung von Wahrnehmungseinschränkungen (Neglect, Hemianopsie)
- Integration des Trainings in den Alltag (beispielsweise zu Toilettengängen)

Gehübungen
- Schulung im Umgang mit Hilfsmitteln (Rollator, Gehstock, Handlauf)
- Unterstützung bei Wahrnehmungseinschränkungen (Neglect, Hemianopsie)

Rollstuhltraining (im Klinikalltag)
- Lösen und Feststellen der Bremsen
- Hoch- und Herunterklappen der Fußstützen
- Training des Vor- und Rückwärtsfahrens auf gerader Ebene, um Ecken herum (an den Tisch, an die Toilette, an das Waschbecken, an das Bett, an einen Stuhl u.a.)

Sturzprophylaxe
- Sichere Umgebungsgestaltung (erkennen und reduzieren extrinsischer Sturzrisikofaktoren)
- Unterstützung bei Störungen des Gleichgewichtes, der Wahrnehmung (erkennen und unterstützen bei intrinsischen Sturzrisikofaktoren)
- Schulung im Umgang mit Hilfsmitteln

Training der Körperpflege

Waschtraining
- Wahrnehmungsfördernde Waschungen des ganzen Körpers oder einzelner Körperabschnitte (im Bett, am Waschbecken, beim Duschen oder Baden) unter Anwendung unterschiedlicher Konzepte, wie dem Bobath-Konzept, Affolter-Modell, Basale Stimulation
- Schulung im Umgang mit bewegungseingeschränkten Extremitäten (durch Paresen)
- Unterstützung bei Wahrnehmungsstörungen (Neglect, Hemianopsie)

Persönliche Pflege
- Wahrnehmungsförderung und Training individueller, persönlicher Handlungen (Rasur, Haarpflege, Schminken, Hautpflege, Maniküre- und Pediküre, Einsetzen und Entnehmen von Hörgeräten, Reinigung der Brille) unter Anwendung beispielsweise des Affolter-Modells
- Unterstützung bei Wahrnehmungsstörungen (Neglect, Hemianopsie)
- Schulung im Umgang mit bewegungseingeschränkten Extremitäten (durch Paresen)

Therapeutische Mundpflege

- Förderung der Wahrnehmung oraler Strukturen, Anbahnung alltagsrelevanter Bewegungen bei der Mundpflege (Training der Hand- Mundkoordination) unter Anwendung verschiedener Konzepte, wie den Prinzipien der F.O.T.T., des Affolter-Modells und der Basalen Stimulation
- Schulung im Umgang mit geeigneten Hilfsmitteln
- Unterstützung bei Wahrnehmungseinschränkungen (Neglect, Hemianopsie)
- Schulung im Umgang mit bewegungseingeschränkten Extremitäten

An- und Ausziehtraining

- Anbahnung alltagsrelevanter Bewegungen beim An- und Ausziehen, beispielsweise unter Anwendung des Affolter-Modells
- Wahrnehmungsförderung beim An- und Ausziehen auch unter Verwendung patienteneigener Kleidung
- Unterstützung bei Wahrnehmungseinschränkungen (Neglect, Hemianopsie)
- Schulung im Umgang mit geeigneten Hilfsmitteln
- Schulung im Umgang mit bewegungseingeschränkten Extremitäten

Esstraining

Esstraining mit Kau-/ Schluckstörung

- Adaptieren von Speisen und Getränken (Andicken von Speisen und Getränken innerhalb unterschiedlicher Koststufen)
- Anbahnung alltagsrelevanter Bewegungen bei der Aufnahme von Speisen und Getränken, beispielsweise unter Anwendung des Affolter-Modells
- Unterstützung bei Wahrnehmungsstörungen (Neglect, Hemianopsie)
- Anpassung der Atmosphäre und des Tempos
- Schulung im Umgang mit geeigneten Hilfsmitteln
- Schulung im Umgang mit bewegungseingeschränkten Extremitäten

Esstraining ohne Kau-/Schluckstörung

- Anbahnung alltagsrelevanter Bewegungen bei der Aufnahme von Speisen und Getränken, beispielsweise unter Anwendung des Affolter-Modells
- Training des bimanuellen Führens von Besteck
- Unterstützung bei Wahrnehmungseinschränkungen (Neglect, Hemianopsie)
- Anpassung der Atmosphäre und des Tempos
- Berücksichtigung individueller Vorlieben / Unverträglichkeiten
- Soziale Integration des Patienten beim Essen
- Schulung im Umgang mit geeigneten Hilfsmitteln
- Schulung im Umgang mit bewegungseingeschränkten Extremitäten

---

Training im Zusammenhang mit der Ausscheidung

Kontinenztraining
- Training der Beckenhebung
- Training der Bauchpresse
- Blasentriggern
- Schulung im Umgang mit geeigneten Hilfsmitteln
- Regelmäßiges Anlegen der Urinflasche und/oder Reichen des Steckbeckens

Toilettentraining
- Regelmäßige Toilettengänge
- Schulung im Umgang mit geeigneten Hilfsmitteln
- Anpassen der Umgebung
- Unterstützung bei Wahrnehmungseinschränkungen (Neglect, Hemianopsie)
- Schulung im Umgang mit bewegungseingeschränkten Extremitäten

Kognition und Emotion

Kommunikationstraining
- (stellt eine eigene Kategorie dar, siehe Punkt 7.3)

Orientierungstraining
- Kognitives Training und gezieltes Üben der Orientierung auf Stations- und Klinikebene
- Biografiearbeit
- Gemeinsames Erarbeiten und strukturieren des Tagesablaufs
- Gewährleistung der Kontinuität von Bezugspersonen

Gedächtnistraining
- Gezieltes Informieren und eventuell Erfragen von Zeit, Ort, Situation, Person

Motivation und Antrieb
- Anreize setzen und Erfolge (auch Zwischenergebnisse- und -ziele aufzeigen)
- Gemeinsame Ziele mit Patienten und Angehörigen erarbeiten und kontrollieren
- (z.B. unter Anwendung der Motivierenden Gesprächsführung nach Miller und Rollnick, 2005)

Affektregulation
- Kontinuität und einen festen Bezugsrahmen gewährleisten
- Gemeinsame Strukturierung des Klinikalltags
- Anpassen der Atmosphäre
- Anwendung unterschiedlicher Konzepte, zum Beispiel Validation nach Feil (2001), Gewaltfreie Kommunikation nach Rosenberg (2013), person-zentrierter Ansatz nach

Kitwood (2005)[9], mäeutisches Pflege- und Betreuungsmodell, Cora van der Koij (2010)

Krisenintervention

- Anpassen der Atmosphäre (Zeit, Geduld)
- Multiprofessionelle Teamarbeit
- Anwendung unterschiedlicher Konzepte, zum Beispiel Validation nach Feil (2001), Gewaltfreie Kommunikation nach Rosenberg (2013), person-zentrierter Ansatz nach Kitwood (2005)[5], mäeutisches Pflege- und Betreuungsmodell, Cora van der Koij 2010)

Wahrnehmungstraining

- Förderung der Wahrnehmung durch bewusstes Setzen von Reizen und Stimulation verschiedener Wahrnehmungskanäle (vestibulär, vibratorisch, taktil, visuell, olfaktorisch, auditiv) unter Anwendung, beispielsweise der Basalen Stimulation
- Atemstimulierende Einreibungen (ASE)

Anleitung und Schulung von Angehörigen

- Schulung von Angehörigen im Umgang mit geeigneten Hilfsmitteln
- Organisation von Hospitationen und gezielte Anleitung von Angehörigen (beispielsweise zum Waschtraining, therapeutische Positionierung, Transfer und Mobilisation, Absaugen, Versorgung der Trachealkanüle u.a.)
- Herstellen von Kontakten zu Pflegediensten und eventuell weiteren externen Kooperationspartnern

Dokumentation und Teambesprechungen

- Schriftliche Dokumentation pflegetherapeutischer Leistungen
- Wöchentliche Teambesprechungen und inhaltliche Absprachen pflegetherapeutischer Handlungen im multiprofessionellen/interdisziplinärem Team

5.1.2 Zusammenhang zwischen pflegerischen Handlungen

Die einzelnen pflegerischen Handlungen, wie sie in **Tabelle 17** aufgelistet sind, sind in ihrer praktischen Anwendung jedoch nicht isoliert voneinander zu betrachten. Die teilnehmenden Beobachtungen und Interviews ergeben, dass die einzelnen Handlungen miteinander in Verbindung stehen.

---

[9] Herausgegeben von Müller-Hergl C: Demenz: der person-zentrierte Ansatz im Umgang mit verwirrten Menschen / Tom Kitwood. 4. unveränd. Aufl. Huber, Bern, 2005.

Der Zusammenhang besteht zum einen darin, dass die Übergänge zwischen den einzelnen Handlungen fließend sind, und sie in ihrer praktischen Durchführung miteinander verbunden werden. Beispielsweise ist die Handlung des Toilettentrainings nicht per se als einzelne Handlung zu betrachten, weil dafür gleichzeitig weitere Handlungen erforderlich sind. So wurden Patienten zunächst aus ihrer Ausgangsposition heraus mobilisiert und bewegt, bevor sie die Toilette oder den Toilettenstuhl erreichen konnten. Das trifft zum Beispiel gleichermaßen auf das Anbahnen alltagsrelevanter Bewegungen zur Aufnahme von Speisen und Getränken innerhalb des Esstrainings zu. Auch dazu sind Bewegung und Mobilisation notwendig, aber auch, dass ein Patient überhaupt selbstständig atmen und schlucken kann.

An diesen Beispielen wird noch ein weiterer Aspekt deutlich. Die Handlungen gehen nicht nur fließend ineinander über, sondern beziehen sich auch aufeinander, das heißt, dass das Training einer Handlung gleichzeitig die Voraussetzung sein kann, um überhaupt eine andere Handlung trainieren zu können. Bevor Pflegende mit dem Toilettentraining begonnen haben, haben sie zunächst viele andere Handlungen zuvor trainiert, wie das Training der Kontinenz (Einüben der Beckenhebung, regelmäßiges Anlegen der Urinflasche oder des Steckbeckens), Mobilisation (Anbahnung alltagsrelevanter Bewegungen zum Positionswechsel, Becken versetzen, Rotationsbewegungen, Mobilisation vom Liegen in den Bettkantensitz, erarbeiten statischer und dynamischer Sitzstabilität), Transfer, möglicherweise auch Rollstuhl-, Steh- und Gehtraining, sowie An- und Ausziehtraining.

„Erst einmal an / an die Toilette fahren, und die Rollstuhlbremsen festmachen. Dann muss er lernen den Fuß von der Stütze zu nehmen, muss lernen, dass er die Klappe hochmachen muss, und die Fußstütze nach Möglichkeit noch zur Seite kippen, damit es keine Stolpergefahr für ihn darstellt. Dann muss er lernen sich mit der gesunden Hand abzustützen und aufzustehen und vorher noch die Füße / wir sagen immer die Füße sortieren, also, dass sie gleichmäßig nebeneinanderstehen. Dann muss er sich hinstellen, nach Möglichkeit alleine. Wenn notwendig unterstütze ich ihn beim Aufrichten, nach vorne beugen und beim Einleiten des Aufstehens. Dann muss ich ihn stabilisieren, damit er sich drehen kann, und muss ihm Sicherheit geben. Wenn er einmal den sicheren Stand hat, kann er sich alleine die Hosen herunterziehen. Aber das hat er noch nicht, also führe ich seine Hand dabei und stabilisiere ihn auch beim Hinsetzen. Und wenn er dann fertig ist, dann erfolgt das in der ganzen Reihenfolge wieder rückwärts, dass er wieder aufsteht, versucht alleine aufzustehen. Wenn er es nicht schafft, unterstützen wir ihn. Dann wieder

die Hosen anziehen, ne. Wir versuchen ihm das beizubringen, dass er das alleine schafft"
(I: 9HC1OS_A:5).

Das setzt wiederum voraus, dass Pflegende erkennen, welche Fähigkeiten und damit verbunden welche Handlungen sie mit dem Patienten oder auch seinen Angehörigen zuerst trainieren müssen, damit sie darauf aufbauend weitere Handlungen einüben können.

„Da kommt es darauf an, was ist sein Problem. Und das merke ich schon, eigentlich schon, wenn ich ihn angucke. Ich gucke als aller erstes, was machen seine Schlüsselpunkte, was macht sein Tonus, was macht seine Wahrnehmung. Das ist schon / das ist schon mein erster Blick. Dann / dann bewege ich ihn ja, muss ihn mir erst einmal herausschälen aus / aus allem, wie er so darin liegt, und dann merke ich schon, wo sein Problem ist. Und darauf baue ich dann eben auf. Dann überlege ich mir (.), was weiß ich, hat noch keine Rumpfstabilität, dann wasche ich ihn lieber im Bett, setzte ihn in den stabilen Sitz, weil sein Problem die fehlende Rumpfstabilität ist, und dann arbeite ich viel über Rotation im stabilen Sitz, weil er am Waschbecken noch völlig überfordert wäre. Oder er ist dann ein bisschen besser, hat vielleicht eine Neglect-Problematik und geht dann über die Seitenlage. Also das / da beziehe ich das mit ein, die Probleme, die ich davor erfasse, da entscheide ich dann, wie komme ich an die Bettkante, wobei das Ergebnis dann das gleiche ist. Er ist gewaschen und er sitzt draußen, aber wie mache ich das, und was braucht er. Und das mache ich eben immer / immer befundabhängig" (I:5GSW_A:5).

Einzelne Handlungen sind also Voraussetzungen, um andere überhaupt erst trainieren zu können. Die einzelnen Handlungen werden aber nicht immer nur nacheinander durchgeführt und trainiert. Die Komplexität bei der Durchführung pflegerischer Handlungen zeigte sich in den Beobachtungen und Interviews vor allem darin, dass Pflegende in einer Handlungssituation mehrere Aspekte unterschiedlicher Handlungen situativ miteinander verknüpfen und trainieren. Es konnte beobachtet werden, dass beispielsweise in Zusammenhang mit dem Waschtraining, An- und Ausziehtraining oder dem Esstraining auch die Wahrnehmung, Mobilität, Kognition und/oder Kommunikation trainiert wurden. Zum Beispiel erfolgte das Informieren oder Erfragen ganz unterschiedlicher situativer Aspekte, zum Beispiel während des Waschtrainings. Indem Pflegende in unterschiedlichen Situationen Fragen stellen, erfahren sie, inwiefern sich Patienten an unterschiedliche Aspekte erinnern können und erhalten einen Eindruck wie ausgeprägt die Gedächtnis-

und/oder Orientierungsfunktionen der Patienten sind, oder ob sie einzelne Gegenstände im entsprechenden Zusammenhang erkennen, benennen, aussprechen und anwenden können. Durch die gezielte Information über Uhrzeit, Ort, Person oder Gegenstände geben sie den Patienten Möglichkeiten zur Orientierung im Klinikalltag.

„Guten Morgen, Frau (Name der Patientin). Daraufhin bewegt die Patientin ihren Kopf und reibt sich mit beiden Händen die Augen. Die Pflegekraft sagt: „Ich bin heute Vormittag wieder bei Ihnen." Die Patientin nickt. Die Pflegekraft bleibt weiter neben der Patientin am Bett stehen und schaut sie an. Sie öffnet jetzt ihre Augen. Er sagt ihr, dass es jetzt 8.15 Uhr ist und fragt sie, ob sie damit einverstanden ist, wieder das Waschen am Waschbecken zu trainieren. Die Patientin nickt wieder. Er sagt ihr, dass er noch ein paar Materialien benötigt und in 10 Minuten zu ihr kommt ..." (B:3OLSW_A:2).

Es war zu beobachten, dass Pflegende auch die Förderung der Wahrnehmung mit dem Waschtraining verbinden, beispielsweise, indem sie den Patienten die einzelnen zur Körperpflege notwendigen Materialien zunächst in der Hand fühlen und spüren lassen, oder die Wassertemperatur, oder eine spezielle Art der Körperwaschung, wie die neurophysiologische, aktivierende oder beruhigende Waschung auswählen. Gleichzeitig trainieren sie beim Waschtraining auch die Mobilität, Feinmotorik (beim Rasieren, Schminken, Haare kämmen, Hand-Handkoordination beim Öffnen und Schließen von Tuben, Dosen, Hand-Mundkoordination bei der Mundpflege, welche auch zur Nahrungsaufnahme notwendig ist) und das Gleichgewicht (im Sitzen oder Stehen am Waschbecken oder der Bettkante beim Waschen) der Patienten, was folgende Beispielzitate aus den teilnehmenden Beobachtungen verdeutlichen:

„ ... und fordert sie auf sich ihre Haare zu kämmen. Die Patientin kämmt sich diese nicht. Sie bewegt ihren Arm mit dem Kamm Richtung Kopf, berührt aber die Lippen und bewegt diesen entlang der Lippen hin und her, und bewegt ihn nicht zu den Haaren am Kopf. ... Die Pflegekraft setzt sich jetzt seitlich neben die Patientin auf einen Hocker. Sie schaut sie an und sagt ihr, dass das ein Kamm zum kämmen der Haare ist. Die Patientin schaut den Kamm an. Die Pflegende nimmt die Hand der Patientin mit dem Kamm und führt ihren Arm Richtung Haaransatz an den Kopf und beginnt sie geführt zu kämmen. Nun löst die Pflegende allmählich ihre Hand von der Hand der Patientin. Die Patientin führt das Kämmen der Haare in der Bewegung ohne Führung weiter aus ..." (B:4GKSW_A:4).

„Die Pflegekraft steht hinter der Patientin am Waschbecken. ... Die Pflegende führt nun die linke Hand der Patientin zur Zahnpastatube, die auf dem Waschbeckenrand steht, und fordert sie auf diese zu greifen. ... Jetzt führt sie den Arm der Patientin wieder zum Körper, beziehungsweise zu den Fingerspitzen der rechten Hand. Die Pflegekraft nimmt mit ihrer rechten Hand die rechte Hand der Patientin und beginnt nun den Deckel der Zahnpastatube gemeinsam mit der Patientin aufzudrehen. Die Pflegekraft legt den Deckel auf den Waschbeckenrand. Mit der linken Hand hält sie gemeinsam mit der Patientin weiter die Zahnpastatube fest. Sie reicht jetzt der Patientin die Zahnbürste in die rechte Hand, mit der sie den Deckel aufgedreht hat und fordert sie auf die Zahnbürste festzuhalten. Sie fordert sie dann auf ihr mit ihren Fingern der linken Hand zu helfen auf die Zahnpastatube zu drücken, damit sie diese auf die Zahnbürste geben können ..." (B:2EB1OS-A:2).

In den Interviews verdeutlichen Pflegende, dass mit der Verknüpfung von unterschiedlichen Handlungen gleichzeitig mehrere Ziele verfolgt werden. Wenn Pflegende betroffene Patienten bewegen, kann beispielsweise zum einen das Ziel verfolgt werden, dass sie lernen, wie sie sich in einem normalen Bewegungsmuster wieder selbstständig zum Kopfende bewegen können, wenn sie im Bett heruntergerutscht sind (Mobilisation: Training der Bewegung zum Kopfende). Zum anderen können sie damit gleichzeitig die Wahrnehmung in unterschiedlichen Bereichen fördern (Wahrnehmungstraining), wie zum Beispiel das Erfahrbarmachen der Körpergrenzen, die Stellung der Gelenke, die Stellung des eigenen Körpers im Raum, weil diese notwendig für eine selbständige Bewegung sind. Das erfordert jedoch, dass Pflegende diese Ziele vor der Durchführung der Handlung klar formulieren:

„Ich habe einen halbseitengelähmten Patienten. Der liegt im Bett ziemlich weit unten, und ich möchte ihn jetzt im Bett nach oben bringen. Ich habe zwei Möglichkeiten. Ich schleife ihn hoch, über das Laken, mit einer Geritex-Unterlage. Ich habe aber die andere Möglichkeit. Ich bewege ihn nach oben, das heißt ich analysiere den Patienten. Schaue, was hat er jetzt für Fähigkeiten. Kann er eine Seite einsetzen, gibt er mir beispielsweise die rechte Hand, stellt das rechte Bein an. Das ist schon ein Ansatzpunkt. Und ich führe ihn, auch über die weniger betroffene Seite. Ich stabilisiere ihn und bewege ihn zuerst, auf einer Seite ein Stück nach oben und dann mit der anderen Seite. ... ich führe ihn ganz gezielt, das heißt ich führe ihn in seiner Bewegung, weil die Beweglichkeit an und für sich kann nur im eigenen Körper erfahren werden, das heißt ich kann nicht sagen, ich bewege

ihn, sondern ich kann ihn nur in seiner Bewegung unterstützen. Dabei werden somatisch die Mechanorezeptoren angeregt, die Druckrezeptoren über die Haarfollikelrezeptoren, die ich berühre. Ich fördere ihn in der propriozeptiven Wahrnehmung, das heißt die Tiefenrezeptoren in den Gelenken werden angesprochen. ... Der Lerneffekt ist dann, dass er das lernt, mit dem, wie er das jetzt erfahren hat, die nächsten Male, wenn er selber, wenn er im Bett nach unten gerutscht ist, dass er sich selber nach oben bewegt" (I:6SSSW_A:50).

Darüber hinaus kann jede einzelne Handlung in zahlreiche kleine Handlungssequenzen aufgeteilt werden. Je nachdem wie differenziert eine Handlung betrachtet wird, kann sie in beliebig viele kleine Schritte gegliedert werden, die notwendig sind, um die Handlung durchführen zu können. Bei allen Handlungen konnte insgesamt beobachtet werden, dass es immer eine Vorbereitungsphase und Planungsphase, eine Phase der Durchführung und der Nachbereitung, beziehungsweise Kontrolle gab. Es konnte beobachtet werden, dass Pflegende mit dem Patienten zunächst die dafür benötigten Materialien beispielsweise am Waschbecken richten und eine Durchführung der Mundpflege vorbereiten, indem die Materialen zum Zähneputzen herangeholt werden, die Zahnpastatube geöffnet und diese auf die Zahnbürste gegeben wird. Anschließend erfolgt die Durchführung der Mundpflege und zum Abschluss werden alle benötigten Materialien aufgeräumt. Die einzelnen dafür benötigten Schritte könnten nun noch weiter differenziert werden, einen Ausschnitt zeigt **Tabelle 18**.

Tabelle 18 Handlungssequenzen bei der Mundhygiene

Problem	Lösung
Zahnpastatube steht am Waschbecken zu weit weg	Die Tube als Zahnpastatube erkennen, nach vorne beugen, greifen und heranholen
Zahnpastatube ist verschlossen	Die Art des Deckels erkennen und mit der anderen Hand aufdrehen
Der Deckel muss aus der Hand gelegt werden	Erkennen, dass der Deckel aus der Hand gelegt werden muss, um diese freizumachen, Deckel auf den Waschbeckenrand legen
Zahnbürste liegt auf dem Waschbeckenrand	Die Zahnbürste erkennen, nach vorne beugen, greifen und heranholen
Zahnpasta muss auf die Zahnbürste	Zahnpastatube über die Bürste halten und auf die Bürste etwas Zahnpasta geben
Die Zahnpasta ist auf der Zahnbürste	Die Zahnpastatube von der Bürste nehmen und senkrecht halten
Die Zahnpastatube muss verschlossen werden	Den Deckel auf dem Waschbeckenrand als Deckel erkennen, nach vorne beugen, greifen und die Tube damit verschließen
Die Zahnpastatube muss aus der Hand gelegt werden	Die Zahnpastatube aus der Hand auf den Waschbeckenrand legen
Morgendlicher Mundgeruch	Die Zahnbürste zum Mund führen und die Zähne putzen

Wie beobachtet werden konnte, stellt die Durchführung dieser einzelnen Schritte in ihrer richtigen Reihenfolge zum Teil eine nicht zu bewältigende Aufgabe insbesondere für Patienten mit einer Apraxie (siehe Punkt 1.4.5) dar. Das bedeutet, dass Pflegende diese einzelnen Handlungssequenzen nicht nur mit dem Patienten trainieren, sondern es geht vor allem bei Patienten mit einer Apraxie darum zu erkennen, welche Handlungsschritte sie warum (zum Beispiel Störungen von Einzelbewegungen, Bewegungsfolgen, Störungen in der Ausführung von Handlungsfolgen, Störungen im Gebrauch von Objekten u.a.) nicht ausführen können. Um eine Apraxie und weitere im Punkt 1.4 beschriebene Störungsbilder und Fähigkeiten der Patienten einschätzen zu können, beobachten Pflegende die Patienten vor, während und nach der Durchführung von Interventionen und nehmen ihre Reaktionen wahr.

5.2 Beobachtung und Wahrnehmung

Bei der teilnehmenden Beobachtung handelt es sich um die Beobachtung Pflegender in ihrem alltäglichen Arbeitsfeld. Die teilnehmende Beobachtung, aber auch die Interviews haben ergeben, dass Pflegende betroffene Patienten in der neurologischen (Früh-) Rehabilitation bei allen Handlungen, die sie durchführen, beobachten. Die Forscherin hat damit Pflegende bei der Beobachtung ihrer Patienten beobachtet. Nach Luhmann (2009) wird das als Beobachtung zweiter Ordnung bezeichnet. Woran ist aber zu erkennen, dass jemand, den man beobachtet, beobachtet? Das war möglich, indem Pflegende in Gestik, Mimik und damit in ihrer Kommunikation und ihren Handlungen beobachtet wurden, also auch wie sie auf Reaktionen der Patienten reagiert haben. Es konnte also nur beobachtet werden, was stattfand oder nicht stattfand (Sein/Nichtsein), und was die Forscherin selbst beobachtet und wahrgenommen hat. Damit entsteht gleichzeitig der so genannte „blinde Fleck", wie er von Luhmann (2009) bezeichnet wird, denn die Beobachtungen der Forscherin sind immer subjektiv und können verifiziert oder falsifiziert werden (siehe auch Punkt 4.6.7 Gütekriterien). Aus diesem Grund wurde durch das Aufstellen von Hypothesen die bis zu diesem Zeitpunkt aufgestellte Theorie immer wieder durch erneute teilnehmende Beobachtungen und Interviews im Forschungsfeld hinterfragt. Das heißt, dass hier dargestellte Ergebnis ist das, was durch die teilnehmenden Beobachtungen und Interviews nicht widerlegt werden konnte. Wie oben beschrieben, war zu beobachten, dass Pflegende ihre Patienten immer bei allen pflegerischen Handlungen beobachten. Das soll zunächst erst einmal ganz unabhängig davon gelten, ob die Beobachtungen bewusst oder unbewusst, zielgerichtet oder nicht zielgerichtet, situationsadäquat oder nicht adäquat zur Situation vorgenommen wurden. Auf diesen Aspekt wird im weiteren Verlauf der Ergebnisdarstellung eingegangen.

5.2.1 Wen beobachten Pflegende wann und bei welchen Handlungen?

Wenn es darum geht, dass Pflegende beobachten, stellen sich zunächst unterschiedliche Fragen, zum Beispiel, wen beobachten sie, was beobachten sie, wann und warum. Es war zu beobachten, dass Pflegende sowohl ihre Patienten, als auch deren Angehörige sowie alle anderen Kollegen innerhalb ihres interdisziplinären Teams beobachten. Wie eingangs dargestellt beobachten Pflegende ihre Patienten immer bei allen pflegerischen Handlungen, die sie durchführen. Zum Beispiel beobachten sie ihre Patienten bei der Durchführung des Waschtrainings, inwieweit sie verstehen, um welche Handlung es sich dabei handelt, ob sie wissen welche Gegenstände dafür notwendig sind, und wie sie angewendet werden. Je nach ihrer Beobachtung, richten sie ihre Handlungen danach aus, was folgende Beispiele verdeutlichen:

„Die Pflegende sitzt neben dem Bett auf einem Stuhl ... und zieht dem Patienten einen Waschlappen über seine rechte Hand. Jetzt schaut sie ihn an und fordert ihn auf sich sein Gesicht zu waschen. Während sie ihm den Waschlappen über seine Hand zieht dreht der Patient seinen Kopf und schaut auf seine rechte Hand. Sie schaut ihn nun an und fordert ihn auf sich sein Gesicht zu waschen. Die Pflegekraft wartet einige Sekunden ab und schaut den Patienten weiter an. Dieser schaut den Waschlappen an und dreht seine Hand mit dem Waschlappen hin und her. Sein Gesicht wäscht er sich nicht. Sie fordert ihn jetzt erneut auf sich sein Gesicht zu waschen. Auch daraufhin schaut der Patient weiter auf seine rechte Hand und dreht diese mit dem Waschlappen hin und her. Die Pflegekraft nimmt jetzt die Hand des Patienten und unterstützt seinen Arm mit einer Hand am Ellbogen und führt seinen Arm zu seinem Gesicht bis der Waschlappen seine rechte Wange berührt. Sie fordert ihn nun auf sich den Schlafsand aus seinen Augen zu waschen. Daraufhin beginnt der Patient sich sein Gesicht zu waschen ... (B:3JSSW_A:7).

Ein weiteres Zitat aus der teilnehmenden Beobachtung dazu lautet: *„Sie sieht Herrn (Name des Patienten) an, legt dabei ihre Hand auf seine linke Schulter und sagt: Herr (Name des Patienten), ich mache jetzt noch einmal Mundpflege und gehe mit ihrem Finger in ihren Mund. Sie schaut ihn noch einen kurzen Augenblick an und wickelt ihm jetzt eine in Wasser getränkte Kompresse um seinen Zeigefinger. Ihr Blick richtet sich wieder auf den Patienten, Jetzt führt sie seinen rechten Arm an seine linke Wange. Sie hält seinen Arm dabei am Ellbogen und der Hand fest. Ihre Hand hält sie so am Handrücken fest, dass der Zeigefinger des Patienten mit der Kompresse nach vorn zeigt. Sie berührt zuerst mit seinem Zeigefinger seine linke Wange und nun seine Oberlippe und fährt langsam mehrfach mit der um den Zeigefinger gewickelten Kompresse über seine Oberlippe. Sie wendet dabei den Blick nicht vom Patienten ab. Als sie mit seinem Finger wieder am linken Mundwinkel ankommt, geht sie langsam mit dem Finger in seinen Mund und führt ihn dreimal an der oberen Zahnfleischreihe entlang nach hinten und wieder nach vorne. Beim dritten Mal führt sie ihn auch entlang der Wangenschleimhaut von oben nach unten. Sie schaut ihn dann weiter an, taucht nun wieder eine Kompresse ins Wasser, wickelt sie um seinen Zeigefinger, berührt wieder zuerst mit seiner Hand die linke Wange, dann seine*

Oberlippe und fährt mit seinem Finger links unten am Zahnfleisch dreimal nach hinten und wieder nach vorne. So verfährt sie auch mit der rechten oberen und unteren Zahn-fleischreihe. Danach berührt sie wieder mit seinem Zeigefinger die linke Wange, dann die Oberlippe und fährt mit seiner um den Finger gewickelten Kompresse wieder in sei-nen Mund und berührt den Gaumen hinter den Schneidezähnen. Sie schaut ihn dabei un-unterbrochen an und fordert ihn nun auf seinen Mund zu schließen. Er schließt seinen Mund. Die Pflegekraft schaut ihn an und sagt ihm, dass er das sehr gut gemacht hat" ... (B:2SALSW_A:3).

Pflegende beobachten aber auch die Angehörigen der Patienten. Auch diese beobachten sie in ihren Handlungen mit dem Patienten. Darüber hinaus leiten sie Angehörige an. Es konnten Situationen beobachtet werden, in denen Pflegende mit Angehörigen Termine vereinbarten, zu denen sie auf die Station kamen, um in Bezug auf unterschiedliche Hand-lungen angeleitet zu werden, wie zum Waschtraining, An- und Ausziehtraining, Transfer, Positionierung, Esstraining, Absaugen, Wechsel der Trachealkanüle und andere. Auf diese Weise können Angehörige die gelernten Handlungen nach der Entlassung des Pati-enten in der häuslichen Versorgung durchführen. Ein Beispiel aus der teilnehmenden Be-obachtung zeigt, wie eine Pflegende den Sohn eines Patienten zum Absaugen und Wech-sel der Trachealkanüle anleitete:

„ ... der Sohn von Herrn (Name des Patienten) ist gerade gekommen und begrüßt die Pflegenden, die in dem Moment im Stationszimmer anwesend sind. Die Gesundheits- und Krankenpflegerin, die einen Termin mit ihm vereinbart hat, geht auf ihn zu und begrüßt ihn. Sie erklärt ihm, dass sie die Trachealkanüle heute noch nicht gewechselt hat. Sie fragt ihn, ob er es heute noch einmal üben möchte, seinen Vater abzusaugen und die Trachealkanüle zu wechseln. Der Sohn nickt und sagt, dass er es gerne noch einmal üben will, um mehr Sicherheit zu bekommen. Sie sagt ihm daraufhin, dass sie gleich mit ihm zu Herrn (Name des Patienten) geht und bittet ihn schon einmal vorzugehen, aber noch zu warten, bis sie bei ihm im Zimmer ist. ... Die Pflegekraft sagt ihm, dass er sich Zeit nehmen soll, um es in Ruhe alleine zu versuchen. Sie bleibt bei ihm am Bett stehen und zieht sich auch Handschuhe an. Sie erklärt ihm, dass sie sich Handschuhe anzieht, um ihn notfalls schnell unterstützen zu können. Sie sagt, dass sie neben dem Bett (ihm gegen-über) stehen bleibt und da ist, wenn er sie braucht. Der Sohn richtet sich dann die Kanüle und alle Materialien zum Absaugen. Die Pflegekraft steht ihm gegenüber und schaut ihm

dabei zu. Als nächstes berührt der Sohn die linke Schulter seines Vaters und erklärt ihm, dass er ihn jetzt erst absaugen und dann seine Kanüle wechseln wird. Er schaut dabei seinen Vater an und sagt ihm, dass er jetzt mit dem Absauger in seine Kanüle geht. Dann saugt er ihn tracheal ab. Er schaut währenddessen ununterbrochen seinen Vater an. Nach dem Absaugen löst er das Kanülen-Fixierband, entfernt die Kanüle und setzt die neue Kanüle gleich ein. Abschließend schließt er das neue Fixierband. Er schaut die Pflegekraft an und fragt: „So ist es doch in Ordnung, oder?" Die Pflegekraft schaut darauf und nickt. Danach sagt sie ihm, dass er das sehr gut gemacht hat und fragt ihn, ob er denn langsam etwas sicherer bei der Durchführung wird. Er erklärt ihr, dass er so langsam sicherer wird, er aber immer noch ein wenig unsicher ist. Er sagt, dass er es halt noch öfter machen muss. Sie bittet ihn dann noch einmal zu ihr ins Stationszimmer zu kommen, damit sie noch einmal besprechen können, wann sie einen weiteren Termin zum Training vereinbaren wollen ..." (B:3E7HE_A:13).

Darüber hinaus beobachten Pflegende auch Mitarbeiter anderer Berufsgruppen innerhalb des multidisziplinären Teams. Das Team in der neurologischen (Früh-) Rehabilitation setzt sich aus den Berufsgruppen der Ärzte, Pflege, Physiotherapie, Physikalische Therapie, Ergotherapie, Logopädie, Neuropsychologie und Sozialarbeitern zusammen (nicht zwingend gefordert werden Kunst- und Musiktherapie) (DIMDI, OPS, 2013). Im Forschungsfeld konnte beobachtet werden, dass Pflegende vor allem Physiotherapeuten, Ergotherapeuten und Logopäden bei der Durchführung einzelner Handlungen beobachten. Pflegende beobachten Therapeuten vor allem, wenn sie gemeinsam therapeutische Handlungen durchführen, oder wenn diese bei einem Nachbarpatienten therapeutisch tätig sind. Auch in den Interviews äußerten einzelne Pflegekräfte, dass sie, wenn sich die Möglichkeit ergibt, Therapeuten in ihren therapeutischen Handlungen beobachten, um von ihnen zu lernen und einzelne Handlungen in ihre eigene pflegerische Tätigkeit zu übernehmen. Folgende Zitate aus den Interviews verdeutlichen diesen Aspekt: „ ... im Rahmen meiner Ausbildung hatte ich die Gelegenheit, mit vielen Ergo- und Physiotherapeuten zu arbeiten. Die haben mir vieles erklärt, und ich habe mir vieles abgeschaut" (I:6SSSW_A:34), und „ ... dann natürlich die tägliche Zusammenarbeit. Da guckt man sich natürlich einiges ab, auch von Therapeuten" (I:3FHRP_A: 17).

Eine Pflegekraft erklärte im Interview jedoch, dass es die Zeit nicht immer erlaubt, sich von Therapeuten Handlings abzuschauen: *„Ja, sicherlich, es findet mehr denn je die Therapie in den Therapieräumen statt, und wenn sie hier zum Beispiel ADL[10]-Training machen, was für uns ja wichtig ist, dann bin ich nicht dabei, ich muss ja in der Zwischenzeit einen anderen Patienten versorgen, also kann ich damit schlecht zugucken, ne. Man kann zwar inzwischen mal einen Blick reinwerfen, aber die Zeit hat man ja oft gar nicht"* (9HC1OS_A:51).

5.2.2 Wie und warum beobachten Pflegende?

Die Fragestellungen, wen Pflegende wann und bei welchen Handlungen beobachten wurden damit beantwortet. Entscheidend ist jedoch die Fragestellung warum und wie sie ihre Patienten beobachten. In diesem Zusammenhang spielt nun auch der Aspekt der zielgerichteten, situativ adäquaten und bewussten Beobachtung eine Rolle. Um diese Aspekte genauer erklären zu können, wird das folgende und bereits zuvor dargestellte Zitat genutzt:

„Die Pflegende sitzt neben dem Bett auf einem Stuhl ... und zieht dem Patienten einen Waschlappen über seine rechte Hand. Jetzt schaut sie ihn an und fordert ihn auf sich sein Gesicht zu waschen. Während sie ihm den Waschlappen über seine Hand zieht dreht der Patient seinen Kopf und schaut auf seine rechte Hand. Sie schaut ihn nun an und fordert ihn auf sich sein Gesicht zu waschen. Die Pflegekraft wartet einige Sekunden ab und schaut den Patienten weiter an. Dieser schaut den Waschlappen an und dreht seine Hand mit dem Waschlappen hin und her. Sein Gesicht wäscht er sich nicht. Sie fordert ihn jetzt erneut auf sich sein Gesicht zu waschen. Auch daraufhin schaut der Patient weiter auf seine rechte Hand und dreht diese mit dem Waschlappen hin und her. Die Pflegekraft nimmt jetzt die Hand des Patienten und unterstützt seinen Arm mit einer Hand am Ellbogen und führt seinen Arm zu seinem Gesicht bis der Waschlappen seine rechte Wange berührt. Sie fordert ihn nun auf sich den Schlafsand aus seinen Augen zu waschen. Daraufhin beginnt der Patient sich sein Gesicht zu waschen ... (B:3JSSW_A:7).

In diesem Beispiel beobachtet die Pflegekraft, wie der Patient auf die Aufforderung, sich das Gesicht zu waschen, reagiert. Auch nach nochmaligem Auffordern und Abwarten einer Reaktion, wäscht sich der Patient sein Gesicht nicht. Was die Pflegekraft in diesem

---

[10] ADL = Activities of Daily Living

Augenblick denkt, kann natürlich nicht beobachtet werden. Aber ihre darauffolgende Handlung kann beobachtet werden. Die Pflegekraft erklärte, dass das Ziel des Patienten darin besteht, dass er sich sein Gesicht nach verbaler Aufforderung wieder selbstständig waschen kann. Das bedeutet, die Pflegekraft sollte eine Handlung durchführen, die den Patienten dazu führt, dieses Ziel zu erreichen. Bei diesem Beispiel führt die Pflegekraft den Arm des Patienten zu seinem Gesicht und fordert ihn erneut auf sich sein Gesicht zu waschen. Sie führt ihn in die Handlung hinein. Daraufhin beginnt der Patient sich sein Gesicht selbst zu waschen. Was passiert in dieser Situation? Es könnten ganz unterschiedliche Hypothesen und Annahmen aufgestellt werden. Welche die Pflegende in dieser Situation aufgestellt hat, geht nicht aus der Beobachtung hervor. Möglicherweise hat der Patient die Aufforderung kognitiv nicht nachvollziehen und verstehen können und konnte den Gegenstand Waschlappen allein mit der verbalen Aufforderung, sich das Gesicht zu waschen, nicht miteinander verbinden. Erst nachdem die Pflegekraft ihn in die Situation hineingeführt und ihn erneut verbal aufgefordert hat, sich das Gesicht zu waschen, ist er dieser Aufforderung nachgekommen. Der Patient hat nun die Möglichkeit den Gegenstand und die verbale Aufforderung durch die eigene Wahrnehmung miteinander zu verbinden. Anhand des Beispiels wird deutlich, dass die Pflegekraft ein Ziel in den Fokus stellt, und zwar, dass der Patient sich sein Gesicht wieder selbständig waschen kann. Anhand der Handlungssituation kann vermutet werden, dass sie ihn bewusst beobachtet und ihre Handlung an dem gesetzten Ziel sowie den Fähigkeiten des Patienten ausrichtet.

Diese Beobachtung anhand der teilnehmenden Beobachtung, beziehungsweise diese Vermutung durch die Forscherin, wurde von Pflegenden auch in den Interviews geäußert. Eine Pflegekraft erklärte dazu:

„Ja, also Therapie kann nur zielgerichtet durchgeführt werden. Anders geht es nicht. Das ist einer der Kernpunkte in der Rehabilitation, dass du auf ein Ziel hinarbeitest. Ziele, die dürfen nicht starr sein, die müssen beweglich sein, ganz klar. Aber wenn die einzelnen Bereiche nicht zielgerichtet arbeiten, dann ist das eine diffuse Ansammlung von verschiedenen Handlungen am Rehabilitanden, die aber nicht im Zusammenhang miteinander stehen. Und au / somit auch nicht effektiv sind. Und nur, wenn man ein Ziel hat, auf das alle hinarbeiten, dann ist effektives Arbeiten möglich" (I:2S1RP_A:9).

Pflegekräfte beschreiben in den Interviews den Zusammenhang zwischen Beobachtung und Zielsetzung folgendermaßen:

„Also Patienten werden ja aufgenommen. Da wird geschaut, wo seine Ressourcen sind, ja wo kann man also den Patienten fördern und dann Ziele setzen" (I:2S1RP_A:13).

„Also zur therapeutischen Pflege gehört für mich immer die Befunderhebung. ... Das heißt ich muss gucken, wo ist das Problem vom Patienten, an was möchte ich überhaupt arbeiten. ... Unter Einbeziehung seiner Ressourcen natürlich. ... Aber als allererstes steht für mich die Befunderhebung, weil ich kann keine / Pflegetherapie beinhaltet ja Therapie, aber was therapiere ich denn? Ich muss ja erst mal gucken, was hat er denn für ein Problem" (I:5GSW_A:3).

Im Behandlungsverlauf kontrollieren Pflegende anschließend, inwiefern die aufgestellten Ziele erreicht wurden und dokumentieren das Ergebnis, damit es für alle Kollegen im Team transparent ist:

„ ... Das machen wir jetzt einmal eine Woche, zwei, und wenn sich da etwas verändert, beschreiben wir es wieder ... im Pflegebericht ... was haben wir erreicht, was gab es an Veränderungen ... " (I:6SSSW_A:26).

Auf der Basis von Beobachtung, Befunderhebung und Zielsetzung treffen Pflegende Entscheidungen. Aus den Beobachtungen und Interviews geht hervor, dass Pflegende beispielsweise mit unterschiedlichen Konzepten arbeiten, welche sie angepasst an die Anamnese anwenden. Konzepte, die von Pflegenden benannt und in ihrer Anwendung beobachtet werden konnten, sind zum Beispiel das Bobath-Konzept, Kinästhetik, Basale Stimulation, F.O.T.T., das Affolter-Modell und die gewaltfreie Kommunikation. Eine Pflegekraft erklärt am Beispiel des Aufstellens eines Beins mit einem Patienten, dass es unterschiedliche Arten gibt, wie sie diese Handlung durchführen kann, sich aber entscheidet, welche sie anwendet. Damit der Patient sein Bein wahrnimmt und eine Vernetzung in seinem Gehirn erreicht wird, stellt sie sein Bein unter Führung so auf, dass er dieses propriozeptiv spüren kann und in die Handlung einbezogen wird, auch wenn er noch nicht über einen ausreichenden Tonus verfügt, um dies aktiv positionieren zu können:

„Also ich kann einmal das Bein nur aufstellen, damit es oben ist. Ich kann es auch kinästhetisch aufstellen, dass es leicht für mich wird das aufzustellen, aber ich kann es auch so aufstellen, dass der Patient wieder eine Chance hat, an seine Propriozeption heranzukommen. Ich kann es Tonus regulierend aufstellen. Also das, dass ist für mich, um ihn daran teilhaben zu lassen. Also ich stelle das Bein so auf, dass er mir mithelfen kann,

auch wenn er noch keinen Tonus hat. Wenn er schon allein daran denkt, wenn ich sage: "Helfen Sie mir das Bein aufzustellen." Schon allein das daran denken bringt eine Ver-netzung im Gehirn"(I:5GSW_A:17). ... Also ... das Bein musst du zuerst in die Spur brin-gen, denn sie liegen häufig außenrotiert. Wenn ich es in die Spur bringe, dann nähere ich den Quadrizeps ein bisschen an. Um da eine Vorspannung zu kriegen, tue den Fuß in die Dorsalextension und dann gibt das schon einen Input, und dass merkt schon ein Gesun-der, dass er dann die Idee hat, das Bein anzustellen. Und dann spreche ich den Patienten eben an, und sage: "Helfen Sie mir das Bein anzustellen." Auch wenn er sagt, dass er noch nichts kann, oder was auch immer, aber dann ist er gedanklich schon bei diesem Bein. Und wenn ich es aufstelle, kriegt er eben Input ins Sprunggelenk, dass er mit der Ferse auf der Matratze ist, und dass kostet mich nicht mehr Zeit. Es macht aber macht einen kompletten Unterschied, wenn das Bein einfach auch gespürt wird" (5GSW_A:19).

Zusammenfassend beobachten Pflegende also bewusst, zielgerichtet und situativ. Und die Frage warum Pflegende ihre Patienten beobachten, lässt sich wie folgt beantworten: Sie beobachten ihre Patienten:

- um Fähigkeiten des Patienten bei der Aufnahme und im Behandlungsverlauf einschätzen zu können (Befund/Pflegediagnose)

- um Ziele festlegen zu können (Zielsetzung)

- um Entscheidungen treffen zu können und

- um zu evaluieren, ob die Ziele erreicht wurden.

Das bedeutet gleichzeitig, dass die Beobachtung eine notwendige Voraussetzung ist, um Fähigkeiten der Patienten feststellen, Behandlungsziele aufstellen, Entscheidungen tref-fen und das Erreichen der Ziele evaluieren zu können. Die Beobachtung stellt damit einen bedeutenden, wenn nicht entscheidenden Faktor für pflegetherapeutische Interventionen dar.

5.2.3 Beobachten Pflegende bewusst und zielgerichtet?

Eine Pflegekraft drückte in einem Zitat sehr klar aus, dass die Therapie in der Rehabilitation zielgerichtet sein sollte, weil die einzelnen Handlungen, die am Patienten durchgeführt werden, sonst nicht miteinander in Zusammenhang stehen würden:

„Ja, also Therapie kann nur zielgerichtet durchgeführt werden. Anders geht es nicht. Das ist einer der Kernpunkte in der Rehabilitation, dass du auf ein Ziel hinarbeitest. Ziele, die dürfen nicht starr sein, die müssen beweglich sein, ganz klar. Aber wenn die einzelnen Bereiche nicht zielgerichtet arbeiten, dann ist das eine diffuse Ansammlung von verschiedenen Handlungen am Rehabilitanden, die aber nicht im Zusammenhang miteinander stehen. Und au / somit auch nicht effektiv sind. Und nur, wenn man ein Ziel hat, auf das alle hinarbeiten, dann ist effektives Arbeiten möglich“ (I:2S1RP_A:9).

Die Fragestellung, ob Pflegende tatsächlich bewusst, zielgerichtet und situativ beobachten, bejahen Pflegende nicht ausdrücklich, sondern schränken sie mit ihren Aussagen in den Interviews selbst ein, was folgende Zitate zum Ausdruck bringen:

Also wir / wenn wir jetzt von einem aus dem Akutkrankenhaus aufgenommenen Patienten ausgehen, ... der bei uns ankommt, dann definiert der Arzt ein Rehaziel. Die Therapeuten definieren ein Ziel. Und diese Ziele, was die Therapeuten formulieren, werden auch mit zum Pflegeziel. Also, das ist schon mit unser Ziel, und wir definieren das nicht so explizit. Wir dokumentieren das auch noch nicht ... (I:2S1RP_A:11).

„Ja, formulieren ist / wir schreiben es ja nicht auf, ne, das ist natürlich das Problem so ein bisschen“ (I:7VÜNS_A:62).

Also zur therapeutischen Pflege gehört für mich immer die Befunderhebung. Also das ist für mich so das Defizit in der Pflege, dass das so wenig gemacht wird. (I:5GSW_A:3).

Im ersten Zitat dieses Abschnitts wird beschrieben, dass zielgerichtetes Arbeiten notwendig ist, damit die Handlungen, die jeder Mitarbeiter an einem Patienten durchführt, mit denen aller anderen Mitarbeiter in Zusammenhang und nicht konträr zu diesen steht. Die letzten Aussagen zeigen jedoch, dass Ziele der Pflege nicht immer, und auch nicht in jeder Einrichtung dokumentiert und damit nicht allen anderen Pflegenden und Therapeuten einer Station transparent sind. Daher ist fraglich, ob die Teams tatsächlich und absichtlich gemeinsam am Erreichen eines Ziels arbeiten. Gleichzeitig kann das aber nicht bedeuten, dass Pflegende generell nicht zielgerichtet arbeiten und beobachten. Und selbst wenn gemeinsame Ziele formuliert werden, heißt das nicht, dass diese von allen Kollegen gelesen und in den Besprechungen übergeben werden. Und darüber hinaus ist nicht allein entscheidend, dass Pflegende zielgerichtet beobachten, sondern auch, inwiefern sie die weitere Behandlung oder Handlung danach ausrichten. Denn möglicherweise hat eine Pflegekraft durchaus zielgerichtet beobachtet, weiß aber nicht, wie sie in der Situation adäquat handeln und auch kommunizieren soll. Diese Aspekte führen zu den weiteren Kategorien der Theorie, beziehungsweise zum Zusammenhang der Kategorie Beobachtung mit allen weiteren Kategorien, denn therapeutische Pflege erfordert neben der Beschreibung einzelner Handlungen sowie ihrer Beobachtung und Wahrnehmung weitere Voraussetzungen, zum Beispiel entsprechende Strukturen und Rahmenbedingungen, Ausbildung und Weiterbildung der Pflegenden, sowie Berufserfahrung und kommunikative Kompetenzen. Die weiteren Kategorien werden im Folgenden dargestellt und ihre Zusammenhänge verdichtet. Im Folgenden wird die Kategorie über die Kommunikation mit Patienten und deren Angehörigen vorgestellt und beschrieben.

5.3 Einbindung von Rehabilitation und Angehörigen durch Kommunikation

Innerhalb dieser Kategorie wird dargestellt, wie Pflegende Patienten und ihre Angehörigen durch nonverbale und verbale Kommunikation in therapeutische Handlungssituationen einbinden und diese mit ihnen trainieren und festigen.

5.3.1 Nonverbale Kommunikation

In der neurologischen (Früh-)Rehabilitation kommt neben der verbalen Kommunikation der nonverbalen Kommunikation eine besondere Bedeutung zu. Es wurde beobachtet, dass bei Patienten, die sehr schwer betroffen und zum Teil nicht bei Bewusstsein waren, die Sprachstörungen, Sprechstörungen, oder kognitive Einschränkungen aufwiesen, besonders die nonverbale Kommunikation im Vordergrund stand. In den Empfehlungen der BAR (1999, S. 12) wird beschrieben, dass die Patienten in der Phase C überwiegend bewusstseinsklar sowie kommunikations- und interaktionsfähig sind, das heißt die nonverbale Kommunikation ist bereits etabliert und zum Teil auch die verbale Kommunikation. Jedoch ist das abhängig von den individuellen Fähigkeiten und Einschränkungen des Patienten. Je stärker die Patienten auch noch in der Phase C in ihren Fähigkeiten eingeschränkt waren (zum Beispiel durch Sprach- und Sprechstörungen, exekutive Störungen

oder kognitive Störungen), umso stärker stand auch hier noch die nonverbale Kommunikation im Vordergrund.

Es war zu beobachten, dass Pflegende bei besonders schwer betroffenen Menschen, die
nicht bei Bewusstsein waren, deren Bewusstsein eingeschränkt war, und die nicht verbal
kommunizieren konnten, gezielt die nonverbale Kommunikation nutzten, um überhaupt
eine Kommunikation und Beziehung zu diesen Menschen aufbauen zu können. Während
der teilnehmenden Beobachtung war zu sehen, dass Pflegende versuchten einen Zugang
zu diesen Menschen zu bekommen, indem sie ihnen so genannte Kommunikationscodes
zeigten und diese mit ihnen trainierten. Diese Codes vereinbarten sie über das Zwinkern
mit den Augenlidern, oder durch das Zeigen mit dem Daumen nach oben oder nach unten,
oder durch das Zusammendrücken der Faust. Aber auch das war jeweils davon abhängig,
inwiefern die Patienten diese motorisch zielgerichtet einsetzen und Verständnis dafür zeigen konnten. Anhand dieser Codes konnten die Betroffenen auf einfache Entscheidungs-
fragen mit ja oder nein antworten. Beim Zwinkern mit den Augenlidern vereinbarten Pflegende mit dem Patienten zum Beispiel, dass einmal zwinkern „ja" und zweimal zwinkern
„nein" bedeutet. So auch beim nach oben Zeigen des Daumens, was „ja" hieß, und nach
unten zeigen des Daumen im Gegenteil dazu „nein". Ebenso war es beim Drücken einer
Faust. Einmal Drücken der Faust bedeutete „ja" und zweimal Drücken der Faust „nein".
Auch andere Kommunikationscodes, die nicht beobachtet wurden, wären vorstellbar wie
auch das Kopfnicken oder Kopfschütteln, je nachdem wie ausgeprägt die Fähigkeiten der
Patienten sind. Auf diese Art konnten Pflegende einen ersten Zugang zu den Patienten
erhalten. Sie konnten durch die Reaktion des Patienten Vermutungen anstellen, ob er ihre
Fragestellung verstanden hat. Weiterhin konnten sie so auf einfache Weise die Bedürfnisse der Patienten erfahren, konnten eine Beziehung und Vertrauen zu ihnen aufbauen
und auf dieser Basis durch ständige Wiederholungen die nonverbale Kommunikation
weiter festigen. In diesem Zusammenhang war zu beobachten, dass Pflegende die nonverbalen Antworten der Patienten beobachteten, interpretierten, daraufhin Entscheidungen trafen und weiter mit ihnen kommunizierten. Nachdem sie ihnen eine Entscheidungs-
frage stellten, warteten sie jeweils die Reaktion des Patienten ab. Die Reaktionen der Patienten waren dabei nicht immer eindeutig und kamen auch nicht immer prompt, so dass
Pflegende ihre Fragen erneut stellten, und wieder abwarteten und den Patienten hinsichtlich einer Reaktion beobachteten. An dieser Stelle wird der Zusammenhang zu den Kate-

gorien Beobachtung/Wahrnehmung und Handlung deutlich. Wenn sie sich ihrer subjektiven Beobachtung über die Reaktion der Patienten nicht sicher waren, stellten sie ihre Frage noch einmal und warteten eine Reaktion ab, die sie dann deuten konnten. Es war zu beobachten, dass der Aufbau der nonverbalen Kommunikation sowohl von den Patienten als auch von den Pflegenden alle Aufmerksamkeit verlangte. Vor allem für Patienten schien diese Aufgabe sehr anstrengend zu sein, da die Patienten in der neurologischen (Früh-)Rehabilitation sehr häufig an Aufmerksamkeitsstörungen leiden, und zu beobachten war, dass sie während des Kommunikationstrainings immer wieder ihre Augen für einen längeren Moment schlossen, so dass Pflegende die kurzen Phasen nutzten, in denen die Patienten ihre Aufmerksamkeit auf das Training richten konnten. Folgendes Zitat verdeutlicht das Training zur Erarbeitung eines nonverbalen Kommunikationscodes:

... *„Die Pflegende setzt sich neben den Patienten auf einen Stuhl. Sie schaut ihn an und erklärt ihm, dass sie ihm eine Frage stellen möchte und fordert ihn auf, bei „Ja" einmal mit den Augen zu zwinkern und bei „Nein" zweimal. Sie wartet kurz und schaut ihn weiter an. Jetzt fragt sie ihn: „Haben Sie wieder Bauschmerzen?" Die Pflegende bleibt weiter neben ihm sitzen und schaut ihn weiter an. Sie wartet einige Sekunden ab und schaut dabei weiter auf seine Augen. Der Patient zwinkert nicht. Die Pflegende wartet noch einen Augenblick und der Patient zwinkert einmal und dann noch zweimal hintereinander. Die Pflegende sagt ihm, dass sie nicht sicher ist, ob sie ihn richtig verstanden hat. Sie schaut ihn weiter an und fordert ihn nochmals auf einmal zu zwinkern, wenn er Bauchschmerzen hat und zweimal, wenn er keine Bauchschmerzen hat. Sie schaut jetzt wieder auf seine Augen und bleibt unverändert neben ihm sitzen. Sie wartet wieder einige Sekunden ab. Der Patient zwinkert dann einmal und sofort danach erneut zweimal. Die Pflegende erklärt dem Patienten jetzt, dass sie es gerne noch einmal auf eine andere Art versuchen möchte. Sie schaut den Patienten weiter an, fragt ihn, ob er Bauchschmerzen hat, und fordert ihn auf mit dem Daumen entweder nach oben zu zeigen bei „Ja" oder nach unten bei „Nein." Sie bleibt weiter unverändert neben dem Patienten am Bett sitzen und schaut nun auf seine Hand. Der Patient zeigt mit dem Daumen nach oben. Die Pflegekraft schaut ihn an und fragt, ob er ein Schmerzmedikament möchte und fordert ihn wieder auf mit dem Daumen nach oben zu zeigen bei „Ja", oder nach unten bei „Nein." Jetzt schaut sie wieder auf seine Hand. Der Patient zeigt mit dem Daumen nach unten"* ... (B:2AÜNS_A:2).

5.3.2 Anwendung und Schulung im Umgang mit Hilfsmitteln

Neben der Vereinbarung über Kommunikationscodes wendeten Pflegende noch weitere Methoden an, um mit den Patienten auf nonverbalem Weg kommunizieren zu können. Dazu nutzten sie beispielsweise vor allem bei Patienten, die über ein entsprechendes kognitives Verständnis verfügten und sich verbal nicht äußern konnten, Piktogramme, Buchstabentafeln oder auch Kommunikationscomputer (zum Beispiel bei Patienten mit Locked-In-Syndrom). Diese wendeten sie jedoch nur an, wenn die Patienten keine Einschränkungen des Visus aufwiesen. Dieser Aspekt ist besonders relevant, da Patienten in der neurologischen (Früh)Rehabilitation häufig Störungsbilder, wie einen Hemineglect oder eine Hemianopsie aufweisen, was eine Arbeit mit den genannten Kommunikationshilfen aufgrund des Krankheitsbildes unmöglich machen würde, weil der Patient beispielsweise die Piktogramme oder Buchstaben nicht oder nur unzureichend sehen kann, oder verändert oder nur zum Teil sehen und wahrnehmen würde. Wenn es der Visus jedoch erlaubte (sowie die Aufmerksamkeit und Konzentration), konnten sie mit Hilfe von Piktogrammen mit dem Patienten kommunizieren. Über die Symbole, die zum Teil auch im Alltag Anwendung finden, konnte mit dem Patienten kommuniziert werden. Wenngleich diese Form der Kommunikation sehr eingeschränkt war, konnte auf diese Weise dennoch ein Zugang zum Patienten gelingen.

Pflegende wendeten aber auch Buchstabentafeln zur Kommunikation mit den Patienten an. Auf diesen war das Alphabet in seiner Reihenfolge, aufgeteilt auf mehrere Zeilen, abgebildet. Der Patient wurde unter Nutzung des vereinbarten Kommunikationscodes zunächst gefragt, in welcher Zeile sich der erste Buchstabe des zu buchstabierenden Wortes befindet. Dabei fragte die Pflegekraft nacheinander jede Zeile ab, bis sie die Antwort vom Patienten über den vereinbarten Kommunikationscode erhalten hatte. Dann zeigte die Pflegende nacheinander auf die einzelnen Buchstaben in der Reihe, um den ersten Buchstaben des Wortes herauszufinden. Diesen Prozess wiederholte die Pflegekraft solange, bis sie das erste Wort zusammengefügt hatte. Die einzelnen Buchstaben notierte sie auf einem Zettel, um diese im Verlauf des Trainings nicht zu vergessen. Die teilnehmende Beobachtung zeigte jedoch, dass das von den Patienten als sehr anstrengend empfunden wurde und viel Zeit in Anspruch nahm. Der Patient musste sich über einen längeren Zeitraum auf die Buchstabentafel konzentrieren und sich das entsprechende Wort über den Zeitraum des Buchstabierens merken, was besonders bei längeren Wörtern und Sätzen sehr anspruchsvoll war, gerade bei der reduzierten Aufmerksamkeit von Patienten in der neurologischen Frührehabilitation (Phase B). Wie die Kommunikation mit Piktogrammen war auch die Kommunikation mit Buchstabentafeln sehr eingeschränkt, da sich die Patienten nicht so umfassend und schnell mitteilen konnten, wie verbal. Pflegende stellten den Patienten häufig einfache Fragen, die mit wenigen Worten beantwortet werden konnten. Dadurch konnten sich die Patienten oftmals und mit weniger Worten mitteilen und mussten sich nicht über einen zu langen Zeitraum konzentrieren. Allerdings war das auch mit einer Unzufriedenheit der Patienten verbunden, da sie sich nicht so umfassend und einfach mitteilen konnten, wie auf verbalem Weg. Erst wenn beide Kommunikationspartner die Kommunikation mit der Buchstabentafel gemeinsam so vertieft und verinnerlicht hatten, war eine deutlich schnellere Kommunikation zum Teil sogar ohne die Tafel möglich, weil beide diese in ihrer Reihenfolge fest eingeprägt hatten. Ein Beispiel zum Training der nonverbalen Kommunikation mit einer Buchstabentafel zeigt dieses Zitat:

... „Die Pflegekraft holt sich einen Stuhl und setzt sich neben den Patienten, der im Langsitz im Bett sitzt. Sie schaut ihn an und fragt ihn, ob es ihm recht ist, wenn sie sich etwas zu ihm setzt. Sie schaut den Patienten dabei weiter an. Dieser zwinkert einmal mit seinen Augen. Daraufhin erzählt ihm die Pflegende, dass sie noch mehr darüber erfahren möchte, womit er sich sonst in seiner Freizeit gerne beschäftigt. Sie erklärt ihm weiter, dass sie daran interessiert ist, weil sie sich im Team Gedanken darübergemacht haben, was sie ihm in der Klinik noch für Beschäftigungsmöglichkeiten anbieten können, wo vielleicht auch seine Familie oder Freunde mehr einbezogen werden können. Sie schaut den Patienten weiter an und wartet kurz. Der Patient schaut die Pflegekraft ebenfalls an und zwinkert einmal. Sie sagt ihm, dass sie es wie gestern noch einmal versuchen möchte, über die Buchstabentafel mit ihm zu sprechen und fragt ihn, ob er dazu bereit ist. Sie schaut ihn weiter an und der Patient zwinkert erneut einmal mit den Augen. ... Die Buchstabentafel ist alphabetisch in drei Zeilen aufgebaut. Die Buchstaben in der ersten Zeile sind rot. Das erste Feld in der ersten Zeile umfasst die Buchstaben a, b, c. Das 2. Feld in der 1. Zeile d, e, f und im 3. Feld der ersten Zeile g, h, i. Die zweite Zeile hat blaue Buchstaben. Im 1. Feld j, k, l; im 2. Feld m, n, o und im 3. Feld p, q, r. In der dritten Zeile befinden sich grüne Buchstaben, und zwar im ersten Feld s, t, u, im 2. Feld v, w, x und im 3. Feld y, z. Die Pflegende fordert den Patienten jetzt auf, das Hobby zuerst zu buchstabieren, welches er am meisten mag. Die Pflegekraft hält die Buchstabentafel vor sich, so dass der Patient sowohl auf sie, als auch auf die Tafel schauen kann. Nun fragt die Pflegekraft den Patienten, ob sich der erste Buchstabe in der ersten Zeile befindet. Jetzt

schaut sie den Patienten an. Dieser zwinkert einmal mit den Augen, was ja bedeutet. Nun
fragt sie ihn, ob es der Buchstabe „A" ist. Sie schaut den Patienten weiter an. Dieser
zwinkert nun zweimal mit seinen Augen. Sie fragt weiter, ob es der Buchstabe „B" ist.
Der Patient zwinkert erneut zweimal. ... Sie fragt weiter, ob es der Buchstabe „F" ist.
Der Patient zwinkert einmal. Also ist der Buchstabe „F" der erste Buchstabe des Wortes.
Die Pflegekraft notiert sich diesen auf einen Zettel. Sie sagt, dass sie diesen sonst verges-
sen könnte, und dann lieber die einzelnen Buchstaben sofort aufschreibt. Als nächstes
fragt sie wieder die einzelnen Reihen ab, um zu erfahren in welcher Reihe sich der zweite
Buchstabe befindet"... (B:6MKSW_A:28).

Eine andere Möglichkeit der Kommunikation bestand im Einsatz von Kommunikations-
computern. Bei diesen konnte die Betätigung der Tastatur durch das Tippen mit einem
Finger oder einem anderen Körperteil durch leichten Gegendruck auf ein entsprechendes
Medium erleichtert werden. Pflegende trainierten diese Formen der nonverbalen Kommunikation und wiederholten diese immer wieder mit den Patienten, bis sie diese verinnerlicht hatten.

5.3.3 Kommunikation durch Gestik und Mimik

Die nonverbale Kommunikation erfolgte jedoch nicht nur über Kommunikationscodes,
sondern auch über Gestik und Mimik. Das heißt, dass Pflegende die Gestik und Mimik
der Patienten beobachteten und anschließend interpretierten, beispielsweise, ob sie ihr
Gesicht bei der Positionierung im Bett vor Schmerzen verziehen, lächeln, nicken, den
Kopf schütteln oder wie sie ihre Lippen bewegen. Pflegende haben auch von den Lippen
der Patienten abgelesen, haben dann verbal geäußert, was sie beim Ablesen von den Lippen verstanden haben, um anschließend eine positive oder negative Rückmeldung durch
Gestik oder Mimik von den Patienten zu erhalten. Aber auch umgekehrt setzten Pflegende
Gestik und Mimik gezielt und passend zu verbalen Äußerungen ein, um ihre verbale
Kommunikation durch eine passende Gestik und Mimik zu bekräftigen. Auf diese Weise
konnten sie mögliche Missverständnisse, wie sie durch eine zur sprachlichen Äußerung
unpassende Gestik und Mimik entstehen kann, reduzieren. Des Weiteren wendeten Pflegende gezielte Gesten, wie das Zeigen auf bestimmte Gegenstände mitunter auch in Verbindung mit der verbalen Bezeichnung dieser an. Auf diese Weise gaben sie Patienten
zum Beispiel beim Transfer neben der verbalen Äußerung durch das Zeigen in die Richtung, oder auf die Sitzfläche des Rollstuhls, Toilettenstuhls oder Bett die Richtung an, in

welche die Bewegung gehen soll. Teilweise haben sie dabei auch die Hand des Patienten zu dieser Fläche geführt, damit er die Richtung aber auch die Form und Festigkeit der Fläche spüren kann.

Die nonverbale Kommunikation des Zeigens nutzten Pflegende, um Patienten die Gegenstände, die sie sprachlich benannt haben, zu zeigen und ihnen diese auch in die Hand zu geben, damit sie sie selbst spüren und wahrnehmen können. Das Ziel bestand dabei darin, verschiedene Wahrnehmungskanäle des Patienten anzusprechen, damit er diese miteinander in Verbindung bringen kann, beziehungsweise durch einen dieser verschiedenen Zugangswege erinnern oder nachvollziehen kann, um welchen Gegenstand es sich handelt und wozu er genutzt wird. Weiterhin führten Pflegende den Patienten in verschiedenen Handlungssituationen, wie beispielsweise beim Öffnen einer Zahnpastatube, beim Waschen eines Armes, beim Kämmen oder Rasieren. Damit verfolgten sie das Ziel, dass sich der Patient diese Handlungsschritte anschaut, einprägt und imitiert. Je nachdem wie hoch der Grad der Aufmerksamkeit des Patienten in dem Augenblick des Vorzeigens war, wurde entweder die verbale Kommunikation eingesetzt oder darauf verzichtet und nur das Zeigen oder Führen angewendet, um ihn in der Situation nicht zu überfordern. Pflegende erklärten, dass sie das wiederum vor dem Hintergrund des individuellen Störungsbilds des Patienten entscheiden, weil es Patienten gibt, die aufgrund ihrer Fähigkeitseinschränkungen Vorgezeigtes nicht imitieren können oder wenn deren Visus eingeschränkt ist, das Vorgezeigte nicht oder nur teilweise wahrnehmen können. Das folgende Zitat zeigt die Anwendung der Gestik des Zeigens und Führens, mit der die Pflegekraft dem Betroffenen die Richtung, in welche die Bewegung gehen soll, anzeigt:

... *„Die Pflegende stellt den Rollstuhl, in dem die Patientin sitzt, direkt neben ihr Bett und legt ein zusammengerolltes Frottee-Handtuch zwischen Bett und Rollstuhl und entfernt die Armlehne, die sich an der Bettseite befindet. Jetzt hockt sie sich vor die Patientin und schaut sie an. Die Patientin hat ihren Blick ebenfalls auf die Pflegekraft gerichtet. Die Pflegende sagt nun zu ihr, dass sie sie wieder zurück ins Bett bringen möchte. Sie fordert die Patientin auf nach links auf ihr Bett zu schauen. Daraufhin dreht die Patientin ihren Kopf etwas nach links. Die Pflegende zeigt, nachdem die Patientin ihren Kopf gedreht und auf das Bett gerichtet hat, auf die Liegefläche des Bettes und reibt mit ihrer flachen Hand mehrfach über eine kleine Fläche des Bettes. Die Pflegekraft schaut die Patientin weiter an. Sie berührt jetzt den linken Unter- und Oberarm der Patientin, führt den Arm zur Bettfläche und legt die flache Hand der Patientin auf die Liegefläche des*

Bettes. Sie fordert die Patientin auf, einmal die Liegefläche zu spüren und sagt ihr, dass sie sie nun auf dieses Bett setzten möchte. Sie fordert sie auf und sagt: „spüren sie einmal die Fläche, auf die sie sich gleich setzten werden." Dabei schaut die Pflegekraft die Patientin kontinuierlich an"... (B:4SSSW_A:7).

5.3.4 Kommunikation durch Berührung

Darüber hinaus kommunizierten Pflegende über gezielte Berührungen mit den Patienten. Diese begleiteten sie teilweise durch verbale Kommunikation. Die gezielten Berührungen setzten Pflegende vor allem bei der Positionierung, Transfer und Mobilisation, aber auch beim An- und Ausziehtraining, beim Training der Körperpflege sowie beim Esstraining ein. Dadurch konnten sie den Patienten die Richtung, in welche die Bewegung gehen soll durch einen leichten Druck in der Berührung anzeigen und andererseits auch gezielt die Wahrnehmung über unterschiedliche Wahrnehmungskanäle ansprechen und fördern. Beispielsweise konnte beobachtet werden, dass Pflegende Patienten im Stand vorm Bett, Stuhl oder der Toilette gezielt seitlich am Becken berührten und einen leichten Druck ausübten, welcher die Richtung zum Hinsetzen und Einleiten der Bewegung spürbar machen sollte. Aber auch bei der Positionierung im Bett wendeten sie gezielte Berührungen an, um den Patienten die Richtung der Bewegung anzuzeigen:

„Die Pflegekraft fordert die Patientin nun auf sich wieder auf den Rücken zu drehen. In diesem Augenblick berührt sie ihr Becken mit der flachen Hand auf der rechten Seite. Sie hat dabei ihre Finger geschlossen und drückt das Becken in der Bewegung der Patientin mit nach unten bis zum Aufliegen auf der Liegefläche des Bettes"... (B:10OHSW_A:5).

Bei der Positionierung im Bett war zu beobachten, dass Pflegende das Bein des Patienten berührten und gleichermaßen verbal dazu aufforderten, ihnen dabei zu helfen, beispielsweise ihr Bein im Bett aufzustellen. Die Art der Berührung schien in diesem Moment besonders relevant zu sein. Es konnte beobachtet werden, dass Pflegende dabei mit einer Hand um den Fußrücken griffen und mit ihren Fingern einen leichten Druck unter der Fußsohle ausübten, welche die Richtung zum Aufstellen des Beins angeben sollte. Die andere Hand hielt das Bein gerade in der Spur, damit es nicht nach außen oder innen rotieren konnte. Diese Berührungen erfolgten gezielt, um die Patienten auf den nächsten Handlungsschritt vorzubereiten, ihnen zu zeigen, dass eine Handlung an dieser Extremität folgt, oder auch, um ihnen die Richtung der Bewegung anzuzeigen.

Auch bei der Körperpflege konnten gezielte Berührungen beobachtet werden, beispielsweise bei der beruhigenden Körperwaschung, um die Wahrnehmung der Patienten zu fördern. Dabei verwendeten Pflegende mitunter zwei Waschhandschuhe. Diese zogen sie sich über je eine Hand. Beim Waschen umschlossen sie die Extremität mit ihren beiden Händen vollständig von oben und unten, ohne die Finger ihrer Hand voneinander abzuspreizen. Pflegende erklärten, dass sie dem Patienten damit seine eigenen Körpergrenzen bewusstmachen können, denn sie können durch längeres Liegen möglicherweise nicht mehr eindeutig wahrgenommen und gespürt werden. Eine Pflegekraft beschreibt, dass es dabei auch um den Dialog mit dem Patienten geht *„mit dem Fokus der Kontaktaufnahme, dass Kommunikative, auch nonverbal mit der Hand" (I: 6SSSW_A:42).* An einem Beispiel in Bezug auf das therapeutische Waschtraining erklärt die Pflegekraft weiter:

„ ... Er liegt im Bett und nestelt immer wieder an der Trachealkanüle herum, zieht an seiner Schutzhose und seinen Anziehsachen herum. Die Grundlage für das ist diese verminderte Körperwahrnehmung. Das heißt für mich, dass ich diese basalen Dinge nutzen und erkennen muss. Ich erkenne, der Patient liegt da, er weiß gar nicht, worum es geht, was das ist. Er hat seine Orientierung verloren. Und wie soll der Mensch einen Ansatz finden für sich jetzt mitzuarbeiten, wenn er gar nicht versteht. Gut, er wird vielleicht einfach weiter gewaschen. ... Er wird zur Seite gedreht. Er wird an die Bettkante gesetzt, und er wird in den Rollstuhl gesetzt. Das ist für mich kein therapeutischer Fokus. ... Ich habe den Patienten, er hat die und die Fähigkeiten und die und die beobachtbaren Einschränkungen. Er spürt seinen Körper, seine Körpergrenzen nicht. Was muss ich tun? Ich muss zuerst einmal etwas anbieten, dass die Körperwahrnehmung elementar fördert. Er muss sich und seine Körpergrenzen wieder spüren können." ... „ ... verbunden mit einer Ganzkörperwaschung, wo er spüren kann, mein Arm hat das und das Volumen, er ist so und so lang, er liegt jetzt da, oder liegt da, oder ist ganz weit von mir weg." ... „ ... und da geht es um eine qualitative Berührung, also sprich die bewusst flächige Berührung und weniger flüchtig, oberflächlich und punktuell." ... Und dazu nehme ich zwei Waschlappen ... ich beobachte ganz genau den Patienten, wird er wacher, ja, schau an, wie er sich bewegt." (I: 6SSSW_A:58, 28, 74).

Beispielhaft konnte das in der teilnehmenden Beobachtung wie folgt beobachtet werden:

„ ... Jetzt wäscht sie die Arme des Patienten. Dabei fällt auf, dass sie zwei Waschlappen zum Waschen verwendet. Sie beginnt am Thorax und übt zuerst einen leichten Druck auf

den Thorax aus und führt die Bewegung zum Waschen weiter bis zur Schulter und übt dort wieder einen leichten Druck aus. Nun geht sie in der Bewegung weiter und umschließt mit einer Hand den hinteren und mit der anderen den vorderen Arm, so dass dieser vollständig durch ihre Hände mit den Waschlappen umschlossen ist. Sie führt die Bewegung weiter mit der Haarwuchsrichtung. Am Ellbogen sowie am Handgelenk hält sie jeweils kurz inne und übt erneut einen leichten Druck aus, bevor sie mit der Haarwuchsrichtung weiter bis zu den Fingerspitzen wäscht. An den Fingerspitzen angekommen, löst sie nicht beide Hände gleichzeitig, sondern zunächst nur eine Hand. Diese legt sie wieder auf den Thorax und übt einen leichten Druck aus. Dann erst löst sie die zweite Hand von den Fingerspitzen der Patientin. Sie wäscht den Arm dann ein zweites Mal genauso. Als nächstes trocknet sie den Arm mit einem weichen Handtuch ab. Dabei beginnt sie wieder am Thorax, übt wieder einen leichten Druck aus und trocknet diesen mit der Haarwuchsrichtung ab. Wie beim Waschen umschließt sie ab der Schulter den Arm vollständig mit ihren Händen und dem Handtuch und übt an Ellbogen und Handgelenk einen leichten Druck aus" ... *(B:4CSSW_A:2).*

Weiterhin war zu beobachten, dass Pflegende Berührungen am Patienten gezielt durchführen, um nicht nur somatische Reize anzubieten, sondern auch vestibuläre Reize durch die Änderung der Lage und Position des Körpers im Raum, aber auch durch vibratorische Reize, um die Wahrnehmung der Patienten zu stimulieren. Folgendes Beispiel zeigt eine vibratorische Stimulation bei einer Patientin, die im Zusammenhang mit einer therapeutischen Körperwaschung erfolgt ist und ebenfalls dazu dienen soll, der Patientin die Möglichkeit zu bieten, ihre Körpergrenzen spüren zu können:

„ ... Die Patientin schließt ihre Augen. An der Fußsohle angekommen drückt er diese mit seiner Hand langsam zum Körper hin. Er umfasst den Fuß mit beiden Händen und zieht ihn zum Körper hin. Er steht am Fuß des Bettes und schaut zu ihrem Kopf nach oben und wartet einige Sekunden ab. Seiner Blickrichtung zum Kopf der Patientin folgend ist zunächst zu sehen, dass sich der Kopf der Patientin ganz leicht vibrierend bewegt. Ihren Körper weiter Richtung Fuß betrachtend ist zu sehen, dass ihr gesamter Körper leicht vibriert während die Pflegekraft noch immer den Fuß mit beiden Händen umschließt und den Fuß in kurzen, gleichmäßig schnellen Bewegungen hin und her bewegt. Diese Bewegung überträgt sich über den gesamten Körper einschließlich ihres Kopfes" *(B:3OLSW_A:2).*

Das bedeutet, dass Pflegende Berührungen gezielt einsetzen und dabei die Art und die Qualität der Berührung eine entscheidende Rolle spielen, wenn es darum geht, bewusst verschiedene Wahrnehmungskanäle eines Patienten zu stimulieren oder die Richtung, in die eine Bewegung gehen soll anzuzeigen.

5.3.5 Das gemeinsame Führen in eine Handlungssituation

Pflegende führen besonders schwer betroffene Patienten, die Handlungen nicht planen, oder nicht aktiv durchführen können, oder für die diese Handlung keinen Sinn ergibt. Pflegende haben Patienten beispielsweise beim Training der Körperpflege, beim An- und Auskleiden, bei der Mundpflege, bei der Positionierung, dem Transfer, beim Steh- und Gehtraining oder beim Esstraining geführt. Es handelt sich um alltägliche Handlungen, die zum Training von Pflegenden passend in den Tagesablauf integriert, und nicht extra in einem Trainingsraum in einer künstlich geschaffenen Situation und Zeitpunkt geübt wurden. Sie erklärten, dass sie dadurch die Aufmerksamkeit und Wahrnehmung der Patienten in Verbindung mit Alltagshandlungen fördern können, indem sie ihnen durch das Spüren von Gegenständen Informationen über sich, ihre Stellung im Raum, über die Beziehung der Gegenstände zueinander, also über ihre Umwelt geben und diese ordnen können. Dabei war zu beobachten, dass Pflegende vor allem dann auf die sprachliche Begleitung beim Führen verzichteten, wenn Patienten ihre Aufmerksamkeit nicht auf mehrere Reize gleichzeitig richten konnten. In der Beobachtung zeigte sich, dass schwer betroffene Patienten allein bei einer verbalen Aufforderung die entsprechende Handlung mitunter nicht durchführten. Pflegende führten die Patienten dann, indem sie sich hinter ihnen positionierten. Wurden die Patienten in die Handlung hineingeführt, begannen sie sogar teilweise die Handlung selbst weiterzuführen, oder ihr Tonus entspannte sich, und sie begannen Gegenstände zu greifen und abzutasten. Das Führen in die einzelnen alltäglichen Handlungssituationen wiederholten die Pflegenden immer wieder gemeinsam mit dem Patienten. Das Ziel bestand darin, dass die Patienten einzelne Handlungen wieder selbstständig in ihrer entsprechenden Reihenfolge durchführen können.

Wenn die Patienten ihre Konzentration und Aufmerksamkeit für einen längeren Zeitraum, beispielsweise für die Zeit des Trainings der Körperpflege, halten konnten und auch auf mehrere Reize richten konnten, begannen sie das Führen auch verbal zu begleiten. Pflegende erklärten, dass sie damit eine Vernetzung zwischen verbaler und nonverbaler Kommunikation erreichen können. Durch die sprachliche Begleitung während des Führens gaben sie den Patienten die Möglichkeit, neben der Bewegung und dem Spüren die Bezeichnung dieser zu hören. Durch kontinuierliche Wiederholungen wollen Pflegende erreichen, dass Patienten die Bezeichnungen von Gegenständen oder Handlungen im Gedächtnis speichern, oder mit noch vorhandenen Gedächtnisinhalten vernetzen. Weiterhin erklären Pflegende, dass Patienten in ihrer normalen Bewegung geführt und diese immer wieder wiederholt werden, damit sie sich diese einprägen können und sich keine pathologischen Bewegungsmuster merken. Eine Pflegekraft sagte dazu im Interview, dass das Gehirn nicht zwischen richtiger und falscher Bewegung unterscheiden kann. Das bedeutet, dass Patienten pathologische Bewegungsmuster lernen, wenn sie nicht fachgerecht geführt werden, weil sie nicht wissen können, wie die Bewegung richtig durchgeführt wird. Nachdem Pflegende einen Patienten mehrfach in eine Handlung geführt und dabei sprachlich begleitet haben, war zu beobachten, dass sie im Verlauf immer wieder getestet haben, ob es ausreicht, den Patient nur verbal zu einer Handlung aufzufordern, ohne ihn dabei zu führen. Sie haben dann seine Reaktion abgewartet. Wenn der Patient auch nach nochmaliger Aufforderung nicht begonnen hat die Handlung durchzuführen, haben sie ihn entweder erneut aufgefordert oder in die Handlung hineingeführt und beobachtet, ob er dann die Handlung selbstständig weiter fortführt. Auf diese Weise konnten sie im Verlauf immer wieder testen, inwiefern der Patient seine Fähigkeiten weiter verbessert, oder wo weiterhin Trainingsbedarf besteht. Das folgende Zitat der teilnehmenden Beobachtung zeigt sowohl die alleinige sprachliche Aufforderung eine Handlung durchzuführen und daraufhin das Führen in die Handlung, da die Patientin auf die verbale Aufforderung nicht reagiert:

„... Nehmen sie das Brot in ihre rechte Hand! Die Pflegekraft sieht die Patientin dabei an. Diese reagiert nicht auf die Aufforderung und schaut auch nicht auf das Brot, sondern sie schaut die Pflegende an. Diese fordert die Patientin noch einmal auf, das Brot in die Hand zu nehmen. Dabei schaut sie die Patientin an. Als die Patientin wieder keine Reaktion zeigt, legt ihr die Pflegekraft das Brot in die rechte Hand und sagt: „Jetzt können sie vom Brot abbeißen." Auch daraufhin bleibt die Patientin unverändert im Bett liegen, schaut weiter die Pflegekraft an und bewegt ihre Hand nicht zum Mund. Die Pflegekraft hält weiter die Finger und Hand der Patientin mit dem Brot fest. Nun löst sie langsam ihre Finger von der Hand der Patientin und hält immer wieder Blickkontakt zu ihr bis die Patientin das Brot in ihrer Hand festhält, ohne dass sie dazu von ihr unterstützt wird. Die Hand wird dann von der Gesundheits- und Krankenpflegerin zum Mund der Patientin geführt. Sie fasst dazu um ihren Unterarm und kurz oberhalb des Ellbogens an, führt

den Arm zum Mund und die Patientin beißt plötzlich ohne Aufforderung vom Brot ab"
(B:2GKSW_A:3).

5.3.6 Training von Konversationsroutinen

Pflegende setzten die nonverbale Kommunikation auch in Verbindung mit dem Training von Konversationsroutinen ein. Vor allem in der Phase B konnte bei den teilnehmenden Beobachtungen sowohl bei der Begrüßung als auch bei der Verabschiedung eines Patienten eine initiale Berührung beobachtet werden. Pflegende haben die Patienten zur Begrüßung nicht nur verbal begrüßt, sondern berührten sie dabei auch. Es fiel auf, dass eine Pflegekraft die Patienten, die sie betreute, bei der Begrüßung an ein und derselben Stelle berührte, beispielsweise an der Schulter. Andere Pflegekräfte berührten bei der Begrüßung wiederum andere Körperstellen, wie den Arm, den Thorax oder die Hand. Besonders fiel auf, dass eine Pflegekraft die Berührung der Körperstelle zur Begrüßung nicht wechselte, sondern immer nur diese eine Stelle am Körper eines Patienten sowohl bei der Begrüßung als auch bei der Verabschiedung berührte. Pflegende erklärten, dass diese initiale Berührung besonders wichtig ist, um den Patienten auf den Kontakt vorzubereiten, damit er nicht irritiert ist und dadurch womöglich Ängste entwickelt. Gleichermaßen wird der Patient auch bei der Verabschiedung gezielt berührt, was dazu dienen soll, dem Patienten das Ende der Behandlung spürbar zu machen. Diese Berührungen wurden stets beibehalten und dienten der Entwicklung einer Routine bei der Kontaktaufnahme wie auch der Beendigung eines Kontaktes. Der Patient soll dadurch lernen und sich einprägen, dass diese Rituale zur Begrüßung und Verabschiedung durchgeführt werden.

„ ... Die Gesundheits- und Krankenpflegerin geht in das Zimmer des Patienten und geht langsam auf den Patienten, der im Bett liegt zu. Der Patient liegt auf der Seite mit Blickrichtung zur Tür und hat seine Augen geschlossen. Die Pflegekraft stellt sich neben ihn ans Bett, schaut ihn an und begrüßt ihn. Sie sagt: „Guten Morgen, Herr (Name des Patienten)." Während sie mit ihm spricht legt sie ihre Hand auf seine ihr zugewandte Schulter und übt einen leichten Druck auf diese aus. Ihre Hand lässt sie einige Sekunden auf seiner Schulter liegen. Sie schaut den Patienten fortwährend an. Dieser öffnet nach einem kurzen Augenblick seine Augen" ... (B:9MSSW_A:5).

Bei Patienten mit klarem Bewusstsein erfolgte die initiale Berührung durch das Geben der Hand zur Begrüßung und Verabschiedung. Weiterhin wurden auch die verbalen Äußerungen wie „Hallo", „Guten Morgen", „Guten Tag", „Gute Nacht", „Auf Wiedersehen", „Tschüss" und andere kontinuierlich trainiert, wenn die Patienten bei klarem Bewusstsein waren und sich sprachlich äußern konnten.

Nonverbale Kommunikation kann durch Gestik (zeigen), Mimik, gezieltes Führen und Berühren oder auch visuell durch Buchstabentafeln, Piktogramme und über Kommunikationscomputer erfolgen. In Bezug auf die nonverbale Kommunikation bedeutet das, dass Pflegende diese entweder in Kombination mit oder ohne verbale Kommunikation gezielt und individuell dem Störungsbild des Patienten angemessen einsetzen und mit ihm trainieren. Und je weniger der Patient sich verbal mitteilen und diese kognitiv verstehen kann, umso größer ist der Anteil nonverbaler Kommunikation mit dem Patienten, um zunächst auf diesem einfacheren Weg überhaupt eine Kommunikation und Beziehung zum Patienten aufbauen trainieren und festigen zu können. Notwendige Voraussetzung dafür ist jedoch, dass Pflegende Fähigkeiten und Einschränkungen der Patienten gezielt beobachten und erkennen können, damit sie auf dieser Basis bewusst und zielgerichtet Handlungen und auch ihre Kommunikation mit dem Patienten aufbauen können.

5.3.7 Verbales Kommunikationstraining

Wie aus der Darstellung über die Störungsbilder in Punkt 1.4 (Kognitive Störungsbilder in der neurologischen (Früh-)Rehabilitation) hervorgeht, sind Patienten mit schweren neurologischen Schädigungen unter anderem in ihrer Bewegung, Haltung und Koordination massiv eingeschränkt. Fehlende oder gestörte Schutzmechanismen, wie das Atmen, Schlucken, Husten und eine gestörte Atem- Schluck- Koordination erfordern das Einlegen einer Trachealkanüle. Damit ist eine Trachealkanüle einerseits notwendig, weil die fehlende oder unzureichende Sensibilität und Bewegungsmöglichkeit eine sichere Schluckfrequenz gefährdet, aber andererseits sind dadurch die Möglichkeiten, diesen Bereich normal zu spüren und sich zu bewegen, erheblich eingeschränkt (Sticher, Gratz 2011, S. 211-227). Aus diesem Grund benötigen betroffene Patienten einen geschützten Rahmen während der Therapie, um diese Funktionen wieder zu erlernen. Das wird ermöglicht, indem die Kanüle während der Therapie entblockt oder entfernt wird. Ist das vollständige Entblocken der Trachealkanüle durch die Logopäden erfolgreich, verfügt der Patient über ausreichende Fähigkeiten der Atem- Stimm- Koordination und ist mit einem

Sprechaufsatz versorgt, kann der Patient wieder in die Lage versetzt werden zu phonieren und verbal zu kommunizieren (Kalkhof und Walker 2011, S. 178 f.).

Aus der teilnehmenden Beobachtung ging hervor, dass Pflegende in Absprache mit den Logopäden bei Patienten mit liegender Trachealkanüle bereits mit dem verbalen Kommunikationstraining begannen, wenn sie einen Sprechaufsatz erhalten hatten. Es konnte jedoch beobachtet werden, dass Pflegende die Durchführung des verbalen Kommunikationstrainings individuell von den Fähigkeiten des Patienten abhängig machten. Nachdem Patienten in Kooperation und Absprache mit den Logopäden einen Sprechaufsatz erhalten hatten, haben Pflegende die Patienten und ihre Atmung beobachtet, sowie auf den Monitor geschaut, der die Vitalparameter anzeigte. Pflegende erklärten, dass sie die Patienten beobachten und darauf basierend entscheiden, ob sie mit dem Training der Kommunikation beginnen können. Sie begannen mit dem Training bei Patienten, wenn diese einen Sprechaufsatz tragen konnten, keine Bewusstseinsstörungen aufwiesen, eine aufrechte Positionierung möglich war und sie dieser Aufgabe ausreichend Aufmerksamkeit und Konzentration sowie kognitives Verständnis geben konnten. Innerhalb des Kommunikationstrainings mit den Patienten regten Pflegende diese immer wieder dazu an, gleichmäßig und ruhig zu atmen und zu schlucken. Mit ersten Sprechversuchen verfolgten Pflegende das Ziel, einen Zugang zum Patienten auf verbaler Ebene zu erhalten. Sie banden die Patienten in die therapeutische Pflege ein, indem sie versuchten ihre Wünsche, Bedürfnisse sowie Gedanken und Empfindungen zu erfahren:

„Die Pflegekraft geht zu Herrn (Name des Patienten) ins Zimmer. ... Sie führt nun seinen Arm zu seiner Trachealkanüle und erklärt ihm, dass er einen Sprechaufsatz auf seiner Kanüle trägt. Sie sagt ihm, dass er damit sprechen kann. Sie schaut ihn dabei fortwährend an. Der Patient hält den Blickkontakt und nickt. Sie wartet einen Augenblick und fragt ihn, ob er so gut im Bett sitzt. Sie schaut ihn weiter an und wartet erneut. Der Patient bewegt seine Lippen und seine Stimme ist sehr leise zu hören. Er sagt: „Ja." Die Pflegekraft lächelt und sagt, dass es schön ist, nach so langer Zeit auch einmal seine Stimme hören zu können. Sie fragt ihn weiter, ob er heute wieder Besuch von seiner Frau bekommt. Der Patient hält den Blickkontakt weiter aufrecht. Nach einem kurzen Moment antwortet er wieder mit leiser Stimme: „Ja." Und nach kleiner Pause fügt er hinzu: „Am Nachmittag." ... (B:10MKSW_A:6).

Weiterhin versuchten Pflegende in diesen ersten kurzen Interaktionsphasen einen Eindruck über die kommunikativen Fähigkeiten der Patienten zu gewinnen, die wiederum die Basis für jedes Sprachtraining darstellen und notwendig sind, um innerhalb des interdisziplinären Teams diagnostische Entscheidungen zu treffen. Dazu boten sie den Patienten im Verlauf immer wieder die Möglichkeit zu Gesprächsversuchen an, die sie in alltägliche Handlungssituationen einbetten, wie beispielsweise beim Training der Körperpflege, bei der Positionierung und Mobilisation, oder beim Training kognitiver und emotionaler Aktivitäten. Ihre Informationen tauschten sie anschließend im therapeutischen Team aus, was detailliert im Punkt 5.6 Multiprofessionelle Zusammenarbeit innerhalb des therapeutischen Teams dargestellt wird.

„Die Pflegekraft geht nun zu Frau (Name der Patientin). Sie wurde erst gestern dekanüliert. Die Pflegende geht auf die Patientin, die im Langsitz im Bett sitzt zu. Die Patientin hat ihre Augen geöffnet und schaut die Pflegekraft an. Die Gesundheits- und Krankenpflegerin berührt die rechte Hand der Patientin und sagt: „Guten Morgen Frau (Name der Patientin). Die Pflegende steht direkt am Kopfende der Patientin und schaut sie an. Frau (Name der Patientin) richtet ihre Augen auf die Schwester, sieht sie an und fixiert ihren Blick, aber sie antwortet ihr nicht. Sie fragt sie weiter, ob sie gut geschlafen hat. Jetzt wartet sie und schaut die Patientin weiter an. Aber auch darauf reagiert die Patientin nur mit einer Fixierung des Blickkontaktes, ohne zu antworten. Nun fragt sie die Patientin, ob sie sich nun in den Rollstuhl setzen möchte. Der Rollstuhl steht bereits neben dem Bett und die Pflegekraft zeigt mit ihrem Finger auf den Rollstuhl, als sie der Patientin ihre Frage stellt. Sie schaut die Patientin ununterbrochen an und wartet erneut auf ihre Reaktion. Frau (Name der Patientin) nickt und sagt leise: „Ja." (B:10MKSW_A:3).

Pflegende konnten Informationen über kommunikative Fähigkeiten der Patienten nur durch Beobachtung gewinnen, und indem sie ihre Vermutungen immer wieder durch erneute Beobachtungen überprüften. Diese gezielten Beobachtungen konnten Pflegende zu Beginn nur eingeschränkt vornehmen, da die verbalen Ausdrucksmöglichkeiten der Patienten durch kurze Entblockungszeiten und erste Übungen mit Sprechaufsatz zu Beginn noch sehr eingeschränkt waren, die Aufmerksamkeit, Belastbarkeit sowie Phasen in sitzender Position nur über einen kurzen Zeitraum möglich waren. Es konnte beobachtet werden, dass sie ihre Beobachtungen über den gesamten Verlauf weiterführten. Da Pflegende täglich über vierundzwanzig Stunden Kontakt zu den Patienten hatten, konnten sie individuell reagieren und mit den Patienten trainieren, wenn sich gerade eine Sequenz ergab, in welcher der Patient wach war. Bei Verbesserung der Vigilanz, Aufmerksamkeit, Belastbarkeit und Mobilität konnten Beobachtungen mit deutlich weniger Einschränkungen vorgenommen werden und die Trainingssequenzen durch die Therapeuten individuell gesteigert werden. Bezüglich des Kommunikationstrainings trainierten Pflegende mit den

Patienten die Aufmerksamkeit auf die Dialogsituation zu fokussieren, sie versuchten die Dauer des Blickkontaktes und der Zuwendung hin zum Dialogpartner zu steigern, nahmen verbal Kontakt auf und warteten die Gegenreaktion des Patienten ab und beobachteten Zustimmung oder Ablehnung als Stellungnahme nach Fragestellungen. Wird in der Frührehabilitation mit dem Kommunikationstraining bei liegender Trachealkanüle mit Sprechaufsatz begonnen, war zu beobachten, dass Pflegende in diesem Zusammenhang nicht nur verbal mit den Patienten kommunizierten, sondern parallel dazu auch nonverbal, wie durch Gestik, Mimik, Zeigen, Berührung und dem Führen in Handlungssituationen hinein. Die zuvor genannten Aspekte wurden immer wieder mit den Patienten trainiert und wiederholt. Erst wenn die Patienten diese verinnerlicht hatten und willkürlich durchführen konnten, wurde das Kommunikationstraining ausgebaut und beispielsweise das selbstständige Thematisieren kurzer Stichworte und dann ein zunehmend komplexerer Satzbau trainiert. Das Umschreiben von Dingen, die Gestik und Mimik wurden trainiert, um Gesagtes expressiv unterstützen zu können und auch Kommunikationssituationen mit mehreren Gesprächspartnern (Sprecherwechsel) wurden geübt.

5.3.8 Externe Steuerung der Aufmerksamkeit auf einen Handlungsschritt

Die verbale Information auf den nächsten Handlungsschritt kann auch in Verbindung mit nonverbaler Kommunikation, wie gezielten Berührungen oder der Führung in eine Handlungssituation erfolgen. Aber es konnte beobachtet werden, dass sie auch ohne nonverbale Begleitung stattfindet. Nach ihrer verbalen Information über die nächste Handlung oder den nächsten Handlungsschritt beobachten sie die Reaktion des Patienten. Sie setzen die verbale Information über die Handlung, beziehungsweise den nächsten Handlungsschritt bewusst bei den Patienten ein, die sich sowohl auf das Berühren und Führen und die gleichzeitige sprachliche Information konzentrieren konnten und dadurch nicht irritiert und überfordert wurden. Sie informierten die Patienten über die bevorstehende Handlung oder den nächsten Handlungsschritt. Pflegende erklärten, dass sie die Patienten vor einer Handlung über diese informieren, damit sich die Patienten darauf einstellen können, und nicht irritiert werden. Gleichzeitig verfolgten sie das Ziel, dass die Patienten neben der Wahrnehmung und Bewegung auch die sprachliche Information in Bezug auf die Handlung erhalten und sich diese einprägen, was jedoch von den Fähigkeiten des Patienten abhängig war.

„Als nächstes dreht sie sich wieder der Patientin zu, schaut sie an und sagt ihr, dass sie nun die Mundpflege durchführen möchte. Sie dreht sich wieder zum Nachtschrank und taucht eine Kompresse in einen Becher mit Wasser. Sie wringt diese aus. Sie nimmt jetzt die linke Hand der Patientin, schaut sie an und sagt ihr, dass sie ihr eine feuchte Kompresse um ihren kleinen Finger wickelt. Sie wickelt die Kompresse um ihren Finger. Jetzt nimmt sie den Arm der Patientin und führt diesen langsam zu ihrem Gesicht und erklärt weiter, dass sie nun ihre Lippen berührt. Sie führt den Arm der Patientin weiter, bis sie mit dem kleinen Finger und der Kompresse ihre Unterlippe am linken Mundwinkel berührt" ... *(B:4B5HE:A_4).*

5.3.9 Steuerung der Aufmerksamkeit auf sprachliche Äußerungen

Bei der teilnehmenden Beobachtung konnte beobachtet werden, dass Pflegende in unterschiedlichen Handlungssituation gezielt die Aufmerksamkeit der Patienten auf sprachliche Äußerungen lenken, beispielsweise wiederholen und betonen sie die Bezeichnung von Gegenständen und auch der Handlung, in der Absicht, dass die Patienten diese entweder wiederholen, um das Sprechen zu trainieren, und auch, damit sie sich die Bezeichnung mit der Erfahrung und Emotion aus der Situation heraus einprägen.

„Danach gibt ihm die Pflegkraft etwas Zahnpasta auf seine Zahnbürste und taucht sie ins Wasser. Jetzt sieht sie ihn an und fordert ihn auf, einmal auf seine rechte Hand zu schauen. Der Patient senkt seinen Blick auf seine Hand. Sie gibt ihm nun die Zahnbürste in die Hand und hält die Hand des Patienten mit der Zahnbürste fest. Sie erklärt ihm dann: „Herr (Name des Patienten) das ist ihre Zahnbürste. Damit können sie sich jetzt ihre Zähne putzen. Sie spricht dabei sehr langsam und deutlich" (B:2KA1OS_A:5).

5.3.10 Training des Verstehens sprachlicher Äußerungen

Zur Einschätzung des Verständnisses nutzten Pflegende zum einen ihre Beobachtung und Wahrnehmung, aber auch die Befragung der Patienten. Das heißt sie forderten diese, eingebettet in eine alltägliche Handlungssituation beispielsweise auf, einen Handlungsschritt durchzuführen oder stellten ihnen in und zur Handlungssituation passende Fragen. Auf diese Weise haben sie versucht herauszufinden, inwiefern der Patient die Fragen oder Aufforderungen in der Handlungssituation versteht, nachvollziehen und adäquat darauf reagieren kann. Anhand der Reaktion des Patienten oder erneutem Auffordern oder Nachfragen versuchten sie Informationen über seine kognitiven, aber auch motorischen Fähigkeiten zu erhalten. In Abhängigkeit von den Ergebnissen, die sie daraus erhielten, richteten sie das weitere Training mit dem Patienten aus und gaben ihre gewonnenen Informationen an das multiprofessionelle Team weiter. Es war auch zu beobachten, dass dieses Training von Pflegenden viel Geduld erforderte, da die Reaktionen und Antworten der Patienten häufig nicht prompt erfolgten und auch nicht immer adäquat zur Situation passten. Oftmals fragten Pflegende erneut nach, um ein Feedback vom Patienten darüber zu erhalten, ob sie seine Reaktion richtig wahrgenommen oder interpretiert haben. Pflegende erklärten, dass sie diese Zeit benötigen, um zum einen die Bedürfnisse der Patienten zu erfahren, um sie noch mehr in die therapeutischen Handlungen einbeziehen zu können, und zum anderen um aufgestellte Hypothesen immer wieder prüfen zu können, was wiederum notwendig ist, um das weitere Training daran ausrichten zu können. Wie zu beobachten war, setzten Pflegende verbale und/oder nonverbale Kommunikation im Dialog mit den Patienten ein, warteten auf seine Gegenreaktion, beobachteten diese und nahmen sie wahr, holten gegebenenfalls ein Feedback ein, um sicher zu gehen, ob sie ihn richtig verstanden hatten, warteten erneut auf eine Reaktion und richteten ihre weitere Handlung an der Rückmeldung des Patienten aus. Somit stehen die Kategorien Beobachtung und Wahrnehmung, Kommunikation und Handlung zur Durchführung therapeutischer Pflege in einem sehr engen Zusammenhang und bedingen einander wechselseitig. Gleichzeitig machen Pflegende jede pflegerische Handlungsdurchführung abhängig von den individuellen Fähigkeiten und Störungsbildern der Patienten, was folgendes Zitat zeigt:

„Die Pflegekraft steht neben der Patientin am Bett. Sie liegt recht nah an der linken Bettkante in einer A-Lagerung. Jetzt umgreift er mit seiner Hand den linken Fuß der Patientin und drückt mit seinen Fingern etwas in ihre Fußsohle. In diesem Augenblick sagt er zu ihr, dass sie einmal versuchen soll ihn dabei zu unterstützen ihr Bein im Bett aufzustellen. Mit seiner anderen Hand greift er etwas oberhalb ihres Knies an den Oberschenkel und hält ihr Bein gerade, so dass es weder nach außen oder innen rotieren kann. Als nächstes sagt er ihr, dass sie ihr anderes Bein ebenfalls im Bett aufstellen soll. Die Patientin kommt der Aufforderung nach. Er bewegt jetzt die beiden aufgestellten Beine etwas weiter nach links und legt sie auf einer zusammengerollten Decke ab. Jetzt fordert er sie auf sich auf ihre linke Seite zu drehen und schaut die Patientin dabei ununterbrochen an. Er wartet einige Sekunden ab. Die Patientin bleibt weiter auf dem Rücken liegen und dreht sich

nicht. Er fordert sie erneut auf sich auf ihre linke Seite zu drehen, schaut sie weiter an und wartet ab. Die Patientin verändert ihre Position nicht und schaut ihn ebenfalls weiter an. Nun nimmt er ihre linke Hand, fasst mit der anderen oberhalb der Ellenbeuge an und legt diesen langsam auf einem kleinen Kissen körpernah ab. Jetzt sagt er ihr, dass sie einmal ihren Kopf heben und etwas nach links drehen soll. Die Patientin hebt und dreht ihren Kopf. Er nimmt ihre rechte Hand und fordert sie erneut auf sich nach links zu drehen. Die Pflegekraft steht neben dem Bett direkt vor der Patientin. Diese dreht sich jetzt, nachdem die Pflegekraft die Bewegung eingeleitet hat, fast selbstständig auf die linke Seite." (B:1U5HE_A:11).

5.3.11 Blickkontakt und Kommunikationsort

Weiterhin konnte beobachtet werden, dass Pflegende während der Kommunikation zum Teil unterschiedliche Orte wählten, aus denen heraus sie mit den Patienten kommunizierten, was sie wiederum von dem Trainingsziel abhängig machten. Wenn sie Patienten in Handlungen hineinführten, um ihre Wahrnehmungs- und Aufmerksamkeitsfähigkeit zu fördern, und dabei hinter dem Patienten standen, war es nicht gleichzeitig möglich Blickkontakt zum Patienten aufrechtzuerhalten und zu trainieren. Ist die Einnahme dieser Position jedoch notwendig, ist ein gleichzeitiges Training zur Etablierung, Aufrechterhaltung und Steigerung der Dauer des Blickkontaktes nicht möglich. Bestand das Ziel jedoch darin die Dauer des Blickkontaktes zu steigern und aufrechtzuerhalten, nahmen Pflegende eine Position vor dem Patienten ein, die direkten Sichtkontakt ermöglichte. Sie wählten damit ihre Position zum Patienten in Abhängigkeit vom Therapieziel und damit den individuellen Fähigkeiten des Patienten, und auch in Abhängigkeit davon, welches Ziel als Voraussetzung, um ein weiteres erreichen zu können, zuerst trainiert werden muss. Je nachdem wie ausgeprägt die kommunikativen Fähigkeiten des Patienten waren, haben Pflegende auch aus einem anderen Raum heraus mit dem Patienten verbal kommuniziert, wenn die Zwischentür zum Raum, indem sich der Patient befand, geöffnet war. Voraussetzung dafür war jedoch, dass der Patient bereits bei klarem Bewusstsein war und über ausreichend kognitive, auditive und kommunikative Fähigkeiten verfügte.

5.3.12 Zusammenfassung

Pflegende kommunizierten bei allen pflegerischen Handlungen verbal und/oder nonverbal mit den Patienten. Damit sie ein Kommunikationstraining mit den Patienten durchführen können, ist es erforderlich, dass das Einschätzen ihrer Fähigkeiten und Einschränkungen, basierend auf Beobachtung/Wahrnehmung aber auch Befragung vorausgeht, damit sie zielgerichtet und bewusst arbeiten und die Therapie mit dem Patienten danach ausrichten können. Ist die nonverbale Kommunikation noch nicht etabliert, geht es zunächst darum diese mit dem Patienten aufzubauen, zu trainieren und zu festigen. Nonverbale Kommunikation kann durch Gestik (Zeigen, Vorzeigen, vereinbarte Kommunikationscodes), Mimik, gezieltes Führen und Berühren oder über Piktogramme, Buchstabentafeln sowie Kommunikationscomputer erfolgen. Je weniger der Patient verbal kommunizieren, diese kognitiv nachvollziehen und genügend Aufmerksamkeit dafür aufbringen kann, umso höher ist der Anteil nonverbaler Kommunikation mit dem Patienten. Kann der Patient seine nonverbalen Fähigkeiten durch das kontinuierliche Training weiter ausbauen und festigen, ist bei klarem Bewusstsein, kann seine Aufmerksamkeit auf mehrere Reize gleichzeitig richten, aber diese bei mehreren einwirkenden äußeren Reizen auch fokussieren, wird belastbarer und bringt kognitives Verständnis auf, so kann die nonverbale Kommunikation zunehmend durch verbale Kommunikation ergänzt werden. Die verbale Kommunikation wird im Verlauf weiter mit dem Patienten trainiert. Es wird ein zunehmend komplexerer Satzbau trainiert, das Umschreiben und Beschreiben von Gegenständen, Ausdruck und Aussprache sowie Kommunikationssituationen mit mehreren Gesprächspartnern. Gleichzeitig stellen die Beobachtung und Wahrnehmung der Pflegenden sowie die verbale als auch die nonverbale Kommunikation mit dem Patienten Voraussetzungen dar, um eine Beziehung und Vertrauen zu diesen aufbauen zu können, aber auch um ihre individuellen Wünsche und Bedürfnisse in die Therapie einbeziehen zu können.

5.4 Voraussetzungen und Einflussfaktoren

Welche Voraussetzungen zur Durchführung pflegetherapeutischer Handlungen erforderlich sind, wurde von Pflegenden in den episodischen Interviews eindrücklich beschrieben. Anhand der teilnehmenden Beobachtung wurden in diesem Zusammenhang unterschiedliche Hypothesen aufgestellt, die durch Pflegende mit den Interviews verifiziert werden konnten und an dieser Stelle dargestellt werden. Die Teilnehmer wurden in den Interviews dazu angehalten frei zu erzählen. Aufgrund dessen wurde es vermieden, sie in eine bestimmte Richtung zu lenken und Suggestivfragen zu stellen. Die Fragestellung zu dem Aspekt der Voraussetzungen wurde wie alle anderen Fragen offen gehalten und es wurde gefragt: „Stellen Sie sich einmal einen Patienten vor, bei dem Sie therapeutisch arbeiten wollten, welche Voraussetzungen müssen dafür gegeben sein, damit das möglich ist?" Während der Interviews wurden lediglich Nachfragen gestellt, um die Teilnehmer anzuregen, noch tiefer in Thematik vorzudringen.

In den Interviews berichteten Pflegende, das es zur Durchführung therapeutischer Pflege nicht nur sozialer und personaler Kompetenzen bedarf, sondern auch der Fachkompetenz und Methodenkompetenz. Die Aussagen der Interviews werden im Folgenden dargestellt und auch mit den Beobachtungen im Feld in Beziehung gesetzt. Die Kompetenzen und die darüber hinausreichenden Voraussetzungen, die zur Durchführung therapeutischer Pflege von den Teilnehmern als notwendig beschrieben wurden, werden in den nächsten Abschnitten dargestellt.

5.4.1 Soziale Kompetenz

Die Teilnehmer erklärten in den Interviews, dass es zur Durchführung therapeutischer Pflege erforderlich ist, eine vertrauensvolle Beziehung zum betroffenen Menschen aufzubauen. Innerhalb dieser ist es bedeutend ihm mit Respekt, Wertschätzung und auf gleicher Augenhöhe zu begegnen. Eine Teilnehmerin weist darauf hin, dass sich eine konstruktive Beziehung zum Betroffenen auch auf den Therapieerfolg beziehungsweise das Wiedererlernen von Fähigkeiten auswirken kann: *„Also ich meine, was immer wichtig ist, ... wie man mit dem Patienten umgeht, wie man auf ihn zugeht, wie man ihn respektiert. Das gehört für mich zur Pflegetherapie immer auch dazu. Nur wenn es ein miteinander ist, ein respektvolles miteinander, nur dann profitiert der Patient wirklich davon"* (I:5GSW_96). *„Aber das erfordert natürlich auch viel Feingefühl..."* (I:4SFSW_11). Eine Pflegende beschreibt im Interview, dass immer eine Beziehung zum Patienten aufgebaut wird, auch wenn ihm nicht mit Wertschätzung und Respekt begegnet wird, nur ist es dann eine Beziehung *„ ... mit Machtverhältnissen, und dass ist nicht das, was den Patienten weiterbringt. ... Ja, wenn er kein Vertrauen hat und sich nicht wohlfühlt, kann er nicht lernen"* (I:5GSW_100 und102). Diesen Aussagen zufolge benötigen Pflegende die Fähigkeit durch besonderes Feingefühl eine vertrauensvolle Beziehung zu betroffenen

Menschen aufzubauen, in der ihnen mit Wertschätzung, Respekt und auf einer gleichen Augenhöhe begegnet wird. Pflegende erklären, dass sich diese Art der Beziehung positiver auf den Lernerfolg auswirkt als eine destruktive Beziehung.

5.4.2 Personale Kompetenz

Eng mit diesem Aspekt ist die personale Kompetenz verbunden. So stellen Pflegende in den Interviews heraus, dass „ ...*man auch ganz viel Geduld aufbringen und sich zurücknehmen und sagen muss, das ist ein Schlaganfallpatient, der reagiert nicht wie ein gesunder und normaler Mensch...* " *(I:9HC1OS_55).* Es erscheint damit notwendig, dass sich Pflegende bewusst sind, dass die Reaktionen der Patienten immer auch in Verbindung mit ihren Fähigkeitsstörungen stehen und mit dem Krankheitsbild verbunden sind.

„wenn jemand Fähigkeitsstörungen in bestimmten Bereichen hat, dann ist das schwer zu akzeptieren, dass der immer gegen mich schafft, oder gerade das Gegenteil macht, von dem, was ich von ihm will. Ich finde, dass es auch im Alltag dann einfach schwerer ist und die Patienten schneller auch abgestempelt werden. Die machen, was sie möchten, die haben keinen Bock. Motivationslos, ja in einer Neurologie darf das Wort eigentlich gar nicht fallen, weil ja, das ist / das ist einfach ein Defizit, das zur Krankheit dazugehört (I:5GSW_39). Damit Pflegende das erkennen können bedarf es der Beobachtung der Patienten, aber auch der Fachkenntnis über die Krankheits- und Störungsbilder, worauf an späterer Stelle eingegangen wird. Mit diesem Zitat wird jedoch noch ein weiterer Aspekt geäußert, welcher einer therapeutischen Pflege entgegensteht, und zwar dem Betroffenen mit Vorurteilen zu begegnen. Vorurteilhaftes Denken verhindert das Erkennen der Fähigkeitsstörungen als Ausdruck des Krankheitsbildes, die durch das Training mit therapeutischer Pflege aber gerade verbessert und aufrechterhalten werden sollen. In diesem Zusammenhang wird in den Interviews erwähnt, dass es einer bestimmten Grundhaltung, Einstellung und damit auch einer eigenen Motivation bedarf, um therapeutisch pflegen zu können. Diese

„ ... entwickelt sich eben aus unserem Arbeitsauftrag auch und dem Rehaziel des Patienten. Das ist ja unser Arbeitsauftrag, den wir haben. Und Reha ist ja, die Patienten soweit wie es geht lebenspraktisch wiederherzustellen" (I:7VÜNS_28). „Therapeutische Pflege ist sicherlich auch ganz klar abhängig von der Motivation, die du in die Arbeit reinbringst. Also wenn du den Patienten da irgendwo hinbringen willst, aktivierst du vielleicht auch viel mehr, als jemand, der da so reingeht - die Arbeit muss halt sein, damit

ich halt irgendwie die Kohle am Ende des Monats habe. ... Jemand zu aktivieren bedarf
ja immer eigenem Engagement, oder eigenem Tun. Du musst selber aktiv sein, damit der
andere aktiv wird. Und das ist auch Therapie" (I:4SFSW_3).

Mit betroffenen Menschen in der neurologischen Früh- und Rehabilitation gemeinsam zu
trainieren, um ihre Ziele zu erreichen, erfordert dies von Pflegenden nicht nur Geduld,
sondern auch Motivation und Eigenengagement sowie eine entsprechende Grundhaltung
und Einstellung gegenüber dem Menschen ohne diesen zu verurteilen oder Machtpositi-
onen gegen ihn auszunutzen:

„Ich muss den Patient, egal wie wenig orientiert er ist, oder wie viele Schäden, das ist ja
bei uns so, dass die oft nicht mehr wie Erwachsene denken und sprechen können. Ich
muss ihn trotzdem als Mensch sehen, und nicht als Kind, und da muss ich ihn respektieren
und aber auch abholen. Und nur dann / also gerade ein Aphasiker, der nicht reden kann,
der wird oft bevormundet, und nicht als erwachsener, respektvoller Mensch behandelt.
Und das ist keine Basis, um eine Pflegetherapie zu machen. Oder unsere Komapatienten,
die sich ja gar nicht zur Wehr setzen können, wenn ich dann nicht mehr den Menschen
darin sehe, der er davor war ... Also wenn ich ihn dann nur noch als Stück Fleisch be-
trachte, das ich hin und her drehe, dann kann ich egal wie ich ihn dann drehe wäre das
keine Pflegetherapie" (I:5GSW_98).

Eine weitere Pflegekraft betont, dass es daher notwendig ist, die eigenen Handlungen
kritisch zu hinterfragen, zu reflektieren und durch Lernen den eigenen Wissensfundus
ständig zu erweitern: *„...immer wieder zu modifizieren, nach so einer Lernspirale zu ar-*
beiten, ja, tun, reflektieren, variieren, entscheiden, und immer wieder so versuchen den
Prozess am Patienten zu begleiten, zu gestalten, weil die Spirale hört nie auf, die geht
immer weiter" (I:6SSSW_46).

5.4.3 Fachkompetenz

Wie bereits im vorigen Abschnitt dargestellt, benötigen Pflegende neben der Fähigkeit
zur Beobachtung und Wahrnehmung auch Fachwissen, um die Fähigkeiten betroffener
Menschen erkennen und erfassen zu können. In den Interviews äußerten Pflegende, dass
sie zur Durchführung therapeutischer Pflege mehr anatomische Kenntnisse benötigen und
Wissen über neurologische Krankheits- und Störungsbilder sowie über Tonusverhältnisse
und normale Bewegungsabläufe:

„Ich habe zum Beispiel ganz viele basale Waschungen früher schon gemacht, aber der Patient lag einfach auf dem Rücken. Ich habe nicht auf seine Tonusverhältnisse geachtet. Und heute weiß ich darüber mehr, und dann kann ich ihn erst einmal so hinlegen, dass er erst einmal in der richtigen Ausgangsstellung liegt, um mit dieser basalen Waschung etwas anfangen zu können. Und das konnte ich früher nicht. Also da konnte ich basal waschen, aber habe nicht auf seinen Tonus geachtet, ja. Und das war negativ für ihn, obwohl ich etwas Gutes getan habe, weil ich diese Kenntnisse einfach über normale Bewegungen nicht hatte, woher denn auch (I:5GSW_23).

Das Vorhandensein oder der Erwerb von Fachwissen kann sich möglicherweise positiv auf die sozialen und personalen Kompetenzen von Pflegenden auswirken. Wenn ausreichend Wissen über neurologische Krankheits- und Störungsbilder vorhanden ist und erkannt wird, dass die Reaktionen von Patienten mit ihrer Erkrankung in Verbindung stehen und Pflegende ihre Einstellung reflektieren und diesen Aspekt auf ihre Haltung übertragen, können sie möglicherweise ihre sozialen und personalen Kompetenzen erweitern und in einem positiven Sinne beeinflussen. An den komplexen Zusammenhängen der zuvor beschriebenen Kategorien und den bisher dargestellten Ergebnissen der teilnehmenden Beobachtung und Interviews geht die Bedeutung des Fachwissens ebenfalls hervor, was exemplarisch an folgendem Zitat gezeigt werden kann:

„ ... Er liegt im Bett und nestelt immer wieder an der Trachealkanüle herum, zieht an seiner Schutzhose und seinen Anziehsachen herum. Die Grundlage für das ist diese verminderte Körperwahrnehmung. Das heißt für mich, dass ich diese basalen Dinge nutzen und erkennen muss. Ich erkenne, der Patient liegt da, er weiß gar nicht, worum es geht, was das ist. Er hat seine Orientierung verloren. Und wie soll der Mensch einen Ansatz finden für sich jetzt mitzuarbeiten, wenn er gar nicht versteht. Gut, er wird vielleicht einfach weiter gewaschen. ... Er wird zur Seite gedreht. Er wird an die Bettkante gesetzt, und er wird in den Rollstuhl gesetzt. Das ist für mich kein therapeutischer Fokus. ... Ich habe den Patienten, er hat die und die Fähigkeiten und die und die beobachtbaren Einschränkungen. Er spürt seinen Körper, seine Körpergrenzen nicht. Was muss ich tun? Ich muss zuerst einmal etwas anbieten, dass die Körperwahrnehmung elementar fördert. Er muss sich und seine Körpergrenzen wieder spüren können." ... „ ... verbunden mit einer Ganzkörperwaschung, wo er spüren kann, mein Arm hat das und das Volumen, er ist so und so lang, er liegt jetzt da, oder liegt da, oder ist ganz weit von mir weg." ... „ ... und da geht es um eine qualitative Berührung, also sprich die bewusst flächige Berührung

und weniger flüchtig, oberflächlich und punktuell." ... Und dazu nehme ich zwei Wasch-
lappen ... ich beobachte ganz genau den Patienten, wird er wacher, ja, schau an, wie er
sich bewegt." (I: 6SSSW_A:58, 28, 74).

Dieses Beispiel zeigt, dass die Pflegekraft über das Wissen verfügt, dass betroffene Menschen, die sich unruhig im Bett bewegen und wie hier dargestellt stets an der Trachealkanüle nesteln, dies nicht aus Absicht heraus tun, sondern möglicherweise versuchen Informationen über sich und ihre Umgebung durch Abtasten zu erfahren. Normalerweise tragen Menschen keine Trachealkanüle. Möglicherweise weiß der Betroffene nicht, dass
dies eine Trachealkanüle ist und wofür diese notwendig ist, denn zuvor war dort keine
und er hat nie eine gebraucht. Der Betroffene kann vermutlich die Situation in seinen
komplexen Zusammenhängen und natürlich auch in Abhängigkeit seiner Fähigkeitseinschränkungen nicht erfassen. In diesem Beispiel versucht die Pflegekraft das Nesteln des
Betroffenen zu deuten und interpretiert dieses als Suche nach Informationen über den
Patienten und seine Umwelt. Die Pflegekraft geht dann im nächsten Schritt weiter und
wählt als Lösungsansatz ein Angebot, um die Körperwahrnehmung des Betroffenen zu
fördern. Auf diese Weise kann die Pflegekraft im Anschluss an die Handlungssituation
evaluieren, inwiefern der Lösungsansatz dazu beiträgt, die Unruhe des Betroffenen zu
reduzieren. Die Pflegekraft in diesem Beispiel benötigt also zunächst Hintergrundwissen
über das neurologische Krankheitsbild des Patienten, sowie über seine Störungsbilder,
um einschätzen zu können, ob das Nesteln an der Trachealkanüle möglicherweise mit
dem Krankheitsbild in Verbindung steht. Dieses Fachwissen ist gleichzeitig notwendig,
um den Patienten zielgerichtet und bewusst beobachten zu können. Das Fachwissen allein
reicht jedoch nicht aus, pflegetherapeutisch handeln zu können. Die Pflegekraft benötigt
darüber hinaus auch die entsprechende Methodenkompetenz, um in der Situation angemessen reagieren und aus möglichen Lösungsansätzen einen adäquaten auswählen zu
können, der zur Reduktion der Unruhe beitragen kann.

5.4.4 Methodenkompetenz

Aspekte zur Methodenkompetenz werden von den Teilnehmern in den Interviews mitunter direkt in Verbindung mit der Fachkompetenz berichtet, was zum Teil anhand der Beispielzitate, die in diesem Abschnitt angefügt werden, deutlich wird. Pflegende schätzen

ihre eigene Handlungsfähigkeit und Methodenkompetenz in den Interviews sehr selbst-
kritisch ein. Eine Pflegende äußert diesbezüglich:

*„Ich denke mal, da müsste ich noch ein bisschen mehr wissen. ... Ideen, wie man den
Patienten dazu bringt, dass er das eben alleine auch schafft. Also Vorschläge macht und
Handlings dazulernen"* (I:10EC1OS_87 und 89).

Eine weitere Pflegekraft spricht auch eine Wissenslücke der Mitarbeiter von der Station
an: *„Wir haben noch Defizite, denke ich, im Bereich der Kommunikation"* ...
(I:2S1RP_21). Über sich selbst geht er sogar soweit und sagt aus: *„Ich bin ein zu schlechter
Pfleger"* I:2S1RP:_115).

Eine weitere Pflegekraft drückt aus, dass Mitarbeiter zu wenig Fachliteratur lesen und
sagt im Interview dazu: *„So, und wenn sich da jeder mal / ich kann das verstehen, wenn
man hier nach Hause kommt vom Dienst, und ist froh, dass man sich nicht hinsetzt und
Fachbücher liest, aber es fehlt"* (I:3FHRP_53).

Es stellt sich somit die Frage wie Pflegende mit Fragen, die sich ihnen in der täglichen
praktischen Arbeit nicht nur bezüglich des Fachwissens, sondern auch der Methodik stellen, umgehen, und inwiefern sie selbst Antworten für diese suchen, um beispielsweise
fehlendes Wissen einzuholen? Eine Pflegekraft sagt dazu: *„Ich habe / das erste, was ich
gemacht habe, als ich auf der Frühreha angefangen habe, ich habe mir ein Buch geholt
neurologische Pflege, ich habe mir ein Buch geholt Schlaganfall, ich habe mir ein Buch
geholt Multiple Sklerose, ich habe eins für Guillain Barrè Syndrom (GBS) ... Und es gibt
den Klinikleitfaden rehabilitative Pflege ... Da steht alles drin, was eine Pflegekraft in
der neurologischen Reha benötigt, oder zum Großteil"* (I:3FHRP_53). Ein anderer Teilnehmer berichtet, dass er sich seinen Wissensfundus geschaffen hat: *„Durch diverse
Fortbildungen, beispielsweise wie Basale Stimulation, die Kinästhetik, das Bobath-Konzept"* (I:6SSSW_28).

In den Interviews äußerten Pflegende aber auch, dass sie sich in ihrer Einrichtung mehr
Fort- und Weiterbildungen wünschen, um beispielsweise Handlings in Bezug auf die Positionierung von Betroffenen erlernen zu können. Eine Pflegende sagte, dass es vielleicht
bereits neue Handlings gibt, die sie innerhalb ihrer Ausbildung oder durch vorherige Fortbildungen nicht lernen konnte. Gleichzeitig gaben einzelne Teilnehmer an, dass in ihrer

Einrichtung keine Fortbildungen zu den unterschiedlichen Konzepten angeboten werden. Als einen möglichen Lösungsvorschlag, um sich in ihrer Einrichtung neben Fort- und Weiterbildungen mehr Kompetenzen aneignen zu können, gibt eine Pflegende an, dass auch die Therapeuten ihr Wissen an Pflegende weitergeben könnten. Sie begründet ihren Vorschlag und erklärt, dass es innerhalb der täglichen Arbeit nicht möglich ist gemeinsam mit den Therapeuten am Patienten zu arbeiten, da die Therapie in den Therapieräumen stattfindet und eher selten auf der Station beziehungsweise im Zimmer des Patienten, so dass sie nicht mit den Therapeuten gemeinsam arbeiten und sich Handlings, zum Beispiel bei der Positionierung eines Betroffenen, von ihnen abschauen und übernehmen kann.

„Und natürlich wäre eine Weiterbildung ab und an auch nicht schlecht. Es gibt ja inzwischen vielleicht doch einen neuen Handgriff. Oder die Therapeuten könnten ihre Handlings auch weitergeben, und sagen, ihr könnt das auch so machen, oder müsst das so machen" (I:9HC1OS_49). „...das ist ja mehr dann die Therapie unten. Wenn sie hier zum Beispiel Wasch- und Anziehtraining machen, was für uns ja wichtig ist, dann bin ich ja nicht dabei. Ich muss ja in der Zwischenzeit einen anderen Patienten versorgen, also kann ich damit schlecht zugucken. Man kann zwar inzwischen mal einen Blick reinwerfen, aber die Zeit hat man ja oft gar nicht" (I:9HC1OS_51).

Eine weitere Pflegende wünscht sich die Möglichkeit, Fortbildungen direkt am Patientenbett durchzuführen und Einarbeitungskonzepte für neue Mitarbeiter zu erarbeiten, in denen Fortbildungen bereits zu Beginn der Tätigkeit in dem Fachbereich angeboten werden: *„So ein Austausch mit anderen, ja, dass wäre auch nicht schlecht. Ich denke auch die meisten Mitarbeiter, oder die jetzt hier anfangen wissen gar nicht, worauf es ankommt. Das wird so weitergegeben. Aber es ist nirgendwo ein Konzept oder so. Oder eben sicher auch Fortbildungen, dass man da die Patienten mit einbezieht. Das wären auch Fortbildungen, die man machen könnte, und die es sicher auch irgendwo gibt (I:7VÜNS_92).*

Darüber hinaus berichtet ein Pflegender, dass zwar Fortbildungen angeboten werden, wobei jedoch nur ein geringer Teil der Mitarbeiter diese besuchen kann, und der Effekt, die Inhalte an weitere Mitarbeiter der Station weiterzugeben, gering ist: *„ ... ich selber könnte das nicht, weil ich diesen Lehrgang nicht habe. (Name der Pflegekraft) hat den Lehrgang*

und der (Name der Pflegekraft) hat den Lehrgang, und nachdem die den Lehrgang ge-
macht haben, ist das eigentlich so, dass die das dafür den Rest der Mitarbeiter vermitteln.
Und das ist nicht geschehen (I:3FHRP_47).

Neben der Problemlösung und der Anwendung von Handlings, die situationsadäquat ausgewählt werden, ist auch das Festlegen von Prioritäten und Zielen eine wichtige Kompetenz in diesem Bereich. Eine Pflegekraft erklärt, dass es mitunter aus organisatorischen
Gründen erforderlich ist Prioritäten zu setzen. Als Beispiele fügt die Pflegekraft an, dass
möglicherweise Personal ausfällt, das kompensiert werden muss, oder an manchen Tagen
Zwischenfälle und Komplikationen bei einem Betroffenen auftreten können, wodurch es
ebenfalls notwendig wird, Prioritäten in der pflegerischen Handlung zu setzen. Die Fähigkeit Prioritäten adäquat zu setzen steht im Zusammenhang mit den Jahren an Berufserfahrung. Hierzu äußerte sich eine Pflegekraft, dass es erst eine längere Berufserfahrung
ermöglicht, diese Prioritäten zu setzen und zu erkennen wann diese gesetzt werden müssen *„ ... ich denke man hat immer Spielraum / man hat Spielraum, und man muss blos*
können, diese Abstriche zu machen. Das können ganz viele Pflegekräfte nicht. ... Aber
man muss auch ganz klar sagen, das machen auch Berufsjahre erst einmal, und ich merke
es auch bei jungen Kollegen" (I:4SFSW_23).

Zusammengefasst gibt es Pflegende, die in den Interviews ihre Wissenslücken und die
ihrer Kollegen deutlich machen. Um ihr Wissen zu erweitern lesen sie Bücher oder besuchen Fort- und Weiterbildungen. Kritik übt eine Pflegekraft, indem sie aussagt, dass zu
wenige Mitarbeiter Fachbücher lesen. Weiterhin wünschen sich einzelne Teilnehmer
mehr Fort- und Weiterbildungen in ihren Einrichtungen. Eine Pflegekraft berichtet, dass
das theoretisch gedachte Vermittlungssystem nach dem Schnellballprinzip, indem Mitarbeiter die Inhalte nach dem Besuch einer Fortbildung an weitere Mitarbeiter weitergeben,
nicht in der Praxis gelebt wird. In diesem Zusammenhang äußerten einige Interviewteilnehmer den Wunsch nach einer Begleitung durch Praxisanleiter oder Instruktoren im Anschluss an eine Fort- oder Weiterbildung.

5.4.5 Begleitung durch Instruktoren oder Praxisanleiter

Pflegende berichten in den Interviews, dass sie sich diese Praxisanleiter beziehungsweise
Instruktoren für spezielle Konzepte nicht nur zur Einarbeitung neuer Mitarbeiter wün-

schen, sondern auch für alle anderen Mitarbeiter, um in Bezug auf die Anwendung unterschiedlicher Konzepte nach Fortbildungen in der Praxis weiter geschult zu werden, bis sie die Inhalte der Fortbildung und neue Handlings in der praktischen Anwendung verinnerlicht haben. Eine Pflegekraft bringt das sehr deutlich zum Ausdruck: *„Es fehlen Praxisanleiter. ... Ich habe jetzt eine Anzeige in der neuen „(Name der Fachzeitschrift) gesehen. Da gibt es eine Einrichtung und die haben, ob es jetzt stimmt oder nicht, freigestellte Praxisanleiter für Bobath, für Basale, für F.O.T.T. Das fehlt hier"* (I:3FHRP_53).

Eine weitere Pflegekraft erklärt sehr eindrücklich warum es nicht ausreicht Pflegende in eine Fortbildung zu schicken, mit der Absicht, dass sie anschließend ihre Handlungsweisen und Methoden, wie sie sie bisher durchgeführt haben vergessen und sie nur noch so anwenden wie in der Fortbildung beigebracht:

„Aber wie gesagt, ich kann es schon, und ich durfte es zur einer Zeit lernen, wo es uns noch zeitlich besser ging. Nicht nur unsere Patienten plastizieren ja, sondern auch wir. Wir haben auch die Routine im Kopf, und es ist total schwierig unter Zeitdruck die Routine zu unterbrechen, und das können nicht viele und auch nicht gleich und nicht sofort. Das ist ein Grund, warum es so schwer ist und warum man so schlecht etwas verändern kann - dieser Zeitdruck, und dieses wenige Personal auch, aber es ist nicht generell ein Grund, um keine Pflegetherapie machen zu können" (I:5GSW_53). *„... aber wie gesagt, es ist schwer, wenn jemand unter Druck steht, dem etwas beibringen zu wollen. Und das ist das, warum so viele zwar in Fortbildungen gehen, aber das nicht umsetzen können. Also der Zeitdruck spielt schon eine Rolle, dass darf man sich da nicht schönreden. ... wenn man es kann, dann kann man es, dass stimmt schon, aber nicht, wenn man es noch nicht kann, und muss es erst noch lernen. Denn zum Lernen gehört einfach auch Zeit"* (I:5GSW_55).

Dieser Aussage zufolge braucht es Zeit, um neu erlernte Handlings so zu verinnerlichen, dass diese in ihrer Durchführung so beherrscht werden, dass Pflegende in der Praxis nicht mehr über jeden einzelnen Handgriff nachdenken müssen, sondern die Handlung in eine automatisierte Handlung übergeht. Möglicherweise müssen Handlungsweisen und Methoden, die zuvor bereits verinnerlicht und praktiziert wurden verworfen werden. Unter Zeitdruck ist es anscheinend einfacher den Handgriff anzuwenden der bereits beherrscht wird, obwohl es womöglich nicht der Geeignete ist. Ein Rückfall zu althergebrachten Techniken kann unter Zeitdruck die Folge sein, so dass die Inhalte der Fortbildung nicht umgesetzt werden. Handlungs- und Verhaltensweisen zu ändern benötigt demzufolge Zeit sowie Reflexion und kann durch die Begleitung durch einen Praxisanleiter oder Instruktor in der praktischen Umsetzung gefördert, kontrolliert und begleitet werden.

5.4.6 Vorbereitung auf die Pflegepraxis durch die Ausbildung

Wie in den Abschnitten zur Fach- und Methodenkompetenz dargestellt, beschrieben Pflegende in den Interviews insbesondere Wissenslücken in Bezug auf die Anatomie, neurologische Krankheits- und Störungsbilder sowie anwendbare Interventionen und Handlings in der Behandlung. Aufgrund dessen stellt sich die Frage, inwiefern sich die Teilnehmer durch die Ausbildung auf ihre therapeutische Tätigkeit in der neurologischen Früh- und Rehabilitation vorbereitet fühlen, das heißt wurden in der Ausbildung Inhalte zur therapeutischen Pflege vermittelt?

Eine Teilnehmerin äußerte, dass sie sich durch ihre Ausbildung nicht gut auf ihr Berufsleben vorbereitet fühlt. Sie begründet das mit der mangelnden Wissensvermittlung im Bereich Anatomie und über neurologische Krankheits- und Störungsbilder. In den Interviews brachten die Teilnehmer sowohl Pflegetheorien als auch unterschiedliche Konzepte in der Pflege mit therapeutischer Pflege in Verbindung. Fünf Teilnehmer gaben an, dass in der Ausbildung therapeutische Aspekte der Pflege im theoretischen Unterricht behandelt wurden und erwähnten in diesem Zusammenhang, dass Pflegetheorien inhaltlich besprochen und Konzepte, wie die Basale Stimulation, Kinästhetik, das Bobath-Konzept, sowie die Aktivierung behandelt wurden. Drei von diesen Pflegekräften erklären jedoch, dass die Inhalte zwar vermittelt wurden, aber ihnen der Transfer von der Theorie zur Praxis fehlt. Eine Pflegekraft stellt fest:

„... ich habe damals die Aktivierung zwar darin gehabt. Ich habe die Ganzkörperwaschungen darin gehabt und gut ich muss einen Patienten mobilisieren können. Nur mit welchem Grund, warum, weshalb, wann und was mache ich da, das wurde so nicht beigebracht" (I:6SSSW_32). Eine weitere Pflegekraft berichtet folgendes: „Eigentlich war ich eher ernüchtert nach der Krankenpflegeausbildung ... und die ganzen tollen Theorien ... und manchmal konnte man dann wirklich regelrecht abheben ein Stück weit in der Theorie, und wenn du dann immer nur im Alltag auf der Station warst, war es dann schon recht ernüchternd, wie oft dann wir auf der Station funktionieren mussten ... und alle *mussten funktionieren, und auch die Schüler mussten funktionieren ... und dieser Über-gang fand ich zwischen gelebter Theorie / überhaupt Theorie, und dann Alltag, und dann als Krankenpfleger dann als solcher, das war schon gewaltig ... und wie wird der thera-peutische Ansatz in der Schule dann auch vermittelt, oder war er denn da. Der war schon da, ne, aber er war zu theoretisch / er war zu theoretisch und zu wenig wirklich verbali-siert, oder halt auch wirklich genau auf den Punkt gebracht ... dieser therapeutische An-satz von den Krankenpflegeschulen der ist sichtbar, der ist da, der wird auch formuliert, aber nicht wirklich auf den Punkt gebracht richtig und in die Praxis wirklich reingetragen richtig, oder wirklich mal durchgespielt auch mal, wirklich durchgespielt in der Praxis"* (I:4SFSW_15).

Zwei der fünf Pflegenden, die angaben, dass therapeutische Aspekte im theoretischen Unterricht der Ausbildung vermittelt werden, erklärten jedoch, dass zwar einzelne der bereits genannten Konzepte und auch verschiedene Pflegetheorien besprochen aber der Begriff der therapeutischen Pflege dabei nicht verwendet wurde. Insgesamt gaben sieben von zehn Interviewteilnehmern an, dass der Begriff therapeutische Pflege, und was the-rapeutische Aspekte in der Pflege sind oder sein können, nicht in der Ausbildung behan-delt wurden: *„Bobath und Basale haben in der Ausbildung auf jeden Fall eine Rolle ge-spielt und ja, es ist ja theoretisch vermittelt worden, ... diesen Begriff therapeutische Pflege, habe ich so im Vorfeld und in der Ausbildung aber noch nicht gehört* (I:8PÜNS_15 und 17).

Eine Pflegekraft sagt aus, dass in der Ausbildung auch die Grundhaltung und Einstellung, was Rehabilitation ist, und was diese ausmacht gelehrt werden sollte und gibt darüber hinaus auch an: *„... in der Ausbildung, Kommunikation war da kein Thema"* (I:3FHRP_49). Wie im Punkt 5.3 (Einbindung von Patienten und ihren Angehörigen in pflegerische Handlungssituationen durch Kommunikation) umfassend dargestellt wird, ist die Kategorie der Kommunikation ein bedeutendes Kernelement therapeutischer Pflege.

5.4.7 Der Anspruch an die Pflegewissenschaft

Ein Teilnehmer formulierte im Interview in Zusammenhang mit therapeutischer Pflege seinen Anspruch an die Pflegewissenschaft. Diesbezüglich stellte er zuerst das Problem dar, welches er sieht. Er erklärte, dass es wichtig ist zu definieren, was therapeutische Pflege überhaupt ist. Er machte darauf aufmerksam, dass einige Items des therapeutischen Leistungskatalogs, der in der Einrichtung verwendet wird, nicht klar definiert sind. Das führt in der Praxis wiederum dazu, dass sich Mitarbeiter auf der Station unsicher sind, wann und ob sie die Leistung abzeichnen können. Er formuliert weiter, dass dabei nicht nur Unsicherheiten entstehen, sondern das Abzeichnen und die therapeutische Pflege auch nicht mit der notwendigen Ernsthaftigkeit erfolgen, was sich auch auf den Rehabilitanden auswirken kann. Er betont insgesamt die große Bedeutung eines gemeinsamen Verständnisses über den Begriff der therapeutischen Pflege sowohl für die Mitarbeiter als auch für die Rehabilitanden.

„Aber obwohl, vielleicht eines, was fehlt ist ja / das hat jeder vielleicht ein anderes Verständnis von therapeutischer Pflege. Das ist als Faktor natürlich ein bisschen einschränkend, wenn ich nicht weiß was ich tue, wenn ich nicht weiß, wo sie beginnt und wo sie endet die therapeutische Pflege (I:2S1RP_67) ... Also ich kann es mir gut vorstellen, dass wenn jemand anderes hier an meiner Stelle sitzen würde für ihn wahrscheinlich das nicht therapeutische Pflege wäre, was das für mich ist (I:2S1RP_73). ... Ja, nicht zu Konflikten, aber zu einer Unsicherheit, denke ich im Team. Also wenn wir von so einem großen Thema sprechen, was auch abgehakt wird, wo auch nachdrücklich Minuten für erbracht werden, aber nicht klar differenziert oder nicht klar ist, was das überhaupt bedeutet, dann führt das zu einer Unsicherheit. Und ich denke, dass es damit auch nicht zu einer Ernsthaftigkeit führt. (I:2S1RP_75) ... Wichtig ist, dass das mal alles definiert wird, was therapeutische Pflege jetzt ist. Also ich glaube, dass wir schon ganz viel da / das wir machen, das ist ganz viel unstrukturiert, was dem Patienten damit nicht hilfreich ist, ... jedes strukturierte Arbeiten, das ist das, was Sinn bringt. Irgendwelche Zettel abhaken, das kann jemand, der eine Null acht fünfzehn Ausbildung hat, aber das macht keinen Sinn für uns und nicht für den Rehabilitanden. Und wenn wir zielgerichtet arbeiten, bestimmte Kriterien haben und auch danach arbeiten, dann ist es auch für den Rehabilitanden gut" *(I:2S1RP_131).*

5.4.8 Berufserfahrung in der neurologischen Früh- und Rehabilitation

In den Interviews erklären zwei Teilnehmer, dass sich auch die Berufserfahrung auf die Durchführung therapeutischer Pflege auswirkt. Einer der beiden Teilnehmer hebt hervor, dass Berufsanfänger diesen umfassenden Blick noch nicht haben und Handlungssituationen nicht so differenziert erfassen können wie Pflegende, die über viele Jahre Berufserfahrung sammeln konnten. Er berichtet, dass Berufsanfänger zunächst den Tagesablauf und alle Handlungsschritte der unterschiedlichen Interventionen in der Pflege verinnerlichen müssen und ihnen das Denken, und das, was therapeutische Pflege bedeutet noch gar nicht in seinem vollen Umfang verständlich ist. So können sie auch noch nicht über die Einstellung und Haltung zur therapeutischen Pflege verfügen, die eine Pflegeexpertin in ihrem Fachgebiet innehat. Erst wenn sie Tagesablauf, Administration und alle Interventionen in der Pflege routiniert durchführen, können sie ihre Aufmerksamkeit vielmehr auf die therapeutische Pflege richten. In den Interviews wird geäußert, dass Expertenwissen viele Jahre Berufserfahrung und Reflexion der praktischen Handlungssituationen benötigt.

Ich meine die Verantwortung, die auf einmal da ist, du bist Schüler, und hast immer Verantwortung irgendwie abgegeben, auch therapeutisch vielleicht jetzt, oder so. Aber du konntest dich doch / du hattest ja gar nicht erst mal dieses therapeutische Denken, weil du hast erst einmal nur deine Arbeit, deine alltägliche Basisarbeit, die wolltest du erledigt haben. Und erst dann, dass würde ich sagen, mit Berufserfahrung. Erst dann kannst du ja wirklich zu jemanden werden, zu so einem Meister deines Faches, weil dann vieles routiniert, wie beim Autofahren läuft" (I:4SFSW_17).

Eine Berufsanfängerin beschreibt im Interview genau diese Problematik. Sie verfügt noch nicht über Kompetenzen, über die ein Experte im Fachbereich der neurologischen Früh- und Rehabilitation verfügt und kann noch nicht in dem Maße Prioritäten setzen, wie es Pflegende können, die die Arbeitsabläufe und Pflegeintervention routiniert beherrschen. Im Interview erklärt sie eindrücklich, dass sie in ihrer praktischen Tätigkeit als Berufsanfängerin einen starken Arbeitsdruck empfindet, wenn sie mehrere Betroffene in ihrem Bereich behandeln muss, vor allem, wenn mehrere von diesen gleichzeitig nach ihr läuten. Diese Stresssituation setzt sie gleich mit einem Zeitmangel für ihre Arbeit. Weiterhin fügt sie an, dass sie es als frustrierend empfindet, wenn Betroffene Ermutigungen nicht annehmen. *„Aber durch diesen Zeitmangel, oder durch dieses, ich bin für so und so viele verantwortlich, und ich muss in jedes Zimmer, und muss jeden irgendwie gewaschen bekommen, ja und dann immer dieser Wechsel, das ist furchtbarer Stress. ... Und das wir vielleicht dadurch ein bisschen frustrierter sind, also in unserer Pflege, dass man vielleicht auch am sechsten Tag dann keine Lust mehr hat dasselbe zu sagen, sondern dass* *man ihn zwar anleitet, aber vielleicht nicht mehr so in dem Maße, wie ich es vor sechs Tagen getan habe, weil du merkst, du kommst nicht weiter mit ihm (I:1EHRP_49, 7).*

5.4.9 Rahmenbedingungen zur Durchführung therapeutischer Pflege

a) Zeit

In den Interviews beschrieben die Teilnehmer verschiedene Rahmenbedingungen, die sie bei der Durchführung therapeutischer Pflege unterstützen. Von mehreren Teilnehmern wurde geäußert, dass sie vor allem Zeit benötigen, um therapeutisch pflegen zu können. Dieser Aspekt geht bereits aus dem letzten Zitat des vorangegangenen Punktes 5.4.8 Berufserfahrung in der neurologischen Früh-, Rehabilitation hervor (Zitat I:1EHRP_49, 7).

Die Ursachen, aus denen heraus ein Zeitmangel während der Durchführung therapeutischer Pflege entstehen kann, werden von den Teilnehmern als vielschichtig dargestellt. Anhand der Interviews geht hervor, dass Zeitdruck bedingt durch die eigene Persönlichkeit mit ihren Fähigkeiten und Kompetenzen, aber auch bedingt durch die Rahmenbedingungen der Organisation entstehen kann und sich diese wechselseitig beeinflussen. Pflegende erklären, dass sie einerseits Zeitdruck empfinden, wenn sie sich selbst unter Druck setzen, aber andererseits auch, wenn sie den Eindruck haben, dass dieser durch organisatorische Rahmenbedingungen hervorgerufen wird. In diesem Zusammenhang wird in den Interviews mehrfach als Beispiel beschrieben, dass Betroffene sehr früh morgens die ersten Termine zur Therapie erhalten. Pflegende sagen aus, dass die Betroffenen bis zu diesem Zeitpunkt bereits gewaschen und angekleidet sein müssen und stellen dar, dass die Zeitspanne mit etwa anderthalb Stunden von ihrem Arbeitsbeginn bis zu den ersten Therapien (wobei sie in dieser Zeit mehrere Betroffene bei der Positionierung, Waschen, Ankleiden und weiteren therapeutischen Handlungen begleiten) zu kurz ist und dadurch Zeitdruck entsteht. Wie im vorigen Abschnitt gezeigt wurde, führte das bei einer Berufsanfängerin zu Frustrationen.

Die Teilnehmer berichteten in den Interviews allerdings auch, dass es im Rahmen der Einrichtung Tätigkeiten wie die Begleitung von Betroffenen zu den Therapieräumen gibt, die zu erbringen sind, durch die ihnen jedoch Zeit verloren geht, die sie eher zur Pflegetherapie von Betroffenen auf der Station einsetzen könnten. Innerhalb der teilnehmenden Beobachtung konnte beobachtet werden, dass Pflegende Betroffene, die sie betreuen, zu den Therapieräumen begleitet haben und sie bis zum Mittag, je nach Anzahl der Therapien, alle 30, 45 oder 60 Minuten entweder von einer Therapie abholten oder zum nächsten Therapieraum brachten. Aufgrund der Organisation in der Einrichtung ist es eine Aufgabe von Pflegekräften, die Tätigkeit der Begleitung zu den Therapien zu übernehmen. Aufgrund dessen betrachten es Pflegende mitunter als „Muss" bei den Betroffenen, die sie betreuen, bereits morgens vor den Therapien das Wasch- und Anziehtraining durchzuführen, da sie durch die zeitlich immer wiederkehrenden Begleitungen zu den Therapien kaum Möglichkeiten sehen, diese im Verlauf des Vormittags zu arrangieren. Es konnte beobachtet werden, dass Pflegende die kurze Zeit bis zur nächsten Begleitung eines Betroffenen zur Therapie verwenden, um bei anderen Betroffenen, die gerade Therapiepause haben, ein Training zum Trinken durchführen, oder Toilettentraining, oder weitere administrative Tätigkeiten innerhalb des Stationsablaufs wie auch Aufgaben der Dokumentation. Dem ist jedoch hinzuzufügen, dass es nicht in jeder der einbezogenen Einrichtungen so organisiert war, dass Pflegende die Betroffenen zu den Therapien in die Therapieräume begleiten, sondern die Therapeuten die Therapie im Zimmer des Betroffenen oder direkt auf der Station durchführten. Dennoch schilderten während der teilnehmenden Beobachtung auch in diesen Einrichtungen Pflegekräfte, dass sie einen Druck verspüren, das Wasch- und Anziehtraining morgens vor den Therapien realisieren zu müssen.

Wie zuvor dargestellt, ist an dieser Stelle auch ein Zusammenhang darin zu sehen, wie Pflegende mit Stresssituationen umgehen und diese bewältigen, also ihre Fähigkeit zur Resilienz. Darüber hinaus ist diesbezüglich von Relevanz, inwiefern Pflegende ihre eigenen Handlungen kritisch hinterfragen, reflektieren, Lösungsansätze suchen und umsetzen.

Weiterhin kann in dieser Hinsicht auch ein Zusammenhang zur Methodenkompetenz und der Fähigkeit Prioritäten zu setzen sowie zur Berufserfahrung hergestellt werden „ ... *ich denke man hat immer Spielraum, und man muss blos können, diese Abstriche zu machen. Das können ganz viele Pflegekräfte nicht. ... Aber man muss auch ganz klar sagen, das machen auch Berufsjahre erst einmal, und ich merke es auch bei jungen Kollegen"* (I:4SFSW_23). Eine Pflegekraft illustrierte wie sie mit diesem aufkommenden Zeitdruck umgeht. Sie führt nicht nur aus, dass Zeitdruck daran hindern kann neu Gelerntes in der Praxis anzuwenden, sondern begründet ihre Aussage auch und sagt:

„ ...wenn ich Zeitdruck habe, muss ich Abstriche machen, und trotzdem bewege ich immer jeden pflegetherapeutisch ... Wir haben auch die Routine im Kopf, und es ist total schwierig unter Zeitdruck die Routine zu unterbrechen, um neu gelernte Handlings in der Praxis umzusetzen. Und das können nicht viele und auch nicht gleich und nicht sofort, und dass ist ein Grund, warum es so schwer ist, warum man so schlecht etwas verändern kann - dieser Zeitdruck, und dieses wenige Personal auch. Aber es ist nicht generell ein Grund, um keine Pflegetherapie machen zu können" (I:5GSW_53). „... Und das ist das, warum so viele zwar in Fortbildungen gehen, aber das nicht umsetzen können. Also der Zeitdruck spielt schon eine Rolle, dass darf man sich da nicht schönreden. ... wenn man es kann, dann kann man es, dass stimmt schon, aber nicht, wenn man es noch nicht kann, und muss es erst noch lernen. Denn zum Lernen gehört einfach auch Zeit" (I:5GSW_55). „... aber wenn jemand etwas schon kann, dann kann er es immer anwenden, dass kostet nicht mehr Zeit..." (I:5GSW_57).

b) Lernumgebung

Eine Pflegekraft betont, dass sich die Umgebung auf das Lernen auswirken kann und eine Atmosphäre hergestellt werden sollte, die sich an die Situation anpasst und sich positiv auf das Lernen auswirkt. Eine Pflegekraft fügt als Beispiel das Weaning in der neurologischen Frührehabilitation an. Diese beschreibt, wie wichtig es hierbei ist, eine ruhige Atmosphäre zu schaffen, zum Beispiel durch das Schließen der Tür und weitestgehend auch aller anderen Umgebungsgeräusche durch technische Geräte im Zimmer. Ebenso motiviert diese den Betroffenen in seinem Atemrhythmus ruhig weiter zu atmen: *„... dann bereite ich ihn vor, richtige Atmosphäre, der Patient sitzt gut ... also er muss vorbereitet sein. Vorbereiten in dem Sinne, dass ihm sage, dass er jetzt ganz normal weiter atmet. Dann mache ich die Tür zu, vor allem wenn es wirklich jetzt der Beginn der Entwöhnung ist, wo ich wirklich das erste Mal die zehn Minuten feuchte Nase schaffen möchte, oder überhaupt mal schauen will wie er es denn ohne Hilfsdruck schafft" (I:4SFSW_7).*

c) Organisationsstrukturen und Finanzierung

Eine Pflegekraft erwähnt im Interview die Notwendigkeit eines Fort- und Weiterbildungskonzeptes, welches in der Einrichtung implementiert werden sollte. Im gleichen Zusammenhang spricht er von Instruktoren. Diese stellen neben den Fortbildungen eine bedeutende Ergänzung dar, wenn es darum geht, Fortbildungsinhalte in der Praxis zu vertiefen bis Mitarbeiter diese in ihren Handlungen verinnerlicht haben. Gleichzeitig äußert er, dass dazu finanzielle Mittel erforderlich sind und sich die Frage ergibt, wie ein solches Konzept in der Praxis umgesetzt werden kann. Er berichtet, dass es möglich sein müsse dieses Konzept umzusetzen, da er in einem Artikel einer Fachzeitschrift gelesen habe, dass es eine Einrichtung gibt, in denen es bereits Instruktoren für das Bobath-Konzept, für Basale Stimulation und F.O.T.T. gibt.

In einem Interview wird die Bezugspflege als die Organisationsform in der Pflege benannt, mit der es möglich ist, durch kontinuierliche, therapeutische Pflegehandlungen an den Rehabilitationszielen gemeinsam mit dem Rehabilitanden zu arbeiten: *„Daran steht und fällt auch therapeutische Pflege, weil nur die Bezugspflege letztendlich, oder halt dieses kontinuierliche am Patienten daran ermöglicht überhaupt dieses fokussierte therapieren ...“ (I:4SFSW_23).* Wie aufgezeigt wird, kann das mit einem Bereichspflegesystem nicht erreicht werden, da hier die Kontinuität nicht in dem Maße vorhanden ist und auch die Verantwortlichkeiten nicht wie innerhalb des Bezugspflegesystems geregelt sind. Bei diesem übernimmt eine Pflegekraft von Beginn der Aufnahme bis zur Entlassung die Verantwortung für die Behandlung auch bei Abwesenheit. Auf diese Weise können alle anderen Pflegenden der Station mit in Verantwortung gezogen werden: *„ ... Letztendlich auch zu den anderen sagen: Leute, das ist das Ziel, daran arbeitet ihr mit. Also da kann man eigene Kollegen auch mal mitnehmen ...“(I:4SFSW_23).* Auch wenn die Bezugspflege als Perspektive genannt wird, um eine kontinuierliche, therapeutische Pflege durchzuführen, wird gleichzeitig auf die Probleme bezüglich der Umsetzung hingewiesen: *„ ...Ja, die Bezugspflege, das ist momentan ein schwieriges Feld. Es wird immer wieder gemacht, wird mal wieder so ein bisschen ausgeschlichen, ist aber auch manchmal nicht ganz so einfach, weil viele sich dann auch immer so in der Pflicht fühlen, ... aber das ist eine Sache, wo man daran arbeiten muss“ (I:4SFSW_23).*

Eine weitere Möglichkeit, die innerhalb der Durchführung therapeutischer Pflege als förderlich in Betracht gezogen wird, ist die Implementierung von Visiten, an denen alle Berufsgruppen des therapeutischen Teams mit dem Ziel teilnehmen: *„ ...dass der Patient auch mitbekommt, wie wir ihn sehen, und die Therapeuten, und welche Potentiale oder Ressourcen bei ihm vorhanden sind und Ziele gemeinsam festgelegt werden ...“ (I:3FHRP_63).* Auch bei diesem Vorschlag beschreibt die Pflegekraft Schwierigkeiten, die bei der Umsetzung dieses Konzeptes auftreten können: *„ ... Das heißt natürlich Zeit,*

Personal, und man kann natürlich Visite auch eine halbe Stunde machen. Und auch der Vorlauf, da muss man sich wieder zusammensetzen und das Ganze besprechen, und dann darf der Arzt, ich sage mal nicht zuständig sein für drei Etagen, dann darf das Telefon nicht klingeln, es darf keine Therapie in dem Moment laufen. Das ist alles nicht einfach planbar ..." (I:3FHRP_63). Der Vorteil, den die Pflegekraft darin sieht, besteht darüber hinaus in folgender Hinsicht: *„ Und wenn man das hätte, hätte man schon viel zum Thema Kommunikation und zur interdisziplinären Zusammenarbeit mit einem Schlag nämlich erreicht"* (I:3FHRP_65).

Förderlich zur therapeutischen Behandlung von Betroffenen sind insgesamt kleine interdisziplinäre Stationsteams. Eine Pflegekraft stellt dar, dass Therapeuten mitunter einem starren Therapieplan unterworfen sind, der teilweise zentral und stationsübergreifend die Therapien festlegt und terminiert. Aufgrund dessen ist es nur unter erschwerten Bedingungen möglich, individuelle Absprachen zu treffen und eine Therapie im Tagesverlauf zu verschieben, weil der Betroffene gerade zu starke Schmerzen hat, zu einer Untersuchung geht oder ähnliches. Eine Pflegekraft beschreibt das folgendermaßen: *„ ... in einem kleineren Team ... kann man genauso einen Plan machen. Man hat viel mehr Absprachen drin. Man wird variabler. Man wird beweglicher. Das kleine Team könnte sich den Tag so gestalten, dass es wirklich individuell am Patienten arbeitet, wenn es jetzt auch gerade passt. Weil wenn Physiotherapie bedingt durch den Rahmen, der vorgegeben wird, den Patienten um zehn behandeln muss, der Patient um zehn tief und fest schläft, dann muss die Therapie leider ausfallen...* (I:6SSSW_68). Es wurde beobachtet, dass Termine verschiedener Therapien bei einer zentralen Therapieplanung zu im Tagesverlauf festgelegten Zeiten erfolgten. Wenn ein Patient beispielsweise durch einen Toilettengang, durch zu starke Schmerzen, durch eine diagnostische Untersuchung oder aus anderen Gründen nicht zu der festgelegten Zeit an der Therapie teilnehmen konnte, fiel diese häufig aus. Eine spontane Änderung und Verschiebung der Therapie innerhalb eines Tages war kaum möglich. Innerhalb eines kleineren interdisziplinären Teams sind spontan Absprachen möglich und es kann eher auf die individuellen Bedürfnisse und Situationen eingegangen werden.

5.4.10 Zusammenfassung

Pflegende beschreiben in den Interviews, dass sie sowohl Fachkompetenz, Methodenkompetenz, soziale und personale Kompetenz benötigen, um therapeutisch pflegen zu können. In Bezug auf die Fachkompetenz erklären sie, dass sie eines größeren Wissensfundes im Bereich der Anatomie, über normale Bewegung und Tonus sowie über neurologische Krankheits- und Störungsbilder bedürfen. Dieses Fachwissen ist erforderlich, um zielgerichtet beobachten zu können und auch als Voraussetzung, um adäquate Methoden zur therapeutischen Behandlung ableiten zu können. Interviewteilnehmer betonten, dass sie vor allem Fähigkeiten über die verschiedenen Handgriffe, beispielsweise zur Positionierung Betroffener brauchen und verinnerlichen müssen. In diesem Zusammenhang erklärten sie, dass Fortbildungen allein nicht ausreichen, da sich am individuellen Patienten in der Praxis mitunter neue Fragen und Herausforderungen stellen, und sie durch Stresssituationen auf althergebrachte Techniken zurückgreifen, wodurch Neues als nicht praktikabel in Vergessenheit gerät und zu Frustrationen führen kann. Sie wünschen sich daher auch nach Fortbildungen Praxisanleitung oder Instruktoren, die sie in der Praxis weiter begleiten, bis sie diese Handgriffe verinnerlicht haben. Fachkompetenz kann sich jedoch nicht nur auf die Methodenkompetenz, sondern auch auf die personale und soziale Kompetenz von Pflegenden auswirken. Wenn ausreichend Wissen über neurologische Krankheits- und Störungsbilder vorhanden ist und erkannt wird, dass die Reaktionen von Patienten mit ihrer Erkrankung in Verbindung stehen und Pflegende ihre Einstellung reflektieren und diesen Aspekt auf ihre Haltung übertragen, können sie möglicherweise ihre sozialen und personalen Kompetenzen erweitern und in einem positiven Sinne beeinflussen. Die Interviewteilnehmer erläutern, dass die Ausbildung dieser unterschiedlichen Kompetenzen keines Falles mit der Ausbildung abgeschlossen ist. Es wird gesagt, dass Lernen ein kontinuierlicher Prozess ist, der wie in einer Art Lernspirale ein Leben lang erfolgt, genauso wie der Zugewinn an Berufserfahrung. Darüber hinaus weisen Pflegende darauf hin, dass es auch in den Einrichtungen entsprechender Voraussetzungen bedarf, um therapeutisch pflegen zu können. Diesbezüglich nennen und beschreiben Pflegende, zum Beispiel eine angenehme Lernumgebung, Zeit, Finanzierung, Organisation und möglicherweise die Implementierung von Pflegevisiten, Bezugspflegesystemen oder kleineren interdisziplinären Stationsteams.

5.5 Individualität betroffener Menschen sowie ihrer Angehörigen

Diese Kategorie wurde basierend auf den Kategorien Handlungen, Beobachtung und Wahrnehmung sowie Kommunikation gebildet. Innerhalb der teilnehmenden Beobachtungen stand stets der betroffene Mensch im Mittelpunkt, zu dem zunächst ein Kontakt aufgebaut wurde. Um einen Kontakt zu betroffenen Menschen aufbauen zu können ist es notwendig sie zu beobachten, ihre Reaktionen wahrzunehmen, mit ihnen verbal und nonverbal zu kommunizieren und entsprechend die pflegerischen Handlungen an ihren Reaktionen auszurichten. Dieser Zusammenhang wurde in den vorigen Punkten beschrieben. Erst auf dieser Grundlage ist es möglich die Individualität eines Menschen in pflegerischen Interventionen zu berücksichtigen und sowohl sie als auch ihre Angehörigen in pflegerische Handlungssituationen einzubinden. Die zuvor dargestellten Kategorien sind damit die Voraussetzung, um die individuellen Wünsche und Bedürfnisse der Patienten zu erfahren, ihre Fähigkeiten einzuschätzen, Ziele zu formulieren und Entscheidungen zu treffen, damit eine individuell auf sie abgestimmte Therapie erfolgen kann.

Pflegende beschreiben in den Interviews, dass dazu eine vertrauensvolle Beziehung zum Patienten aufgebaut werden muss, in der „ ...*das ein miteinander ist, ein respektvolles miteinander, nur dann profitiert der Patient wirklich davon. Das gehört für mich zur Pflegetherapie immer auch dazu...* " *(I:5GSW_96)*. „*Aber das erfordert natürlich auch viel Feingefühl...* " *(I:4SFSW_11)*. Damit Pflegende erfahren können, welche Bedürfnisse der betroffene Patient verspürt, beobachten sie diesen und stellen ihm Fragen. Anhand der teilnehmenden Beobachtungen konnte nicht nur wahrgenommen werden, dass Pflegende betroffene Menschen während der Durchführung therapeutischer Pflege beobachten, sondern ihnen in Abhängigkeit der Situation und der Fähigkeiten zahlreiche verschiedene Fragen stellen und sie in Problemlösungs- und Entscheidungsfindungsprozesse einbinden und diese fördern. Es soll jedoch nicht darum gehen Quantitäten zu bestimmen. Dennoch war es auffällig wie häufig Pflegende bei allen pflegerischen Handlungen die Patienten durch Beobachtung und das Stellen von Fragen in die Handlungssituationen einbezogen. Da erst dadurch die Individualität der Betroffenen in pflegerischen Handlungssituationen berücksichtigt und einbezogen wird, wurde dieser Aspekt in die Analyse einbezogen und ist gleichzeitig ein bedeutendes Merkmal therapeutischer Pflege.

„*Ich muss den Patient, egal wie wenig orientiert er ist, ... Ich muss ihn trotzdem als Mensch sehen, und nicht als Kind, und da muss ich ihn respektieren und aber auch abholen. Und nur dann / also gerade ein Aphasiker, der nicht reden kann, der wird oft bevormundet, und nicht als erwachsener, respektvoller Mensch behandelt. Und das ist keine Basis, um eine Pflegetherapie zu machen. Oder unsere Komapatienten, die sich ja gar nicht zur Wehr setzen können, wenn ich dann nicht mehr den Menschen darin sehe, der er davor war, und den ich dann nur noch als Stück Fleisch betrachte, das ich hin und*

her drehe, dann kann ich / egal wie ich ihn dann drehe wäre das keine Pflegetherapie"
(I:5GSW_98). „ ... Es ist sehr komplex, weil es so viele unterschiedliche Menschen gibt,
und ... ich muss immer wieder beim Patienten gucken, ob es passt ..." (I:5GSW_47).
„Also das ist sozusagen auch nicht mehr therapeutisch, wenn man etwas macht, was der
Patient nicht will" (I:1EHRP_97).

5.6 Multiprofessionelle Zusammenarbeit innerhalb des therapeutischen Teams

Wie in Punkt 1.5 Leistungsvergütung in den Phasen B und C (Tabelle 4 Mindestmerkmale
der neurologisch-neurochirurgischen Frührehabilitation) dargestellt, müssen nach OPS-
Ziffer 8-552 des G-DRG-Systems innerhalb einer neurologischen Rehabilitationseinrichtung die folgenden Berufsgruppen für ein therapeutisches Team vorgehalten werden:
Ärzte, Neuropsychologen, Pflegende, Physiotherapeuten, Physikalische Therapeuten, Ergotherapeuten und Logopäden (DIMDI, OPS, 2013).

Außerdem arbeiten in einzelnen Einrichtungen weitere Berufsgruppen, die ebenfalls zum
therapeutischen Team dazugehören, die jedoch zur Erbringung der Leistung nach OPS 8-
552 nicht von den Einrichtungen vorgehalten werden müssen, um den Frührehakom-
plexcode im G-DRG-System abrechnen zu können. Weitere Berufsgruppen, die in den
Rehabilitationseinrichtungen zum Teil ebenso im therapeutischen Team arbeiten, sind
Kunsttherapeuten, Musiktherapeuten, Heilpädagogen und Neuropädagogen.

Diese Kategorie steht in engem Zusammenhang mit der Kategorie der Beobachtung und
den Punkten 5.2.2 Wie und warum beobachten Pflegende? und 5.2.3 Beobachten Pflegende bewusst und zielgerichtet? Im Punkt 5.2.2 wurde beschrieben, dass Therapie nur
zielgerichtet durchgeführt werden kann, und zwar nicht nur durch die Pflegenden, sondern in Absprache mit allen anderen Berufsgruppen im Team, weil sonst zwar viele Handlungen am Rehabilitanden durchgeführt werden, diese aber diffus bleiben, weil sie nicht
in einem Zusammenhang zueinander stehen und möglicherweise an zu vielen Zielen
gleichzeitig und wenig kontinuierlich wie effektiv gearbeitet wird:

„Ja, also Therapie kann nur zielgerichtet durchgeführt werden. Anders geht es nicht. Das
ist einer der Kernpunkte in der Rehabilitation, dass du auf ein Ziel hinarbeitest. Ziele, die
dürfen nicht starr sein, die müssen beweglich sein, ganz klar. Aber wenn die einzelnen

Bereiche nicht zielgerichtet arbeiten, dann ist das eine diffuse Ansammlung von verschiedenen Handlungen am Rehabilitanden, die aber nicht im Zusammenhang miteinander stehen. Und somit auch nicht effektiv sind. Und nur, wenn man ein Ziel hat, auf das alle hinarbeiten, dann ist effektives Arbeiten möglich" (I:2S1RP_A:9).

Eine gemeinsame Zusammenarbeit, Austausch über Beobachtungen, Einschätzungen von Fähigkeiten, Planung von Interventionen und Formulierung von Zielen sind für therapeutisches Arbeiten notwendig. Wie gestaltet sich diese Zusammenarbeit in der Praxis? Wie beobachtet werden konnte basiert die gemeinsame Zusammenarbeit im Team vordergründig auf Basis der verbalen und nonverbalen Kommunikation.

Während der teilnehmenden Beobachtung konnten unterschiedliche Formen beobachtet werden, in denen eine multiprofessionelle Zusammenarbeit zwischen Pflegenden und anderen Berufsgruppen des therapeutischen Teams stattfand, und zwar mündlich in kurzen spontan, situativen Absprachen, schriftlich durch Dokumentation oder in Form von Teamsitzungen, die mündlich erfolgten und schriftlich festgehalten wurden. Spontane und situative Absprachen erfolgten als Rückmeldungen der Therapeuten oder Ärzte an Pflegende oder umgekehrt, und zwar über die Fähigkeiten, den Behandlungsstand und den Zustand des Betroffenen. Ebenso wurden organisatorisch, administrative Anliegen besprochen oder im Behandlungsverlauf auftretende Fragestellungen und Probleme, die situativ relevant wurden, diskutiert, um einen gemeinsamen Konsens zu finden. *„Als die Physiotherapeutin zu ihr geht und fragt wie es Herrn (Name des Patienten) geht, erklärt sie ihr, dass er sehr unruhig ist, und sie vermutet, dass er aufgrund der Parotitis Schmerzen hat. Sie erklärt ihr, dass er subfebrile Temperaturen entwickelt hat und insgesamt geschwächt wirkt. Weiterhin formuliert sie, dass sie versuchen kann ihn zu mobilisieren, und schauen kann, ob er die Kraft dazu hat. Die Physiotherapeutin geht nun zu Herrn (Name des Patienten)" (B:8GALSW_2).*

Weiterhin gab es Rückmeldungen von den Therapeuten oder Ärzten an Pflegende in ausschließlich schriftlicher Form, beispielsweise, wenn die zuständige Pflegeperson gerade eine Behandlung eines anderen Betroffenen durchführte und diese für einen kurzen Austausch nicht unterbrechen konnte. Auf einer Station konnte beobachtet werden, dass die Therapeuten nach jeder Behandlung wie auch die Pflegenden eine Rückmeldung über

Fähigkeiten, Behandlungsstand oder Zustand des Betroffenen auf demselben Pflegebe-
richtsblatt vornahmen. Diese Station arbeitete in einem kleinen interdisziplinären Team,
indem auch die Therapeuten nur dieser Station zugeordnet waren und nicht auf weiteren
Stationen in der Behandlung der Betroffenen rotierten.

Darüber hinaus wurden Teamsitzungen abgehalten. Diese wurden in den einzelnen Einrichtungen nach unterschiedlicher Art und Struktur durchgeführt, die an dieser Stelle beschrieben werden. Teamsitzungen fanden in allen eingeschlossenen Einrichtungen einmal
wöchentlich statt und in zwei Rehabilitationskliniken zusätzlich einmal täglich morgens
in Form einer kurzen Absprache über neu aufgenommene Rehabilitanden, geplante Ent-
lassungen oder akute Veränderungen des Zustandes und der Fähigkeiten von Rehabilitanden. An allen Teamsitzungen nahmen ein oder mehrere Mitarbeiter der einzelnen Berufsgruppen teil. In den Interviews und während der teilnehmenden Beobachtungen berichteten Pflegende, dass während der Besprechungen Rehabilitationsziele der Rehabilitanden festgelegt und evaluiert wurden. Dabei wurden die Fähigkeiten der Betroffenen
besprochen und Interventionsmöglichkeiten diskutiert. Inwiefern Pflegende während dieser Besprechungen Ziele formulierten unterschied sich in den einzelnen Kliniken, was
auch aus den Interviews hervorgeht. In vier Kliniken gab es keine Unterteilung zwischen
interdisziplinären und berufsgruppenspezifischen Rehabilitationszielen. Von diesen vier
Kliniken wurden im Zeitraum der Datenerhebung in drei Kliniken nicht ausdrücklich
Ziele durch die Pflegenden festgelegt: *Also wir / wenn wir jetzt von einem aus dem Akutkrankenhaus aufgenommenen Patienten ausgehen, ... der bei uns ankommt, dann definiert der Arzt ein Rehaziel. Die Therapeuten definieren ein Ziel. Und diese Ziele, was die
Therapeuten formulieren, werden auch mit zum Pflegeziel. Also das ist schon mit unser
Ziel, und wir definieren das nicht so explizit. Wir dokumentieren das auch noch nicht ...
(I:2S1RP_A:11).* „*Ja, formulieren ist / wir schreiben es ja nicht auf, ne, das ist natürlich
das Problem so ein bisschen*" *(I:7VÜNS_A:62).*

In einer Klinik wurde die Teamsitzung in Bezug auf die Erfassung der Fähigkeiten und
Zielformulierung an die International Classification of Functioning Disability and Health
(ICF) angelehnt. In diesem Zusammenhang wurden sowohl berufsgruppenspezifische als
auch interdisziplinäre Rehabilitationsziele festgelegt. Wie in den Punkten 5.2.2 (Wie und
warum beobachten Pflegende?) und 5.2.3 (Beobachten Pflegende bewusst und zielgerichtet?) dargestellt, ist die Formulierung von Zielen jedoch eine notwendige Voraussetzung,

um bewusst, zielgerichtet wie auch kontinuierlich und gemeinsam mit dem Betroffenen zu trainieren und an der Verbesserung seiner Fähigkeiten zu arbeiten. Aufgrund dessen ist zur Durchführung therapeutischer Pflege die Bestimmung von Rehabilitationszielen sowohl interdisziplinär, als auch berufsgruppenspezifisch (die Berufsgruppe der Pflege eingeschlossen) eine notwendige Voraussetzung. Dazu ist unter anderem, wie zuvor in Zusammenhang mit den einzelnen Kategorien beschrieben, die Fähigkeit zur Beobachtung und Wahrnehmung sowie Fachkompetenz erforderlich. Die Zusammenhänge zwischen den einzelnen Kategorien werden im Folgenden zusammenfassend verdichtet.

5.7 Zusammenfassung

Der betroffene Mensch und seine Angehörigen stehen im Zentrum therapeutischer Pflege, da das Ziel darin besteht vorhandene Fähigkeiten durch Training so zu verbessern, dass diese eine größtmögliche Teilhabe an den Lebensaktivitäten erreichen. Dazu sind zunächst die Fähigkeiten des betroffenen Menschen festzustellen, und ein Befund beziehungsweise eine Anamnese zu erheben. Zur Feststellung der Fähigkeiten sind Beobachtung und Wahrnehmung, sowie Kommunikation erforderlich. Auf dieser Basis können anschließend Rehabilitationsziele vereinbart und Entscheidungen zur Behandlung getroffen werden. Wie die Ergebnisse zeigen, ist fundiertes Fachwissen für eine zielgerichtete Beobachtung und Wahrnehmung unabdingbar. Dieses stellt die Voraussetzung für zielgerichtete Beobachtung und Kommunikation dar und dient dazu, Beobachtungen adäquat einordnen und nachvollziehen zu können, inwiefern diese in Zusammenhang mit dem Krankheitsbild stehen (Welche Störungsbilder zeigt der Betroffene, und wie zeigt er diese?). Pflegende benötigen Handlungskompetenz im Bereich der neurologischen (Früh-)Rehabilitation, indem umfassendes Wissen über neurologische Störungsbilder vermittelt wird, wie diese durch Beobachtung und Befragung situativ erkannt und befundet werden können, und welche Interventionen in diesem Zusammenhang Anwendung finden können. Fachwissen ist notwendig, um entscheiden zu können, welche Fähigkeiten als Voraussetzung einer Handlung mit dem Betroffenen zuerst trainiert werden müssen. Anhand **Tabelle 17** (Pflegerische Handlungen in der neurologischen (Früh-)Rehabilitation) wurden die Handlungen aufgelistet, die in der neurologischen (Früh-)Rehabilitation teilnehmend beobachtet werden konnten. Die Darstellung der Ergebnisse verdeutlicht die Komplexität dieser Handlungen, die sich darin zeigt, dass die einzelnen Handlungen nicht nur fließend ineinander übergehen, sondern einander bedingen können und einzelne Handlungen zur Erreichung eines festgelegten Ziels miteinander kombiniert und parallel durchgeführt werden. Aber wie Pflegende darstellen reicht Fachkompetenz allein nicht aus, um therapeutisch pflegen zu können. Zur Einschätzung von Fähigkeiten betroffener Menschen, sind neben Beobachtung, Wahrnehmung und Fachkompetenz auch soziale und methodische Kompetenzen gefragt, denn umfassende Informationen über Betroffene können erst dann in umfassenden Maße gewonnen werden, wenn es Pflegenden gelingt eine konstruktive, zwischenmenschliche Beziehung zum Patienten aufzubauen. Wie Pflegende erklärten ist diese gekennzeichnet durch Anerkennung, Respekt, Wertschätzung und empathisches Einfühlungsvermögen. Nachdem Informationen über die Fähigkeiten und Ressourcen des Betroffenen vorliegen, sind entsprechende Methoden anzuwenden, durch die sie ihre Fähigkeiten durch Training verbessern können. Pflegende benötigen somit nicht nur Kompetenzen, um adäquate Methoden auszuwählen, denn es geht auch darum, diese in ihrer praktischen Durchführung zu beherrschen. In den Interviews wurde deutlich, dass personale Kompetenzen ebenso wichtig sind, wie beispielsweise Geduld, eigene Motivation, vorurteilsfreies Handeln und die Reflexionsfähigkeit von Handlungssituationen. Gleichzeitig arbeiten Pflegende mit weiteren Berufsgruppen im therapeutischen Team zusammen. In der Darstellung der Ergebnisse wurde erklärt, dass sich das Team im Behandlungsverlauf ständig durch Absprachen und in Teamsitzungen austauscht, gemeinsam Ziele festlegt und diese evaluiert, um den Betroffenen effektiv behandeln zu können. Allerdings wiesen Pflegende in den Interviews darauf hin, dass sie sich durch ihre Ausbildung nicht gut für ihre praktische Tätigkeit in der neurologischen (Früh-) Rehabilitation vorbereitet fühlen. Insbesondere wurde die Vernetzung zwischen Theorie und Praxis in der Ausbildung kritisiert. Weiterhin wünschten sich Pflegende, dass in der Ausbildung tiefergehende Fachkenntnisse im Bereich der Anatomie, über neurologische Krankheits- und Störungsbilder und Tonus vermittelt werden. Ebenso erklären sie, dass sie mehr Fort- und Weiterbildungsangebote benötigen, sowie begleitende Instruktionen in der Praxis, um (neue) Handlings im Praxisalltag einüben zu können, wozu sie Zeit benötigen:

„ ... wie gesagt, ich kann es schon, und ich durfte es zur einer Zeit lernen, wo es uns noch zeitlich besser ging. Nicht nur unsere Patienten plastizieren ja, sondern auch wir. Wir haben auch die Routine im Kopf, und es ist total schwierig unter Zeitdruck die Routine zu unterbrechen, und das können nicht viele und auch nicht gleich und nicht sofort. Das

ist ein Grund, warum es so schwer ist und warum man so schlecht etwas verändern kann - dieser Zeitdruck, und dieses wenige Personal auch, aber es ist nicht generell ein Grund, um keine Pflegetherapie machen zu können" (I:5GSW_53). „... aber wie gesagt, es ist schwer, wenn jemand unter Druck steht, dem etwas beibringen zu wollen. Und das ist das, warum so viele zwar in Fortbildungen gehen, aber das nicht umsetzen können. Also der Zeitdruck spielt schon eine Rolle, dass darf man sich da nicht schönreden. ... wenn man es kann, dann kann man es, dass stimmt schon, aber nicht, wenn man es noch nicht kann, und muss es erst noch lernen. Denn zum Lernen gehört einfach auch Zeit" (I:5GSW_55).

Nicht nur die genannten Kompetenzen und das Wissen durch Fachliteratur spielen eine große Rolle zur Durchführung therapeutischer Pflege, sondern darüber hinaus auch die Berufserfahrung in der neurologischen (Früh-)Rehabilitation und die ständige Erweiterung dieser Kenntnisse, oder wie eine Pflegekraft sagt: „...*immer wieder zu modifizieren, nach so einer Lernspirale zu arbeiten, ..., weil die Spirale hört nie auf, die geht immer weiter" (I:6SSSW_46).*

6 Diskussion

Werden allein die Überschriften der Kategorien betrachtet, kann behauptet werden, dass das nicht Neu ist. Neu sind hingegen die inhaltliche Beschreibung und der Zusammenhang zwischen den bereits bekannten Begrifflichkeiten (Formulierung der Kategorien) und therapeutischer Pflege, also wie therapeutische Pflege durchgeführt wird, und was das Therapeutische an dieser ist. Allerdings zeigen sich diesbezüglich in der Praxis starke Differenzen. Das Ziel der Arbeit bestand nicht darin die Qualität der Pflege in der neurologischen (Früh-)Rehabilitation zu untersuchen, dennoch waren deutliche Unterschiede innerhalb der Durchführung der Pflege zu beobachten. Diese Unterschiede waren für die vorliegende Arbeit entscheidend, da es auf der Basis von Differenzen möglich ist zu lernen und zu ergründen, was therapeutisch ist, und was nicht. An dieser Stelle kann der Theorie vorgeworfen werden, teleologisch zu sein. Der Begriff der therapeutischen Pflege lag dieser Arbeit bereits zugrunde und wurde nicht neu entwickelt. Aber wird die etymologische Herkunft des Begriffs „Therapie" einbezogen, wird deutlich, dass diese im Ursprung auf die Pflege zurückgeht, die Interventionen mit dem Ziel der Heilung anwendet, also therapiert. Eine neue Begriffsentwicklung kann damit nicht zielführend sein, wohl aber eine differenzierte Operationalisierung dessen, was therapeutische Pflege in der neurologischen (Früh-) Rehabilitation ausmacht und wie diese durchgeführt wird, was durchaus auf der Basis der Entwicklung einer Theorie geschehen kann, wie von Glaser und Strauss (1967) dargelegt wird. Die Stärke der Theorie besteht einerseits darin zu zeigen, was therapeutische Pflege ist, aber sie dient andererseits auch als Ausgangspunkt über eine kritische Diskussion darüber, welches Wissen und Skills derzeit im Bereich der Aus-, Fort- und Weiterbildung gezielt und ausschließlich im Bereich der neurologischen (Früh-)Rehabilitation angeboten werden, um Pflegende zu befähigen therapeutisch zu pflegen. Nur weil mit dieser Theorie induktiv vorgegangen wurde heißt das nicht, dass alle Pflegenden in den eingeschlossenen Einrichtungen therapeutisch pflegen. Vielmehr ist zu hinterfragen ob, und wenn ja, welche Fort- und Weiterbildungsmöglichkeiten Pflegenden in diesen Einrichtungen, aber auch auf dem Bildungsmarkt insgesamt angeboten werden. Die Ausbildung liefert an dieser Stelle eine breitgefächerte Grundlage, die jedoch nicht die fachspezifischen Anforderungen und Herausforderungen in der Pflege dieser komplexen Krankheitsbilder erfüllen kann. Neben Weiterbildungsangeboten zu den unterschiedlichen Konzepten, die im Bereich der Rehabilitation angeboten werden, bedarf

es weiterer Qualifizierungsmöglichkeiten, welche die Ergebnisse dieser Theorie berücksichtigen und einbeziehen. Entwicklungen in dieser Hinsicht bestehen durch ein Curriculum der Deutschen Gesellschaft für neurologische Rehabilitation über die Weiterbildung
Gesundheits- und Krankenpfleger(in) für neurologisch-neurochirurgische Frührehabilitation in aktivierend-therapeutischer Pflege. Weiterhin werden zunehmend Weiterbildungen in der neurologisch-neurochirurgischen Frührehabilitation mit unterschiedlichen
Schwerpunkten und Bezeichnungen angeboten. Ebenfalls gibt es Fortbildungsangebote,
die sich speziell auf den Bereich der Stroke Unit beziehen. Dennoch können Vorschläge
zu einer Erweiterung dieser Weiterbildungen angeführt werden, da diese innerhalb der
Vermittlung theoretischer Grundlagen häufig medizinorientiert sind und wenig pflegerelevante Aspekte beinhalten. Ergebnisse dieser Arbeit können gut in die Curricula integriert und um diese erweitert werden. Fraglich ist auch, ob Pflegende mit insgesamt etwa
200 Stunden ausreichend für die Herausforderungen in diesem Fachbereich qualifiziert
werden können, und dies der Forderung nach besonders geschultem Personal in der OPS-
Ziffer 8-552 entspricht. Grundlegend kann gefragt werden, inwiefern zukünftig auch im
Tertiärbereich Qualifizierungsmöglichkeiten in diesem Fachbereich angestrebt werden
können. Auch ist zu hinterfragen, ob Pflegende von Weiterbildungen in vorgesehenen
Praktika tatsächlich die praktische Umsetzung therapeutischer Pflege lernen können. Eine
Frage, die sich dabei stellt ist, wie Theorie und Praxis durch die Weiterbildung miteinander vernetzt werden. Die Theorie zeigt auch, dass das Einüben neuer Handlings Zeit und
entsprechende Rahmenbedingungen erfordert. Sind diese in der Praxis gegeben? Arbeiten
Pflegende dort nicht therapeutisch und sind die Voraussetzungen dafür auch für die Ler-
nenden nicht gegeben, ist die Gestaltung von Praktika mit dem Ziel, dass Pflegende dort
das praktische Handling lernen kritisch zu betrachten. Das ist jedoch kein Kritikpunkt,
der ausschließlich an die Weiterbildungen zu richten ist. In Bezug auf die im Ergebnisteil
aufgeführten Voraussetzungen und Rahmenbedingungen, werden das Zusammenwirken
und die Anforderungen an mehrere Bereiche deutlich, und zwar nicht nur in bildungspo-
litischer, sondern auch in ökonomischer, gesundheitspolitischer und sozio-kultureller
Hinsicht.

Im Folgenden werden die Ergebnisse dieser Studie mit den Studien der Literaturreche-
che und bestehenden Pflegetheorien in Verbindung gebracht und diskutiert. Weiterhin
erfolgt eine Gegenüberstellung und Diskussion der Definition therapeutischer Pflege, wie
sie aus dieser Arbeit hervorgeht und der therapeutischen Pflege, wie sie in bestehenden

Pflegetheorien verwendet wird. Ebenso werden Vorgehensweisen zur Theorieentwicklung diskutiert. Abschließend werden die Limitierungen dieser Theorie, der weitere Forschungsbedarf sowie Möglichkeiten zur Anwendung der Theorie aufgezeigt.

6.1 Diskussion der Ergebnisse anhand von Studien der Literaturrecherche

Studien, die innerhalb der Literaturrecherche (siehe Punkt 2.2) einbezogen wurden oder mit therapeutischer Pflege in Zusammenhang stehen, verwenden ähnliche Begrifflichkeiten, wie sie in dieser Studie gebraucht werden. In diesen wird dargestellt, dass zur Durchführung der Pflege ein entsprechendes Fachwissen (Kitson, 1987; Burton, 2003; Hawkey und Williams, 2007), eine bestimmte Einstellung zur Rehabilitation (Kitson, 1987), kommunikative Fähigkeiten (Long, 2002; Burton, 2003; Walsh, 2007), Beobachtungsfähigkeiten (O`Conner 2000b, Pryor, 2002) und Entscheidungsfähigkeit (O`Conner, 2000b; Walsh, 2007) wesentliche Kernelemente sind. Dabei ist das Treffen von Entscheidungen nicht nur bei der Befunderhebung, sondern auch bei Auswahl der Intervention und Evaluation notwendig. Aber auch Kompetenzen zur kritischen Reflexion der Handlung als solche und der eigenen Person (Freshwater, 2002) werden als unabdingbar hervorgehoben. Wie auch in dieser Studie wird als ein bedeutendes Element das Einbeziehen der Betroffenen und ihrer Angehörigen beschrieben (Kitson, 1987; O`Conner, 2000a; Freshwater, 2002; Burton, 2003). Weiterhin wird betont, Pflege kontinuierlich (O´Conner, 2000a) und zielgerichtet (Hawkey und Williams, 2007; Gerdelmann, 2009) durchzuführen, sie an alltäglichen Situationen auszurichten (Kirkevold, 1997) sowie eine Atmosphäre zu schaffen, in der ein Trainieren und Lernen möglich ist (O`Conner, 2000a). Dennoch ist die Frage zu stellen, inwiefern die Ergebnisse dieser Studien, auf den Fachbereich der Neurologie, beziehungsweise auf die neurologische Rehabilitation übertragen werden können, denn sie beziehen sich zum Beispiel auf die Bereiche der Geriatrie (Kitson, 1986, 1991), Traumatologie und Orthopädie (Long, 2002), oder gelten übergreifend, beziehungsweise ohne Bezug auf einen bestimmten Fachbereich zu nehmen (Freshwater, 2002; Pryor, 2002; Hawkey und Williams, 2007; Gerdelmann, 2009). An der Darstellung zuvor wird deutlich, dass sich einzelne Begrifflichkeiten und Bezeichnungen aus den Artikeln der Recherche auch in dieser Studie wiederfinden. Dennoch kann nicht der Schluss gezogen werden, dass die Ergebnisse der Literatur mit dieser Studie bestätigt werden. Es werden lediglich dieselben Begrifflichkeiten verwendet. Der Grund, weshalb diese Studie nicht als Verifikation der Ergebnisse der zuvor genannten Arbeiten gelten kann, liegt darin, dass in diesen Artikeln nicht primär und gleichzeitig wenig detailliert beschrieben wird, wie die Pflege durchgeführt wird und die genannten Begrifflichkeiten werden nicht tiefgründig beleuchtet. Damit ist gemeint, dass in den Artikeln nicht differenziert beschrieben wird, über welches Wissen Pflegende bezüglich des genannten Fachbereiches verfügen sollen. Einzelne Skills werden zwar benannt, aber zum Beispiel nicht genauer dargestellt, welche kommunikativen Fähigkeiten gemeint sind. Der Bereich der Kommunikation ist weitreichend. Es ist fraglich, ob in jedem Fachbereich der Pflege dieselben kommunikativen Fähigkeiten erforderlich sind. Aber inwiefern gibt es diesbezüglich Unterschiede zwischen diesen Fachbereichen? Wo liegen jeweils die Schwerpunkte? Diese Fragen bleiben insgesamt unbeantwortet. Dennoch wird deutlich, dass die einzeln aufgezählten Kompetenzen womöglich auch in den Fachbereichen wie der Geriatrie, Traumatologie, Orthopädie und wenn nicht gar übergreifend von Relevanz sind. Wie diese dort jedoch fachspezifisch ausgefüllt werden, geht aus den Artikeln der Literaturrecherche im Gegensatz zu dieser Studie mit Bezug auf die neurologische (Früh-)Rehabilitation nicht hervor.

Weiterhin ist hinzuzufügen, dass die Artikel, die in die Recherche einbezogen wurden, bis auf die Arbeit von Gerdelmann (2009) nicht zum Ziel hatten, die therapeutische Pflege per se zu definieren. Der Begriff „therapeutische Pflege" wurde in unterschiedlichen Zusammenhängen (therapeutische Beziehung, therapeutische Rolle, therapeutisches Handeln, professionelle, therapeutische Pflege, therapeutische Nutzung der eigenen Persönlichkeit) wie selbstverständlich verwendet, ohne ihn auf wissenschaftlicher Basis beruhend, zu definieren. Gleichzeitig wird deutlich, dass die Diskussion, um eine therapeutische Komponente in der Pflege in den Ländern denen die Artikel entstammen schon lange besteht (dazu gehören die USA, Großbritannien, Norwegen, Kanada und Australien).

6.2 Diskussion der Ergebnisse anhand bestehender Pflegetheorien

Im Folgenden wird diskutiert, inwiefern die Ergebnisse dieser Studie durch bereits bestehende Pflegetheorien bestätigt werden können. In diesen werden die Beobachtung des Patienten und die Wahrnehmung seiner Reaktionen an den Anfang jeder pflegerischen Handlung gestellt und gelten damit als Voraussetzung für die Planung der Pflege (Orlando, 1996, S. 18). Durch sie können Informationen über den Betroffenen gewonnen werden, die wiederum für das Treffen von Entscheidungen im Planungsprozess unerlässlich sind (King, 1981, S. 9). Durch Beobachtung und Wahrnehmung können sich jedoch auch Vorurteile, Zuschreibungen und rasche Urteilsbildungen herausbilden. Diese nehmen Pflegende wahr, erkennen jedoch den anderen an und akzeptieren ihn, so dass eine wechselseitige Beziehung entstehen kann (Travelbee, 1972, S. 130-150). Wiedenbach (1963) führt noch genauer aus, dass Pflegende in ihrer Beobachtung insbesondere auf Widersprüche zwischen gesprochenem Wort und Gestik, sowie Mimik und Körperhaltung achten. Aber eine zielgerichtete Beobachtung erfordert auch das Vorhandensein von Fachwissen, innerhalb dessen die Beobachtungen gedeutet und in einem größeren Zusammenhang betrachtet werden können (King, 1981, S. 9; Wiedenbach, 1963; Peplau, 1965a, S. 49). Wie Peplau (1965b) erklärt benötigen Pflegende Fortbildungen, um theoretisches Wissen auf Beobachtungen und den Umgang mit dem Patienten anwenden zu können (Peplau, 1965b, S. 105). Dieses Wissen sollte dem neusten Stand der Wissenschaft entsprechen (King, 1981, S. 9). Nach der Beobachtung versuchen Pflegende nachzuvollziehen, warum der Patient so reagiert, spiegeln ihm ihre Beobachtungen zurück und lassen sich ihre Eindrücke verifizieren oder falsifizieren (Orlando, 1996, S. 56, 62, 72; Wiedenbach, 1963). Wenn es um das Widerspiegeln von Beobachtungen geht, aber auch um wichtige Informationen über den Zustand und den betroffenen Menschen zu erfahren, sind insbesondere kommunikative Fähigkeiten obligat (King, 1981, S. 9; vgl. auch Wiedenbach, 1963). Des Weiteren ist die gemeinsame Kommunikation mit dem Betroffenen nötig, wenn Ziele und Interventionen festgelegt und durchgeführt werden (King, 1981, S. 9). Erst durch Kommunikation können Pflegende eine Beziehung zum Betroffenen aufbauen, die darin mündet, diesen in seinem Krankheitsbewältigungsprozess zu begleiten (Travelbee, 1972, S. 93). Auch innerhalb der Psychiatriepflege spielt die Gesprächsführung eine besondere Rolle (Peplau, 1989, S. 284). Zusammengefasst beschreibt King (1981) den Prozess zwischen Beobachtung und Kommunikation als Aktion, Reaktion und Interaktion, innerhalb dessen Pflegende ihre Wahrnehmungen mit dem Patienten teilen, Ziele festlegen sowie Interventionen planen und durchführen (King, 1981, S. 2). Zuvor wurden mit Beobachtungen und verbaler sowie nonverbaler Kommunikation Zugangswege beschrieben, anhand derer die Umwelt eines Menschen offenbar und erkundet werden kann. Es wird aber auch darauf hingewiesen, dass es Zeiten gibt, in denen ein Patient seine Welt nicht ohne weiteres preisgibt, beziehungsweise preisgeben kann, beispielsweise durch Sprach-/Sprechstörungen, in Situationen von Angst, Schmerzen oder Abwehr. In diesen Momenten sind andere Zugangswege zu suchen. Als Beispiel wird hier die Empathie genannt (Zderad, 1997, S. 171 ff.). Empathie wird definiert als Einfühlen in den anderen Menschen, ohne der andere zu sein (Paterson und Zderad, 1999, S. 92). Das bedeutet, dass Pflegende in der Beziehung Anteil nehmen, aber dennoch Distanz wahren können, um nicht von der Beziehung überwältigt zu werden (Travelbee, 1972, S. 130-150). Orlando plädiert dafür in der Pflege zielgerichtet zu arbeiten, und vor jeder Handlung die Bedürfnisse des Patienten zu erfassen. Sie erklärt, dass eine pflegerische Handlung zwar auch den Bedürfnissen des Patienten entsprechen kann, wenn sie seine Bedürfnisse zuvor nicht erfasst, wobei das Ergebnis dann nur zufälliger Art ist und nicht bewusst herbeigeführt wurde (Orlando, 1996, S. 70 f.). Darüber hinaus stellt Benner (1984) in ihrer Theorie dar, dass sich nicht alle Pflegenden in komplexen Pflegesituationen gleich verhalten, gleichermaßen in der Lage sind Prioritäten zu setzen und auch Bedürfnisse und Fähigkeiten von Patienten gleichermaßen einschätzen können. Sie zeigt, dass Pflegende vom Novizen bis zum Experten unterschiedliche Stufen im Erwerb von Wissen und Fähigkeiten in ihrem Fachgebiet durchschreiten. Die Pflege erfolgt aber auch in Zusammenarbeit mit dem Team, indem sie ihre Beobachtungen, Interventionen und Ergebnisse mündlich oder schriftlich weitergeben, so dass sie von allen anderen nachvollzogen werden können. Die Ergebnisse einer Handlung werden anschließend evaluiert (Orlando, 1996, S. 18, 47, 92).

6.3 Diskussion des Begriffs „therapeutische Pflege" anhand bestehender Theorien

Der Begriff „therapeutisch" in Zusammenhang mit Pflege wird von den Pflegetheoretikerinnen Peplau (1988), Orem (1995) und Travelbee (1972) verwendet. In der Theorie von Peplau (1965b) besteht das Kennzeichen therapeutischer Pflege darin, eine gewollte Änderung im Patienten herbeizuführen und ihm eine Beziehung zu bieten, in der Lernen gestaltet und ermöglicht werden kann (Peplau, 1965b, S. 99). Sie definiert Pflege als einen *„ bedeutsamen, therapeutisch wirkenden zwischenmenschlichen Prozess. Dieser geht mit anderen zwischenmenschlichen Entwicklungen einher, die dem Einzelnen ein normales Leben in der Gemeinschaft ermöglichen ... Pflege ist ein Medium der Erziehung, eine reifefördernde Kraft, die darauf ausgerichtet ist, die Entwicklung der Persönlichkeit auf ein kreatives, konstruktives, produktives Leben als Einzelmensch und in der Gemeinschaft zu fördern" (Peplau, 1988, S. 16)*. Peplau (1988) bezieht sich in ihren theoretischen Abhandlungen ausschließlich auf den Bereich der Psychiatrie. Aus diesem Grund ist zu hinterfragen, inwiefern diese Aspekte auf die neurologische (Früh-)Rehabilitation zu übertragen sind, denn hier geht es auch darum verloren gegangene Fähigkeiten nicht nur auf psychischer Ebene, sondern auch auf physiologischer Ebene zu verbessern, oder zumindest aufrechtzuerhalten. Wie die Ergebnisse dieser Studie zeigen, kommt dem Aufbau einer zwischenmenschlichen Beziehung auch hier eine bedeutende Rolle zu. Wie Peplau (1988) beschreibt, ist diese notwendig, um Informationen über den Betroffenen zu gewinnen, um den Behandlungsablauf und -verlauf zu planen und gemeinsam mit dem Betroffenen zu trainieren, um seine Ziele erreichen zu können. Peplau (1988) stellt jedoch in ihrer Theorie die Erziehung und Reifeförderung in den Vordergrund. Dieser wird in dieser Studie aber nur als ein Aspekt therapeutischer Pflege betrachtet, denn darüber hinaus geht es auch auf physiologischer Ebene darum, Fähigkeiten der Betroffenen durch kontinuierliches Training zu verbessern. Pflegende benötigen somit nicht nur Fähigkeiten, um zwischenmenschliche Beziehungen aufzubauen, die zweifelsohne eine Voraussetzung sind, um auf einer therapeutischen Ebene mit dem Betroffenen trainieren zu können, sondern gleichermaßen sind, wie die Ergebnisse zeigen, auch Fachwissen, Methodenkompetenzen und noch weitere erforderlich. Es steht damit bei der Durchführung therapeutischer Pflege in der neurologischen (Früh-)Rehabilitation nicht nur der zwischenmenschliche Beziehungsprozess im Vordergrund, sondern gleichermaßen auch alle anderen dargestellten Kategorien, die sich ständig abwechseln, aufeinander beziehen und sich wechselseitig beeinflussen. Somit wirkt wie in dieser Arbeit beschrieben, nicht der Beziehungsprozess allein therapeutisch, sondern Pflege ist therapeutisch, wenn alle Kategorien, wie in ihren Zusammenhängen dargestellt, bestehen und wirken. Darüber hinaus setzt Peplau (1988) mit ihrer Theorie voraus, dass Patienten in der Lage sind zu kommunizieren und zu verstehen. Sie beschreibt in ihrer Theorie differenziert wie die Gesprächsführung durch Pflegende gestaltet und damit zwischenmenschliche Beziehungen aufgebaut werden können aber nicht, wie auf einer nonverbalen Ebene ein Zugang zum Patienten aufgebaut werden und diese Beziehung ausgestaltet werden kann. Dieser Aspekt wird auch von Marriner-Tomey aufgegriffen. Sie kritisiert, dass die Theorie Peplaus (1988) sich nur sehr eingeschränkt auf Bewusstlose, Menschen mit Demenz oder Neugeborene anwenden lässt (Marriner-Tomey, 1992, S. 322). Zu berücksichtigen ist, dass ihre Theorie eine Theorie mittlerer Reichweite ist, die damit von vornherein nicht ohne weiteres auf andere Bereiche übertragen werden kann, aber als Grundlage für Vergleiche diesbezüglich zwischen den Fachbereichen herangezogen werden kann. Im Bereich der Psychiatrie wäre zu hinterfragen, ob in Bezug auf die Krankheitsbilder in der Psychiatrie, die Theorie um den Aufbau von Beziehungen auf einer nonverbalen Ebene zu ergänzen wäre. Weiterhin beleuchtet Peplau (1988) nicht die Kommunikation mit Angehörigen und

dem multiprofessionellen Team, welchen, wie in dieser Arbeit dargestellt, eine noch grö-
ßere Bedeutung zukommt, wenn der betroffene Mensch nicht auf verbalem Weg kommunizieren kann.

Innerhalb ihrer Theorie verwendet Travelbee (1972) den Begriff „therapeutisch." Sie
bringt diesen mit professioneller Pflege in Zusammenhang und erklärt, dass es ein Merkmal professioneller Pflege ist, die eigene Persönlichkeit auf therapeutische Art einzusetzen. Sie meint damit, dass die Pflegekraft bewusst Gebrauch ihrer eigenen Person und
ihres Wissens macht, um eine Veränderung im Patienten zu bewirken, beziehungsweise
sein Leiden zu lindern. Die eigene Person wird somit bewusst eingesetzt, um eine Beziehung zum Patienten aufzubauen und pflegerische Interventionen zu strukturieren. Sie erklärt, dass Pflegende dazu über Kenntnisse ihrer eigenen Person, über die Dynamik
menschlichen Verhaltens und über Fähigkeiten zu einem wirksamen Eingreifen in Pflegesituationen verfügen müssen (Travelbee, 1972, S. 19) In diesem Zusammenhang macht
Travelbee (1972) deutlich, dass der therapeutische Einsatz der eigenen Person nicht mit
Freundlichkeit gleichzusetzen ist, denn diese ist kein Ausgleich für Unwissenheit oder
Mangel an Wissen oder Verständnis für Konzepte und das Unvermögen diese anzuwenden. Dieser Aspekt bestätigt damit auch das Ergebnis dieser Studie, macht hier jedoch
nur einen Teil therapeutischer Pflege aus. Travelbee (1972) verwendet den Begriff „therapeutisch" insgesamt auf ähnliche Weise wie Peplau (1988). Bei beiden geht es darum
auf Basis der Beziehung eine Veränderung im Patienten zu bewirken, beziehungsweise
sein Leiden zu lindern. Allerdings bezeichnet Peplau (1988) die Beziehung als therapeutisch und Travelbee (1972) das Einbringen der eigenen Person in diese Beziehung.

Orem (1995) verwendet in ihrer Pflegetheorie „Konzepte der Praxis" den Begriff „therapeutische Selbstpflegeerfordernisse." Sie führt aus, dass jeder Mensch eigener Pflege bedarf. Diese bezeichnet sie als Selbstpflegeerfordernisse, die sich zum einen individuell
unterscheiden, sich aber auch bei einer Person in den Lebensphasen verändern. Ist ein
Mensch nicht mehr in der Lage, seine Selbstpflege zu erfüllen und kann diese nicht durch
Angehörige übernommen werden (Selbstpflegedefizit), können Pflegende diese übernehmen. Die Selbstpflegeerfordernisse eines Menschen werden als seine Bedürfnisse beschrieben, die Pflegende erfassen, um entsprechende Ziele und Maßnahmen abzuleiten.
Mit Hilfe pflegerischer Interventionen soll der Patient dazu befähigt werden, seine individuellen Selbstpflegeerfordernisse wieder selbstständig durchzuführen oder Angehörige

an seiner statt anzuleiten, damit diese unterstützend mitwirken können. Orem übernahm den Begriff „therapeutic self-care demand" von der „Nursing Development Conference Group", die den Begriff 1970 geprägt und wie folgt definiert hat: „*Therapeutic self-care demand at any point in time a) describes factors in the patient or the environment that (for the sake of patient's life, health or well-being) must be held steady with a range of values or brought within and held within such a range, and b) has a known degree of instrumental effectiveness derived from the choice of technologies and specific techniques for use in changing, or in some way controlling, patient or environmental factors"* (Orem, 1995, S. 189). Orem (1995) bezeichnet also die Selbstpflegeerfordernisse und damit die Bedürfnisse der Patienten an sich als therapeutisch. Sie erklärt jedoch nicht, was das Therapeutische an diesen ist. Sie übernimmt den Begriff von der „Nursing Development Conference Group." Im Gegensatz dazu werden in dieser Studie nicht die Bedürfnisse der betroffenen Menschen als therapeutisch betrachtet, sondern die Pflege und das Training, welches notwendig ist, um alltägliche Handlungen wieder selbst durchzuführen zu können. Also das pflegerische Training, damit die Betroffenen ihre Selbstpflegeerfordernisse wieder selbst erfüllen können, ist das Therapeutische an der Pflege. Kirkevold (1997) stellt dar, dass Orem (1995) zwar Orientierungshilfen gibt, welche Informationenhilfen eine Pflegekraft einzuholen hat, um die Selbstpflegefähigkeiten und den Selbstpflegebedarf einzuschätzen, jedoch geht Orem (1995) nicht darauf ein, wie die Planung konkret ausgestaltet werden kann und wie sie mit welchen Interventionen durchgeführt wird.

6.4 Methodendiskussion

In der Diskussion sind jedoch nicht nur die Ergebnisse der Theorien zu diskutieren, sondern auch die Vorgehensweisen mit denen die Daten für die Theorieentwicklung gewonnen wurden. In diesen Zusammenhang sind die beiden unterschiedlichen Vorgehensweisen der Deduktion und Induktion in Betracht zu ziehen. Bei einer deduktiven Vorgehensweise werden anhand bestehender Theorien innerhalb oder außerhalb der Pflege Schlüsse und Konsequenzen durch logische Überlegungen abgeleitet. Induktives Vorgehen beginnt bei der Beobachtung, welche analysiert und woraus Schlussfolgerungen abgeleitet und eine Theorie entwickelt wird (Kirkevold, 1997; vgl. auch Chalmers, 2007, S. 35-39). Vor allem in den 60er und 70er Jahren entstanden in den USA zahlreiche deduktive Theorien mit großer Reichweite („Grand Theories"), die zum Ziel hatten das gesamte Pfle-

gehandeln aus einer bestimmten theoretischen Perspektive zu erfassen, welche meist ver-
wandten Disziplinen entnommen wurden (z.B. King, 1981 und Orem, 1995). Es hat sich
jedoch (auch hierzulande) gezeigt, dass eine unkritische Übernahme dieser Theorien in
ein anderes Gesundheitssystem mit anderen Traditionen zu Passungsproblemen führt.
Aus diesem Grund erfolgte in den 80er und 90er Jahren international eine intensive Forschungsarbeit, in denen vermehrt induktive, situations- und zielgruppenspezifische Theorien geringer und mittlerer Reichweite entstanden sind, z.B. von Benner im Jahr 1984
(Moers et. al, 2011). Auch in den 50er Jahren und zu Beginn der 60er Jahre gab es bereits
Pflegetheorien, die einen induktiven Forschungsansatz verfolgten, wie Peplau (1988)[11],
Orlando (1996)[12] oder Wiedenbach (1963). Obwohl Pflegetheorien eine wichtige Bedeutung für die curriculare Entwicklung und Gestaltung haben, ist der theoretische Diskurs
im letzten Jahrzehnt beinah zum Erliegen gekommen. Ursächlich wird das mit dem wach-
senden Einfluss der Ideologie der Evidenzbasierung begründet, welcher dazu geführt hat,
theoretische Fragen in den Hintergrund zu drängen (Moers et al., 2011, Schmidli-Bless
und Ricka, 2011). Moers et al. (2011) vermuten, dass „die Ideologie der Evidenzbasierung zu einer noch größeren Theorieferne" führen wird. Aufgrund dessen plädieren sie
dafür induktive Theoriediskurse wiederzubeleben, da der Stand und auch die Dynamik
der Theorieentwicklung als aussagekräftiger Indikator für die geistige Verfassung der
Disziplin Pflege gilt (vgl. auch Friesacher, 2011). Und genau diese Synthese „pflegespe-
zifischen Wissens in Gestalt von Theoriebildung fehlt im deutschsprachigen Raum weit-
gehend. Ein wiederbelebter Theoriediskurs kann die Praxis unter den veränderten demografischen, epidemiologischen, sozialen und versorgungsstrukturellen Bedingungen verbessern" (Moers et. al, 2011, S. 349). Für die Entwicklung induktiver, situationsspezifi-
scher Theorien sprechen sich auch Meleis (2011), Schmidli-Bless und Ricka (2011), sowie Remmers (1997) aus. Auch Vollstedt (1999) erklärt, dass im Sinne der Pflegetheo-
riebildung nicht auf bereits bestehende Theorien zurückgegriffen und diese für die Pflege
umformuliert werden sollten. Diese Theorie entspricht damit dem Stand und den Forderungen aktueller Diskussionen, denn sie wurde induktiv entwickelt, weist eine mittlere
Reichweite auf, da sie sich auf nur einen Fachbereich bezieht und ein spezifisches Thema
der Pflege in diesem Bereich untersucht. Nicht zuletzt haben Passungsprobleme von Pflegetheorien anderer Länder dazu geführt diese Theorie zu entwickeln.

---

[11] Peplau H: Interpersonal Relations in Nursing. Erschienen 1952 im Verlag G. P. Putnam`s Sons.
[12] Orlando IJ: The Dynamic Nurse-Patient-Relationship. Erschienen 1961 im Verlag G. P. Putnam`s Sons.
Die deutschsprachige Ausgabe, wie in dieser Arbeit verwendet, erschien 1996; siehe Literaturverzeichnis)

6.5 Limitationen und weiterer Forschungsbedarf

Die vorliegende Studie weist einige Limitierungen auf, die im Folgenden beschrieben und transparent gemacht werden. Die Fragestellung der Studie bezieht sich ausschließlich auf den Fachbereich der neurologischen (Früh-)Rehabilitation und schließt dort, bezugnehmend auf das Phasenmodell der BAR, lediglich die Phasen B und C der neurologischen (Früh-)Rehabilitation ein. Aufgrund dessen können die Ergebnisse nicht auf andere Fachbereiche der Pflege übertragen werden. Dass die Ergebnisse dieser Studie in vielen Punkten Parallelen zu den Pflegetheorien mit größerer Reichweite aufweist, lässt die Vermutung zu, dass die Kategorien dieser Studie in ihrem Gesamtzusammenhang auch in anderen Fachbereichen der Pflege von Relevanz sind. Jedoch liegen keine wissenschaftlichen Studien anderer Fachbereiche der Pflege vor, die wie in dieser Studie differenzierter aufzeigen, wie die Kategorien fachbereichsbezogen ausgefüllt werden können. Weitere Studien und materiale Theorien, die sich jeweils auf einen Fachbereich beziehen, sind notwendig, um Auszubildenden und Studenten der Pflege die Schwerpunkte der einzelnen Bereiche transparent machen zu können, um Inhalte zu spezifizieren und mit bestehenden Curricula in Aus-, Fort- und Weiterbildung vergleichen zu können, um so die Bedarfe im Bildungsbereich anpassen zu können.

Des Weiteren schließt diese Studie nur Beobachtungen der Pflege erwachsener Menschen ein. Interessant wäre es weitere Studien im Bereich der neurologischen (Früh-)Rehabilitation von Kindern und Jugendlichen anzuschließen, um die Theorie zu erweitern, beziehungsweise die Ergebnisse dieser Arbeit mit diesen in Beziehung setzen zu können. In die Studie wurden auch nur die fünf Kliniken des BDH-Bundesverband Rehabilitation e.V. eingeschlossen. Auch an dieser Stelle könnte die Reichweite der Theorie erweitert werden, indem die Untersuchung in weiteren Kliniken der neurologischen (Früh-)Rehabilitation durchgeführt wird.

Eine weitere Limitation besteht darin, dass die Beobachtungen nur durch eine Forscherin vorgenommen wurden, und daher nur auf ihrer Beobachtung und Wahrnehmung beruhen. Es kann nicht ausgeschlossen werden, dass eine andere Person die Kategorien aufgrund des Vorverständnisses oder der Beobachtung und Wahrnehmung anders bezeichnet hätte. Allerdings wurden im Forschungsverlauf immer wieder Hypothesen generiert, die anschließend im Feld geprüft wurden. Die Ergebnisse sind damit das Produkt aus den Hypothesen, die immer wieder im Feld geprüft und verifiziert, statt falsifiziert werden konnten. Durch die transparente Darstellung des Vorgehens dieser Arbeit, kann die Studie wiederholt und ihre Ergebnisse falsifiziert und der Realität, die sich ständig weiterentwickelt, angepasst werden. Die Ergebnisse sind nicht als statisch zu betrachten, da die Theorie kontinuierlich weiterentwickelt und der Realität angepasst werden kann.

Neben den schon genannten Aspekten besteht weiterer Forschungsbedarf im Bereich Pflege in der neurologischen (Früh-)Rehabilitation. Innerhalb dieser können Untersuchungen angeschlossen werden, in denen untersucht wird, wie Betroffene und Angehörige die Pflege in diesem Bereich erleben, beziehungsweise erlebt haben, da deren Perspektive nicht in diese Studie eingeschlossen wurde. Weiterhin kann die nonverbale Kommunikation mit betroffenen Menschen in der neurologischen (Früh-) Rehabilitation noch differenzierter als mit dieser Arbeit untersucht werden, mit dem Ziel, dass diese Ergebnisse Eingang in Aus-, Fort- und Weiterbildung finden. Ein weiteres Untersuchungsfeld kann darin bestehen, Konzepte zur Kommunikation mit betroffenen Menschen, die Verhaltens- und Orientierungsstörungen aufweisen, herauszuarbeiten, und aufzuzeigen inwiefern diese evidenzbasiert sind. In einem weiteren Schritt wäre zu prüfen, ob und wie diese Konzepte auf den Bereich der neurologischen (Früh-)Rehabilitation übertragen werden können. Wenn anschließend eines dieser Konzepte implementiert wird, kann die Einführung wissenschaftlich begleitet und eine Evaluationsstudie angeschlossen werden. Vor dem Hintergrund der engen multiprofessionellen Zusammenarbeit im Rehabilitationsteam kann untersucht werden, wie sich die Interaktion und Zusammenarbeit von diesen Teams gestaltet, und welche Ressourcen vorhanden sind, oder Möglichkeiten bestehen, um die Zusammenarbeit noch stärker zu fördern und zu verbessern. Da in diesem Fachbereich verschiedene Konzepte, nicht nur von Pflegenden Anwendung finden, wie die Basale Stimulation, das Bobath-Konzept, das Affolter-Modell, Kinästhetik, Feldenkrais, F.O.T.T., Validation, gewaltfreie Kommunikation und andere, ist es auch hier notwendig deren Evidenz zu untersuchen. Diese Theorie kann durch weitere Forschungsarbeiten geprüft und der Realität angepasst und erweitert werden.

6.6 Anwendung der Theorie in der Praxis

Die Theorie zur therapeutischen Pflege in der neurologischen (Früh-)Rehabilitation beschreibt die komplexen Zusammenhänge und Erkenntnisse über pflegepraktische Handlungssituationen, die auf eine induktive Weise durch Interaktion mit der Praxis gewonnen wurden. Sie kann der Praxis somit als theoretisches Fundament dienen und stellt eine verständliche Basis für die Kommunikation und den inhaltlichen Zusammenhang von therapeutischer Pflege zur Verfügung. Weiterhin können Pflegende anhand der Ergebnisse und Kategorien dieser Studie eigene Wissenslücken durch eine kritische Selbstreflexion erkennen. Schlussendlich sind es Pflegende, welche die Theorie auf ihre Praxistauglichkeit prüfen, genauso wie diese auch durch die Pflegeforschung hinsichtlich ihrer Ergebnisse verifiziert oder falsifiziert werden kann.

Die Ergebnisse der Studie dienen jedoch nicht nur Pflegenden als theoretisches Fundament, sondern auch den bestehenden therapeutischen Leistungskatalogen. In diesen sind pflegetherapeutische Handlungen aufgelistet, die mit dieser Studie bezüglich ihrer Durchführung in der Praxis bestätigt werden konnten. Mit dieser Studie können den Leistungskatalogen auch die komplexen Zusammenhänge der Pflege in der neurologischen (Früh-)Rehabilitation zugrunde gelegt und aufgezeigt werden, wie diese durchgeführt werden.

In die Studie wurden sowohl die Phase B als auch die Phase C der neurologischen (Früh-)Rehabilitation eingeschlossen. In beiden Phasen führen Pflegende therapeutische Pflege durch. Allerdings wird bisher nur für die Phase B innerhalb des DRG-Systems die Durchführung therapeutischer Pflege gefordert. Leistungen der Phase C werden nicht mit dem G-DRG-System abgerechnet. Dennoch gibt es auch für die Phase C Rahmenempfehlungen, beispielsweise der BAR, in der diese Ausdruck finden können. Ansonsten scheint es so, als würden Pflegende in der Phase C aufhören therapeutisch zu pflegen. Die Forderung zur Durchführung therapeutischer Pflege ist also nicht nur für die Phase B relevant, sondern ist auch für die Phase C zu fordern. In der Praxis ist zu beobachten, dass die Forderung zur Umsetzung therapeutischer Pflege in den Einrichtungen mitunter nur in der Phase B erfolgt. Das führt dazu, dass Pflegende äußern, dass therapeutische Pflege nur in der Phase B durchgeführt wird. Ebenso kommt es in der Praxis zu Unstimmigkeiten über die Durchführung und die Art von Pflege zwischen beiden Phasen in den Einrichtungen, welche zum Teil auch noch auf verschiedene Art und Weise dokumentiert wird, was nicht nur bei hausinternen Verlegungen zu Differenzen führt.

Allen anderen Berufsgruppen des multiprofessionellen Rehabilitationsteams kann mit der Theorie transparent gemacht werden, wie therapeutische Pflege definiert und durchgeführt wird, was durch gemeinsame Diskussionen und durch das Entdecken gemeinsamer Arbeitsfelder die Zusammenarbeit stärken und fördern kann. Auch den Patienten und ihren Angehörigen wird durch die Theorie mehr Transparenz über pflegerische Handlungen offenbar. Gleichzeitig machen die Ergebnisse deutlich, in welchen Bereichen Fachpersonal gebildet sein sollte, und in denen Bildung notwendig ist, damit betroffene Menschen durch die Anwendung therapeutischer Pflege in Zusammenarbeit mit dem Team eine größtmögliche Teilhabe in den Lebensbereichen erzielen können. Besonders deutlich wird mit dieser Arbeit die Komplexität pflegetherapeutischer Handlungen in der neurologischen (Früh-)Rehabilitation.

7 Zusammenfassung und Schlussfolgerungen

Mit der vorliegenden Studie wurden die Handlungen, die Pflegende in der neurologischen (Früh-)Rehabilitation durchführen, dargestellt. Ebenso wurden die komplexen Zusammenhänge zur Durchführung dieser beschrieben und eine Theorie. zur therapeutischen Pflege für den Fachbereich der neurologischen (Früh-) Rehabilitation entwickelt. Die Ergebnisse dieser Arbeit zeigen, was therapeutische Pflege beinhaltet, und in welchen Bereichen Bildung für Pflegende im Fachbereich der neurologischen (Früh-)Rehabilitation notwendig ist, um therapeutisch pflegen zu können. Nicht zuletzt geht diese Forderung aus der OPS-Ziffer 8-552 hervor, in der die Durchführung durch besonders geschultes Personal gefordert wird. Gleichzeitig kann daraufhin kritisch betrachtet werden, wie viele Qualifizierungsmöglichkeiten in diesem Fachbereich angeboten werden, wie viel Pflegepersonal außer der Ausbildung über Weiterqualifizierungen in diesem Fachbereich verfügt, und inwiefern Ergebnisse dieser Arbeit bereits in Aus-Fort- und Weiterbildungen berücksichtigt werden. Weiterhin ist zu fragen, wie viele Stunden Weiterbildung ausreichend sind, um für die Anforderungen und zukünftigen Herausforderungen in diesem Bereich ausgestattet zu werden, und um als besonders geschult im Hinblick auf die therapeutische Pflege zu gelten. Dieser Aspekt gewinnt besondere Relevanz vor dem Hintergrund der demografischen aber auch epidemiologischen Entwicklung mit dem Anstieg der Inzidenz von Schlaganfällen, Schädelhirntraum (SHT) und chronischen Erkrankungen, um nur einige zu nennen. Pflegende können in Zusammenarbeit mit dem therapeutischen Team einen entscheidenden Beitrag zur Rehabilitation betroffener Menschen in der neurologischen (Früh-) Rehabilitation leisten, oder um es in den Worten von Virginia Henderson auszudrücken, die sich schon zu Beginn der 80er Jahre wünschte: „that nurses will become rehabilitators par excellence ..." (Henderson, 1980, S. 246). Jedoch kann dieser Wunsch nach Myco (1984) erst realisiert werden: *„Until nurses develop the confidence, through acquisition of appropriate knowledge and skill ..." (Myco, 1984, S. 436).*

© Springer Fachmedien Wiesbaden GmbH, ein Teil von Springer Nature 2019
S. Lautenschläger, *Therapeutische Pflege in der neurologischen (Früh-)Rehabilitation*,
https://doi.org/10.1007/978-3-658-25927-3_7

8 Thesen

1. Die Durchführung therapeutischer Pflege durch besonders geschultes Personal wird seit dem Jahr 2005 im DRG-System mit der OPS-Ziffer 8-552 gefordert. In der Praxis und beim Medizinischen Dienst der Krankenkassen führte die Auslegung dieses Mindestmerkmals zu inhaltlichen Auseinandersetzungen darüber, wie der Begriff der therapeutischen Pflege definiert werden kann (Himaj, 2011; Wallesch, 2009).

2. In einer systematischen Literaturrecherche wurde nach bereits bestehenden Definitionen zur therapeutischen Pflege recherchiert. Es wurden insgesamt vierundzwanzig Studien, davon fünf direkt und neunzehn als mit dem Thema in Zusammenhang stehend eingeschlossen.

3. Nach Aus- und Bewertung der identifizierten Studien zeigte sich, dass vordergründig geforderte Kompetenzen, die Rolle, Funktionen und Aufgaben Pflegender sowie Prozesse in der Pflege beschrieben wurden. Nur in fünf Arbeiten wurde der Begriff definiert. Jedoch stützen sich die Definitionen nicht auf die Durchführung empirischer Studien, sondern auf Erfahrungen und in einer Arbeit auf einen Expertenkonsens aus Pflegeexperten und Pflegewissenschaftlern (Gerdelmann, 2009).

4. Auf dieser Basis wurde eine empirische Untersuchung durchgeführt, um eine materiale Theorie zur therapeutischen Pflege in der neurologischen (Früh-) Rehabilitation in den Phasen B und C (nach dem Phasenmodell der Bundesarbeitsgemeinschaft Rehabilitation (BAR)) durchzuführen.

5. Die geringe Anzahl an eingeschlossenen Studien zeigt, dass der Entwicklung einer Definition therapeutischer Pflege in der Literatur bisher wenig Aufmerksamkeit geschenkt wurde.

6. Die Entwicklung der Theorie basiert auf der Methodologie der Grounded Theory nach Glaser und Strauss (1967). Zur Datenerhebung wurden teilnehmende Beobachtungen und episodische Interviews durchgeführt. In die teilnehmenden Beobachtungen wurden insgesamt 92 und in die Interviews insgesamt zehn Pflegende einbezogen.

7. Die Ergebnisse zeigen, dass Handlungen, die Pflegende durchführen, fließend ineinander übergehen, zusammenhängen und einander bedingen. Das erfordert, dass

Pflegende Fähigkeiten Betroffener erkennen und einschätzen können. Darauf basierend sind Rückschlüsse zu ziehen, welche Handlungen prioritär und zuerst trainiert werden sollten, aber auch, welche unterschiedlichen Handlungen in einer Handlungssituation miteinander verknüpft werden können.

8. Pflegende beobachten kontinuierlich, sei es bewusst oder unbewusst. Sie beobachten dabei Reaktionen der Betroffenen und Angehörigen, sowie Handlungen der Therapeuten und anderer Berufsgruppen der therapeutischen Teams. Pflegende erklären, dass es entscheidend ist zielgerichtet zu beobachten. Erst auf Basis zielgerichteter Beobachtung kann ein Befund erhoben, Ziele festgelegt und Entscheidungen getroffen werden. Einschränkend führen Pflegende an, dass sie in ihrer Einrichtung Ziele nicht immer schriftlich festhalten.

9. Pflegende kommunizieren bei allen pflegerischen Handlungen, wenn nicht verbal, dann zumindest nonverbal mit den Betroffenen. Um Kommunikationstraining durchführen zu können, ist das Einschätzen der Fähigkeiten der Betroffenen basierend auf Beobachtung und Befragung erforderlich, um zielgerichtet arbeiten zu können. Ist die nonverbale Kommunikation noch nicht etabliert, wird diese zunächst aufgebaut, trainiert und gefestigt. Ist der Betroffene bei klarem Bewusstsein, kann seine Aufmerksamkeit auf mehrere Reize gleichzeitig richten, kann diese fokussieren, wird belastbarer und bringt kognitives Verständnis auf, kann zunehmend mit verbalem Kommunikationstraining begonnen werden.

10. Die Ergebnisse zeigen auch, dass zur zielgerichteten Beobachtung, Kommunikation und Ausrichtung der Handlungen an den Reaktionen des Patienten sowohl Fach-, Methoden-, Sozial- und Personalkompetenzen erforderlich sind. Pflegende wünschen sich Fortbildungen und Praxisanleitung durch Instruktoren, die sie begleiten, bis sie Handgriffe verinnerlicht haben. Lernen wird als kontinuierlicher Prozess dargestellt, der nicht mit der Ausbildung beendet ist, sondern sich durch das gesamte Leben zieht. Darüber hinaus werden folgende Faktoren als förderlich betrachtet: Zeit, finanzielle Mittel, eine angenehme Lernumgebung, interdisziplinäre Teams, Bezugspflegesystem und Berufserfahrung im Bereich der neurologischen Rehabilitation.

11. Um die Individualität betroffener Menschen berücksichtigen zu können, ist Beobachtung, Kommunikation und die Ausrichtung der Handlung an den Reaktionen der Betroffenen eine unabdingbare Voraussetzung.

12. Therapie in der neurologischen (Früh-) Rehabilitation ist nur dann zielgerichtet, wenn alle Berufsgruppen im therapeutischen Team gemeinsam an festgelegten Zielen arbeiten, das Erreichen dieser evaluieren und gegebenenfalls Ziele und Maßnahmen neu anpassen, und wenn darüber ein regelmäßiger Austausch im Team stattfindet.

13. Die Ergebnisse beziehen sich ausschließlich auf die neurologische (Früh-) Rehabilitation in den Phasen B und C. Therapeutische Pflege wird in diesen beiden Phasen durchgeführt.

14. Weitere Forschungsarbeit ist notwendig, um die neurologische (Früh-) Rehabilitation von Kindern und Jugendlichen in die Theorie einbeziehen zu können, sowie Perspektiven der Betroffenen und ihrer Angehörigen. Weiterhin können neben den Phasen B und C auch die anderen Phasen nach der BAR eingeschlossen und die Theorie erweitert werden.

15. Weiterer Forschungsbedarf besteht im Herausarbeiten von Konzepten im Umgang mit Orientierungs- und Verhaltensstörungen, der Untersuchung ihrer Evidenz und gegebenenfalls ihrer Übertragbarkeit auf die neurologische (Früh-) Rehabilitation.

16. Ebenfalls besteht Bedarf die Konzepte, die in der neurologischen (Früh-) Rehabilitation Anwendung finden, hinsichtlich ihrer Evidenz zu prüfen und diese in die Reha-Therapiestandards der Phase D der Rentenversicherung aufzunehmen.

17. Die Ergebnisse dieser Arbeit können sowohl in der Praxis als auch den therapeutischen Leistungskatalogen als wissenschaftliches Fundament dienen. Gleichzeitig schaffen sie gegenüber allen anderen Berufsgruppen im therapeutischen Team Transparenz darüber, was unter therapeutischer Pflege verstanden werden kann.

18. Die Ergebnisse zeigen, in welchen Bereichen Pflegende in der neurologischen (Früh-) Rehabilitation weiter zu qualifizieren sind, um therapeutisch pflegen zu können.

9 Literaturverzeichnis

Arbeitsgemeinschaft neurologische Frührehabilitationspflege (AGnFP): FRP-Katalog. Katalog über zentrale Inhalte der Rehabilitationspflege in der neurologischen Frührehabilitation, 2011, Im Internet: http://www.bdh-klinik-hessisch-oldendorf.de/team/pflege.php. Stand: 03.07.2013.

Arbeitsgruppe Neurologische Frührehabilitation der Asklepios Kliniken: Asklepios Katalog für pflegetherapeutische Leistungen (AKpL). Pictura Werbung GmbH, Lich, 2010.

Arbeitskreis neurologischer Kliniken in Bayern und Thüringen: Katalog der therapeutischen Pflege (KtP) in der neurologisch-neurochirurgischen Frührehabilitation (Phase B). Entstanden in Zusammenarbeit mit dem MDK Bayern, 2007, Im Internet: http://www.enzensberg.de/wir-ueber-uns/qualitaetsmanagement/katalog-der-therapeutischen-pflege-ktp/. Stand: 03.07.2013.

Argyris C, Schön DA: Die lernende Organisation: Grundlagen, Methode, Praxis. 3. Aufl. Schäffer-Poeschel, Stuttgart, 2008.

Arnold R: Ich lerne, also bin ich: Eine systemisch-konstruktivistische Didaktik. Carl-Auer-Verlag, Heidelberg, 2007.

Becker PH: Common pitfalls in published grounded theory research. Qual Health Res, 1993, 3:254-260.

Behrens J, Langer G: Evidence-based Nursing. Vertrauensbildende Entzauberung der Wissenschaft. Qualitative und quantitative Methoden für tägliche Pflegeentscheidungen. 2. vollst. überarb. Aufl. Huber, Bern, 2006.

Behrens J: Sinn machen quantitative Untersuchungen nur als Teile qualitativer Studien. Zur Indikation von Interviews zur Erzeugung externer Evidenz - Ein Überblick. Hallesche Beiträge zu den Gesundheits- und Pflegewissenschaften, 2002, 1:1-20.

Benner P: From Novice to Expert. Excellence and Power in Clinical Nursing Practice. Addison-Wesley Publishing Company, Sand Hill Road, 1984.

Bertram M, Brandt T: Neurologisch-neurochirurgische Frührehabilitation. Eine aktuelle Bestandsaufnahme. Nervenarzt, 2007, 78:1160-1174.

Birks M, Mills J: Grounded Theory. A Practical Guide. SAGE Publications, Los Angeles-London-New Dehli-Singapore-Washington DC, 2011.

© Springer Fachmedien Wiesbaden GmbH, ein Teil von Springer Nature 2019
S. Lautenschläger, *Therapeutische Pflege in der neurologischen (Früh-)Rehabilitation*,
https://doi.org/10.1007/978-3-658-25927-3

Bogdan R, Taylor SJ: Introduction to Qualitative Research Methods. A Phenomenological Approach to the Social Sciences. John Wiley & Sons Inc., New York- London-Sydney-Toronto, 1975.

Boering D, Schmidt R, Wißler J, Wagner J, Kutzner M. Deutsche Gesellschaft für Neurorehabilitation (DGNR). Weiterbildung Gesundheits- und Krankenpfleger(in) für neurologisch-neurochirurgische Frührehabilitation – Curriculum aktivierend-therapeutische Pflege. Stand: 22.08.2011. Im Internet: http://www.dgnr.de/media/165/_cms_519b 9413090ac.pdf, Stand: 30.07.2013.

Breuer F: Reflexive Grounded Theoy: Eine Einführung für die Forschungspraxis. VS Verlag für Sozialwissenschaften, Wiesbaden, 2009.

Bryman A: Social Research Methods. 4th ed. Oxford University Press Inc., Oxford- New York, 2012.

Bundesarbeitsgemeinschaft Rehabilitation e.V.: Empfehlungen zur neurologischen Rehabilitation von Patienten mit schweren und schwersten Hirnschädigungen in den Phasen B und C. Frankfurt a. Main, 1999.

Bundesverband Geriatrie. Begriffsbestimmung aktivierend-therapeutische Pflege. Im Internet: http://www.bvgeriatrie.de/downloads/Begriffsbestimmung_AktTherPflege_ Final.pdf, Stand: 30.07.2013.

Burton C: Therapeutic nursing in stroke rehabilitation: a systematic review. Clin Eff Nurs, 2003, 7:124-133.

Chalmers AF: Wege der Wissenschaft. Einführung in die Wissenschaftstheorie. 6. Verb. Aufl. Springer, Berlin, Heidelberg, 2007.

Charmaz K: Constructing Grounded Theory. A Practical Guide Through Qualitative Analysis. 1st ed. Sage, Los Angeles-London-New Dehli-Singapore, 2006.

Charmaz K: Grounded Theory. In: Smith JA, Harrè R, Langenhove L. van (eds): Rethinking Methods in Psychology. Sage, Thousand Oaks-London-New Delhi, 2005a, pp. 27-49.

Charmaz K: Grounded Theory in the 21st Century. Applications for Advancing Social Justice Studies. In: Denzin NK (ed): The SAGE Handbook of Qualitative Research. 3rd ed. Sage, Thousand Oaks, 2005b, pp. 507-535.

Charmaz K: Grounded Theory: Objectivist and Constructivist Methods. In: Denzin N, Lincoln Y (eds): Handbook of Qualitative Research. Sage, Thousand Oaks, 2000.

Charmaz K: Discovering chronic illness: using grounded theory. Soc Sci Med, 1990, 30:1161-1172.

Chenitz WC, Swanson JM: From Practice to Grounded Theory. Qualitative Research in Nursing. Addison-Wesley Publishing Company, Sand Hill Road, 1986.

Creswell JW: Research Design. Qualitative, Quantitative, and Mixed Methods Approaches. 3rd ed. Sage, Los Angeles-London-New Dehli-Singapore, 2009.

Denzin NK, Lincoln YS: Introduction: Entering the Field of Qualitative Research. In: Denzin NK, Lincoln YS (eds): Handbook of Qualitative Research. Sage, Thousand Oaks-London-New Delhi, 1994, pp. 1-18.

Deutsches Institut für Medizinische Dokumentation und Information (DIMDI): Operationen und Prozedurenschlüssel. Nichtoperative Therapeutische Maßnahmen. Neurologisch-neurochirurgische Frührehabilitation (OPS 8-552), vom Kapitel 8, 2013, Im Internet: http://www.dimdi.de/static/de/klassi/ops/kodesuche/onlinefassungen/   opshtml2013/block-8-55...8-60.htm. Stand: 20.05.2013

Deutsches Institut für Medizinische Dokumentation und Information (DIMDI): Nichtoperative therapeutische Maßnahmen, vom Kapitel 8, 2005, Im Internet: http://www.dimdi.de/dynamic/de/klassi/downloadcenter/ops/vorgaenger/version2005/aktualisierung/korrlamtl2005.pdf. Stand: 20.05.2013

Deutsches Institut für Medizinische Dokumentation und Information (DIMDI): Nichtoperative therapeutische Maßnahmen, vom Kapitel 8, 2004, Im Internet: http://www.dimdi.de/static/de/klassi/ops/kodesuche/onlinefassungen/opshtml2004/index.htm. Stand: 20.05.2013

Deutsche Rentenversicherung. Geschäftsbereich Presse und Öffentlichkeitsarbeit, Kommunikation: Klassifikation therapeutischer Leistungen in der medizinischen Rehabilitation (KTL). 5. Aufl. Berlin, 2007.

Dresing T, Pehl T: Praxisbuch Transkription. Regelsysteme, Software und praktische Anleitungen für qualitative ForscherInnen. 3. Aufl. Eigenverlag, Marburg, 2011, Im Internet: http://www.audiotranskription.de/Praxisbuch-Transkription.pdf. Stand: 20.05.2013

Drosdowski G: Duden Etymologie: Herkunftswörterbuch der deutschen Sprache. Überarb. Nachdruck d. 2. Aufl. Dudenverlag, Mannheim-Leipzig-Wien- Zürich, 1997.

Edwards A: A rehabilitation framework for patient-focused care. Nurs Stand, 2002, 16:38-44.

Engel GL: Psychisches Verhalten in Gesundheit und Krankheit. Lehrbuch für Ärzte, Psychologen und Studenten. 2. unveränd. Aufl. Huber, Bern, Stuttgart, Wien, 1976.

Feil N: Validation in Anwendung und Beispielen: der Umgang mit verwirrten alten Menschen. 3. überarb. Aufl. Reinhardt, München, Basel, 2001.

Finfgeld-Connett D: Model of therapeutic and non-therapeutic responses to patient aggression. Issues Ment Health Nurs, 2009, 30:530-537.

Flick U: Das Episodische Interview. In: Otto HU, Oelerich G (Hrsg): Empirische Forschung und Soziale Arbeit. Ein Studienbuch. 1. Aufl. VS Verlag für Sozialwissenschaften, Wiesbaden, 2011, S. 273-280.

Flick U: Qualitative Sozialforschung. Eine Einführung. vollst. überarb. und erw. Neuausgabe. Rowolth Taschenbuch Verlag, Reinbek bei Hamburg, 2007.

Flick U: Interviews in der qualitativen Evaluationsforschung. In: Flick U (Hrsg): Qualitative Evaluationsforschung. Konzepte, Methoden, Umsetzungen. Rowolth Taschenbuch Verlag, Reinbek bei Hamburg, 2006, S. 214-232.

Flick U: Triangulation. Eine Einführung. 1. Aufl. VS Verlag für Sozialwissenschaften, Wiesbaden, 2004.

Flick U, Kardorff E von, Steinke I (Hrsg): Was ist qualitative Forschung? Einleitung und Überblick. In: Flick U, Kardoff E von, Steinke I (Hrsg): Qualitative Forschung. Ein Handbuch. Rowolth Taschenbuch Verlag, Hamburg, 2000.

Freshwater D: Therapeutic Nursing. Improving Patient Care through Self-Awareness and Reflection. Sage, London-Thousand Oaks-New Delhi, 2002.

Friesacher H: "Vom Interesse an vernünftigen Zuständen..." Bedeutung und konstitutive Elemente einer kritischen Theorie der Pflegewissenschaft. Pflege, 2011, 24: 373-388.

Frommelt P: Historische Perspektiven der Neurorehabilitation. In: Lösslein H, Frommelt P (Hrsg): Neuro-Rehabilitation. Ein Praxisbuch für interdisziplinäre Teams. Springer, Berlin-Heidelberg, 2010, S. 36-55.

Frommelt P, Katzenmeier F: Zur Geschichte der neurologischen Rehabilitation. In: Frommelt P, Grötzbach H (Hrsg): Neurorehabilitation. Blackwell, Berlin-Wien, 1999, S. 1-18.

Gauggel S: Anosognosie. In: Gauggel S, Herrmann M (Hrsg): Handbuch der Neuro- und Biopsychologie. Hogrefe, Göttingen u.a., 2008, S.539-546.

Gerdelman N: Therapeutisch aktivierende Pflege. Die Schwester der Pfleger, 2009, 48:128-129.

Girtler R: Methoden der Feldforschung. 4. völlig neu bearb. Aufl. Böhlau, Wien-Köln-Weimar, 2001.

Girtler R: Methoden in der qualitativen Sozialforschung. Anleitung zur Feldarbeit. Band I. Böhlaus Nachf., Wien-Köln-Graz, 1984.

Glaser BG: Doing Grounded Theory: Issues and Discussions. Sociology Press, Mill Valley, 1998.

Glaser BG: Emergence versus Forcing. Basics of Grounded Theory Analysis. The Sociology Press, Mill Valley, 1992.

Glaser BG: Theoretical Sensitivity. 3rd ed. The Sociology Press, Mill Valley, 1978.

Glaser BG, Strauss AL: The Discovery of Grounded Theory. Aldine, Chicago, 1967.

Glaser BG, Strauss AL: Awareness of Dying. 2nd ed. Aldine, Chicago, 1965.

Glasersfeld E von: Radikaler Konstruktivismus: Ideen, Ergebnisse, Probleme. Suhrkamp, Frankfurt a. Main, 1997.

Goffmann E: On fieldwork. J Contemp Ethnogr, 1989, 18:123-132.

Goldenberg G: Apraxie. In: Sturm W, Herrmann M, Münte TF (Hrsg): Lehrbuch der Klinischen Neuropsychologie. Grundlagen, Methoden, Diagnostik, Therapie. 2. Aufl. Spektrum Akademischer Verlag, Heidelberg, 2009, S. 545-557.

Goldenberg G: Neuropsychologie. Grundlagen, Klinik, Rehabilitation. 2. Aufl. Gustav Fischer, Stuttgart-Jena-Lübeck-Ulm, 1998.

Grenz SJ: Postmodernism and the future of evangelical theology: Star Trek and the next generation. Crux, 1994, 30:323-334.

Grötzbach H: Rehabilitation bei Sprach- und Sprechstörungen: Grundlagen und Management. In: Lösslein H, Frommelt P (Hrsg): Neuro-Rehabilitation. Ein Praxisbuch für interdisziplinäre Teams. Springer, Berlin-Heidelberg, 2010, S. 339-349.

Haaf HG, Volke E, Schliehe F: Neue Vergütungsformen und ihre Auswirkungen auf die Rehabilitation. Rehabilitation, 2004, 43:312-324.

Hagen T, Bennefeld H, Diepolder V, Haase I, Leidner O, Miosge W, Pfeiffer G, Wißler J: Entwicklung eines Kataloges pflegetherapeutischer Maßnahmen in der neurologischen Frührehabilitation (Phase B). Neurol Rehabil, 2007, 13:151-158.

Hartje W: Störungen des emotionalen Verhaltens. In: Karnath HO, Hartje W, Ziegler W (Hrsg): Kognitive Neurologie. 1. Aufl. Georg Thieme (Referenz-Reihe Neurologie), Stuttgart-New York, 2006, S. 199-209.

Hawkey B, Williams J (2007): Role of the rehabilitation nurse. RCN Guidance. 1st ed. In: Royal College of Nursing (RCN) (ed). London, 2007, Im Internet: http://www.rcn.org.uk/__data/assets/pdf_file/0017/111752/003178.pdf.   Stand: 20.05.2013

Helfferich C: Die Qualität qualitativer Daten. Manual für die Durchführung qualitativer Interviews. 2. Aufl. VS Verlag für Sozialwissenschaften, Wiesbaden, 2005.

Henderson V: Preserving the essence of nursing in a technological age. J Adv Nurs, 1980, 5:245-260.

Hermanns H: Narratives Interview. In: Flick U, Kardoff E, Keupp H von, Rosenstiel L, Wolff S von (Hrsg): Handbuch Qualitative Sozialforschung. Grundlagen, Konzepte, Methoden und Anwendungen. 2. Aufl. Psychologie Verlags Union, Weinheim, 1995, S. 182-185.

Himaj J, Müller E, Fey B, Neumaier S, Waibel B, Dirschedl P, Wallesch C-W: Elzacher Konzept und Leistungskatalog der therapeutischen Pflege in der neurologischen Frührehabilitation (Phase B). Rehabilitation, 2011, 50:94-102.

Hoffmann B, Karbe H, Krusch C, Müller B, Pause M, Prosiegel M, Puschendorf W, Schleep J, Spranger M, Steube D, Voss A: Patientencharakteristika in der neurologisch/neurochirurgischen Frührehabilitation (Phase B): Eine multizentrische Erfassung im Jahr 2002 in Deutschland. Akt Neurol, 2006, 33:287-296.

Hopf C: Soziologie und qualitative Sozialforschung. In: Weingarten E, Hopf C (Hrsg): Qualitative Sozialforschung. Klett Cotta, Stuttgart, 1979, S. 91-114.

International Council of nursing (ICN) (2010): Definition von Pflege. Im Internet: http://www.icn.ch/about-icn/icn-definition-of-nursing/ Stand: 20.05.2013.

Jahoda M, Deutsch M, Cook SW: Beobachtungsverfahren. In: König R (Hrsg): Beobachtung und Experiment in der Sozialforschung. Unter Mitarbeit von Heintz PR, Scheuch EK. 5. Aufl. Kiepenheuer & Witsch, Köln-Berlin, 1967, S. 77-96.

Jensen M, Thiel H, Traxler S. Psychiatrische Pflege – Wohin geht die Reise? Weiterbildung zum/zur Pflegetherapeuten/Pflegetherapeutin für Psychiatrie. Psychiatrische Pflege Heute, 2008, 14:101-105.

Juchli L: Ganzheitliche Pflege. Vision oder Wirklichkeit. 3. Aufl. Recom, Basel, Eberswalde, 1993.

Kalkhoff S, Walker M: Atmung und Stimme: wieder sprechen ... In: Nusser-Müller-Busch R (Hrsg.): Die Therapie des Facio-Oralen-Trakts. 3. Aufl. Springer, Berlin, Heidelberg, 2011, S. 168-189.

Karnath HO: Vernachlässigung - Neglect. In: Sturm W, Herrmann M, Münte TF (Hrsg): Lehrbuch der Klinischen Neuropsychologie. Grundlagen, Methoden, Diagnostik, Therapie. 2. Aufl. Spektrum Akademischer Verlag, Heidelberg, 2009, S. 444-452.

Karnath HO: Neglect. In: Gauggel S, Herrmann M (Hrsg): Handbuch der Neuro- und Biopsychologie. Band 8. Hogrefe, Göttingen-Bern-Wien-Toronto- Seattle-Oxford-Prag u.a., 2008, S. 547-556.

Karnath HO: Anosognosie. In: Karnath HO, Hartje W, Ziegler W (Hrsg): Kognitive Neurologie. 1. Aufl. Georg Thieme (Referenz-Reihe Neurologie), Stuttgart-New York, 2006, S. 210-215.

Kassühlke R: Kleines Wörterbuch zum Neuen Testament. Griechisch-Deutsch. Deutsche Bibelgesellschaft, Stuttgart, 1997.

Kelle U: Computergestützte Analyse qualitativer Daten. In: Flick, U, Kardorff E, Steinke I (Hrsg): Qualitative Forschung. Ein Handbuch. Rowolth Taschenbuch Verlag, Hamburg, 2000, S. 485-502.

Kelle U: Empirisch begründete Theoriebildung. Zur Logik und Methodologie interpretativer Sozialforschung. Deutscher Studien Verlag, Weinheim, 1994.

King I: A Theory for Nursing. Systems, Concepts, Process. Delmar Publishers Inc., New York, 1981.

Kirkevold M: The role of nursing in the rehabilitation of stroke survivors. An extended theoretical account. In: ANS Adv Nurs Sci, 2010, 33:27-40.

Kirkevold M: The role of nursing in the rehabilitation of acute stroke patients: toward a unified theoretical perspective. ANS Adv Nurs Sci, 1997, 19:55-64.

Kitson AL: Therapeutic Nursing and the Hospitalised Elderly. Scutari Press, Harrow-Middlesex, 1991.

Kitson AL: A comparative analysis of lay-caring and professional (nursing) caring relationships. Int J Nurs Stud, 1987, 24:155-165.

Kitson AL: Indicators of quality in nursing care - an alternative approach. J Adv Nurs, 1986, 11:133-144.

Köckeis-Stangl E: Methoden der Sozialisationsforschung. In: Hurrelmann DU (Hrsg): Handbuch der Sozialisationsforschung. Beltz, Weinheim-Basel, 1980, S. 321-370.

Koepping KP: Authentizität als Selbstfindung durch den anderen: Ethnologie zwischen Engagement und Reflexion, zwischen Leben und Wissenschaft. In: Duerr HP (Hrsg): Authentizität und Betrug in der Ethnologie. 1. Aufl. Suhrkamp, Frankfurt am Main, 1987, S. 7-37.

Koij, Cora van der: Das mäeutische Pflege- und Betreuungsmodell: Darstellung und Dokumentation. 1. Aufl. Huber, Bern, 2010.

Krohwinkel M: Rehabilitierende Prozesspflege am Beispiel von Apoplexiekranken. Fördernde Prozesspflege als System. 3. durchges. Aufl. Huber, Bern, 2008.

Kvale S: Interviews. An Introduction to Qualitative Research Interviewing. Sage, Thousand Oaks-London-New Delhi, 1996.

Lamnek S: Qualitative Sozialforschung. Lehrbuch. 4. überarb. Aufl. Beltz, Weinheim-Basel, 2005.

Lamnek S: Qualitative Sozialforschung. Band 1 Methodologie. 3. korr. Aufl. Psychologie Verlags Union, Weinheim, 1995a.

Lamnek S: Qualitative Sozialforschung. Band 2: Methoden und Techniken. 3. korr. Aufl. Psychologie Verlags Union, Weinheim, 1995b.

Lautenschläger S, Löffler S, Andres D, Müller C, Gomer B, Wallesch CW: Therapie von kognitiven und Verhaltensstörungen in der Frührehabilitation. In: Rollnik JD (Hrsg): Die neurologisch-neurochirurgische Frührehabilitation. Springer, Berlin-Heidelberg, 2012, S. 61-91.

Leistner K, Stier-Jarmer M, Berleth B, Braun J, Koenig E, Liman W, Lüttje D, Meindl R, Pientka L, Weber G, Stucki G: Frührehabilitation im Krankenhaus - Definition und Indikation. Rehabilitation, 2005, 44:165-175.

Lempert LB: Asking Questions of the Data: Memo Writing in the Grounded Theory Tradition. In: Charmaz K, Bryant A (eds): The SAGE Handbook of Grounded Theory. Sage, London-Thousand Oaks-New Dehli-Singapore, 2007, pp. 245-264.

Lincoln YS, Guba EG: Naturalistic Inquiry. Sage, Beverly Hills-London-New Dehli, 1985.

Lofland J, Lofland LH: Analyzing Social Settings. A Guide to Qualitative Observation and Analysis. 3rd ed. Wadsworth Publishing Company, Belmont u.a., 1995.

Long AF, Kneafsey R, Ryan J, Berry J: The role of the nurse within the multi-professional rehabilitation team. J Adv Nurs, 2002, 37:70-78.

Luhmann N: Ich sehe was, was du nicht siehst? In: Luhmann N (Hrsg.): Soziologische Aufklärung. Band 5. Konstruktivistische Perspektiven. 4. Aufl. VS Verlag für Sozialwissenschaften, Wiesbaden, 2009, S. 220-226.

Luhmann N, Baecker D: Einführung in die Systemtheorie. 6. Aufl. Carl-Auer-Systeme-Verlag, Heidelberg, 2011.

Marriner-Tomey A: Pflegetheoretikerinnen und ihr Werk. Recom, Basel, 1992.

Matthes-von Cramon G: Exekutive Dysfunktion. In: Karnath HO, Hartje W, Ziegler W (Hrsg): Kognitive Neurologie. 1. Aufl. Georg Thieme (Referenz-Reihe Neurologie), Stuttgart-New York, 2006, S. 168-178.

Mauritz KH: Entwicklungen der Rehabilitation in der BRD. In: Nelles G (Hrsg): Neurologische Rehabilitation. 1. Aufl. Georg Thieme, Stuttgart-New York, 2004, S. 14-19.

Mayring P: Einführung in die qualitative Sozialforschung. Eine Anleitung zu qualitativem Denken. 5. überarb. und neu ausgestattete Aufl. Beltz, Weinheim-Basel, 2002.

McDonald M, Schreiber RS: Constructing and Deconstructing: Grounded Theory in a Postmodern World. In: Stern PN, Schreiber RS (eds): Using Grounded Theory in Nursing. Springer Publishing Company, New York, 2001.

McGuinness SD, Peters S: The diagnosis of multiple sclerosis: Peplau`s interpersonal relations model in practice. Rehabil Nurs, 1999, 24:30-33.

Meleis AI: Nursing theory of the future: situation-specific theories. Pflege, 2011, 24:345-347.

Melia KM: Rediscovering Glaser. Qual Health Res, 1996, 6: 368-378.

Mey G, Mruck K: Grounded-Theory-Methodologie. In: Mruck K, Mey G (Hrsg): Handbuch Qualitative Forschung in der Psychologie. VS Verlag für Sozialwissenschaften, Wiesbaden, 2010, S. 614-626.

Meyer K: Hirnverletzung und Hirnerkrankung. Notwendigkeit und Bedeutung der Frührehabilitation. Versicherungsmedizin, 1993, 45:135-137.

Miller WR, Rollnick: Motivierende Gesprächsführung. 3. unveränd. Aufl. Lambertus, Freiburg i. Br., 2009.

Moers M, Schaeffer D, Schnepp W: To bussy to think? Essay über die spärliche Theoriebildung der deutschen Pflegewissenschaft. Pflege, 2011, 24: 349-360.

Müller-Hergl C (Hrsg): Demenz: der person-zentrierte Ansatzim Umgang mit verwirrten Menschen / Tom Kitwood. 4. unveränd. Aufl. Huber, Bern, Göttingen, Toronto, Seattle, 2005.

Müller SV, Münte TF: Störungen von Exekutivfunktionen. In: Sturm W, Herrmann M, Münte TF (Hrsg): Lehrbuch der Klinischen Neuropsychologie. Grundlagen, Methoden, Diagnostik, Therapie. 2. Aufl. Spektrum Akademischer Verlag, Heidelberg, 2009, S. 480-499.

Myco F: Stroke and its rehabilitation: the perceived role of the nurse in medical and nursing literature. In: J Adv Nurs, 1984, 9:429-439.

Niemann H, Gauggel S: Störungen der Aufmerksamkeit. In: Karnath HO, Hartje W, Ziegler W (Hrsg): Kognitive Neurologie. 1. Aufl. Georg Thieme (Referenz-Reihe Neurologie), Stuttgart-New York, 2006, S. 111-125.

O´ Conner SE: Nursing interventions in stroke rehabilitation: A study of nurses` views of their pattern of care in stroke units. Rehabil Nurs, 2000a, 25:224-230.

O´ Conner SE: Mode of care delivery in stroke rehabilitation nursing: a development of Kirkevold`s unified theoretical perspective of the role of the nurse. Clin Eff Nurs, 2000b, 4:180-188.

O´ Conner SE: Nursing and rehabilitation: the interventions of nurses in stroke patient care. J Clin Nurs, 1993, 2:29-34.

Orem DE: Nursing Concepts of Practice. 5th ed. Mosby, St. Louis a.o., 1995.

Orlando IJ: Die lebendige Beziehung zwischen Pflegenden und Patienten. Hans Huber, Bern, 1996.

Pape W: Griechisch-Deutsches Handwörterbuch. bearb. von M. Sengebusch. Nachdruck der 3. Aufl. Akademische Druck- und Verlagsgesellschaft (1 A-K), Graz, 1954.

Parsons T: Aktor, Situation und normative Muster: Ein Essay zur Theorie sozialen Handelns. Suhrkamp, Frankfurt a. Main, 1986.

Paterson JG, Zderad LT: Humanistische Pflege. Hans Huber Verlag, Bern, Göttingen, Toronto, Seattle, 1999.

Peplau H: Angst, Selbst, Halluzinationen (1989). In: Welt SR, Werner O` Toole A (Hrsg.): Hildegard E. Peplau. Zwischenmenschliche Beziehungen in der Pflege. Ausgewählte Werke. Hans Huber, Bern, 1997, S. 279-338.

Peplau H: Interpersonal Relations in Nursing. A Conceptual Frame of Reference for Psychodynamic Nursing. MacMillan Education LTD, Houndmills, Basingstoke, Hampshire, London, 1988.

Peplau H: Ziele und Merkmale professioneller Pflege (1965a). In: Welt SR, Werner O` Toole A (Hrsg.): Hildegard E. Peplau. Zwischenmenschliche Beziehungen in der Pflege. Ausgewählte Werke. Hans Huber, Bern, 1997, S. 47-60.

Peplau H: Die Rolle der Pflegenden bei der Verhütung von Chronizität (1965b). In: Welt SR, Werner O` Toole A (Hrsg.): Hildegard E. Peplau. Zwischenmenschliche Beziehungen in der Pflege. Ausgewählte Werke. Hans Huber, Bern, 1997, S. 87-106.

Peplau H: Interpersonal Relations in Nursing. A Conceptual Frame of Reference for Psychodynamic Nursing. 1st ed. Springer Publishing Company, New York, 1952.

Polit DF, Beck CT, Hungler BP: Lehrbuch Pflegeforschung. Methodik, Beurteilung und Anwendung. 1. Aufl. Hans Huber, Bern-Göttingen-Toronto-Seattle, 2004.

Preilowski B: Zur Geschichte der Neuropsychologie. In: Sturm W, Herrmann M, Wallesch CW (Hrsg): Lehrbuch der klinischen Neuropsychologie. Grundlagen, Methoden, Diagnostik, Therapie. Swets & Zeitlinger Publishers, Lisse, 2000, S. 3-24.

Pryor J, Smith C: A framework for the role of registered nurses in the specialty practice of rehabilitation nursing in Australia. J Adv Nurs, 2002, 39:249-257.

Przyborski A, Wohlrab-Sahr M: Qualitative Sozialforschung. Ein Arbeitsbuch. 3. Aufl. Oldenbourg, München, 2008.

Reich K: Konstruktivistische Didaktik: Lehr- und Studienbuch mit Methodenpool. 4. durchges. Aufl. Beltz, Weinheim, Basel, 2008.

Remmers H: Kulturelle Determination angloamerikanischer Pflegetheorien und ihrer wissenschaftlichen Kontexte. In: Uzarewicz C, Piechotta G (Hrsg.): Transkulturelle Pflege. VWB, Verlag für Wissenschaft und Bildung, Berlin, 1997, S. 63-97.

Rollnik JD (Hrsg): Die neurologisch-neurochirurgische Frührehabilitation. Springer, Berlin, Heidelberg, 2013.

Rollnik JD, Berlinghof K, Lenz O, Bertomeu AM: Beatmung in der neurologischen Frührehabilitation. Akt Neurol, 2010, 37: 316-318.

Rollnik JD, Platz T, Böhm KD, Weber R, Wallesch CW: Argumente für eine Zuordnung der neurologisch-neurochirurgischen Frührehabilitation (Phase B) zum Krankenhausbereich (§ 39 SGB V). Positionspapier der Kliniken des BDH Bundesverband Rehabilitation. Akt Neurol, 2011, 38:362-368.

Rosenberg MB: Gewaltfreie Kommunikation: eine Sprache des Lebens; gestalten Sie ihr Leben, Ihre Beziehungen und Ihre Welt in Übereinstimmung mit Ihren Werten. 11. Aufl. Junfermann, Paderborn, 2013.

Rösler N: Sozialversicherungsmedizinische Gesichtspunkte in der Klinik. In: Wallesch CW (Hrsg): Neurologie. Diagnostik und Therapie in Klinik und Praxis. 1. Aufl. Elsevier: Urban & Fischer, München-Jena, 2005, S. 1199-1208.

Schmidli-Bless C, Ricka R: Pflegetheorien - eine vergessene Dimension? Rückblick und Reflexion zum Beitrag "Eine professionelle Pflege braucht Krankenpflegetheorien" (Pflege 1989). Pflege, 2011, 24:389-390.

Schönle PW, Ritter K, Diesener P, Ebert J, Hagel KH, Hauf D, Herb E, Hülser PJ, Lipinski C, Manzl G, Maurer P, Schmalohr D, Schneck M, Schumm F (2001): Frührehabilitation in Baden-Württemberg - Eine Untersuchung aller Frührehabilitationseinrichtungen Baden-Württembergs. Rehabilitation, 2001, 40:123-130.

Schorl M, Liebold D (2012): Neurologisch-neurochirurgische Frührehabilitation in Deutschland - Aktuelle Situation, Probleme und Lösungsmöglichkeiten aus medizinischer und juristischer Sicht. Akt Neurol, 2012, 39:1-11.

Schreiber RS, Stern PN (eds): Using Grounded Theory in Nursing. Springer Publishing Company, New York, 2001.

Schuri U: Gedächtnisstörungen. In: Sturm W, Herrmann M, Wallesch CW (Hrsg): Lehrbuch der Klinischen Neuropsychologie. Grundlagen, Methoden, Diagnostik, Therapie. Swets & Zeitlinger Publishers, Lisse, 2000, S. 375-391.

Seebold E: Kluge. Etymologisches Wörterbuch der deutschen Sprache. 24. durchgesehene und erw. Aufl. Walter de Gruyter, Berlin, 2002.

Siebert H: Didaktisches Handeln in der Erwachsenenbildung: Didaktik aus konstruktivistischer Sicht. 6. überarb. Aufl. ZIEL, Augsburg, 2009.

Stern PN, Porr CJ: Essentials of Accessible Grounded Theory. Left Coast Press, Walnut Creek, 2011.

Sherwood GD: Meta-Synthesis of qualitative analyses of caring: defining a therapeutic model of nursing. Adv Pract Nurs Q, 1997, 3: 32-42.

Sticher H, Gratz C: Trachealkanülen-Management in der F.O.T.T.: der Weg zurück zur Physiologie. In: Nusser-Müller-Busch R (Hrsg.): Die Therapie des Facio-Oralen Trakts. 3. Aufl. Springer, Berlin, Heidelberg, 2011, S. 212-227.

Stier-Jarmer M, Koenig E, Stucki G: Strukturen der neurologischen Frührehabilitation (Phase B) in Deutschland. Physikalische Medizin-Rehabilitationsmedizin-Kurortmedizin, 2002, 12:260-271.

Strauss AL: Grundlagen qualitativer Sozialforschung. 2. Aufl. Wilhelm Fink, München, 1998.

Strauss AL, Corbin J: Basics of Qualitative Research. Grounded Theory Procedures and Techniques. Sage, Newbury Park-London-New Delhi, 1990.

Strübing J: Grounded Theory. Zur sozialtheoretischen und epistemologischen Fundierung des Verfahrens der empirisch begründeten Theoriebildung. 1. Aufl. VS Verlag für Sozialwissenschaften, Wiesbaden, 2004.

Sturm W, Zimmermann P: Aufmerksamkeitsstörungen. In: Sturm W, Herrmann M, Wallesch CW. (Hrsg): Lehrbuch der Klinischen Neuropsychologie. Grundlagen, Methoden, Diagnostik, Therapie. Swets & Zeitlinger Publishers, Lisse, 2000, S. 345-365.

Thöne-Otto A: Amnesie und Gedächtnisstörungen. In: Gauggel S, Herrmann M, (Hrsg): Handbuch der Neuro- und Biopsychologie. Band 8. Hogrefe, Göttingen-Bern-Wien-Toronto-Seattle-Oxford-Prag u.a., 2008, S. 477-487.

Tönnis W, Seiler J: Erfahrungen in der Versorgung und Nachbehandlung von Schädel-Hirn-Verletzten des 2. Weltkrieges. In: Goetz E, Rauschelbach HH (Hrsg): Arbeit und Gesundheit. Georg Thieme, Stuttgart, 1980, Vorwort S. 1-10.

Travelbee J: Interpersonal Aspects of Nursing. 2nd ed. F. A. Davis, Philadelphia, 1971.

Ullrich CG: Deutungsmusteranalyse und diskursives Interview. Zeitschrift für Soziologie, 1999, 28:429-447.

Uys LR: Towards the development of an operational definition of the concept "therapeutic use of self". Int J Nurs Stud, 1980, 17: 175-180.

Vollstedt I: Pflegetheorien - brauchen wir sie wirklich? Pflege, 1999, 4:80–85.

Wagner H-J, Oevermann U: Objektive Hermeneutik und Bildung des Subjekts. Velbrück Wissenschaft, Weilerswist, 2001.

Wahrig-Burfeind R: Wahrig. Fremdwörterlexikon. Renate Wahrig-Burfeind. Leitung der Neuausgabe. Wissen Media Verlag, Gütersloh-München, 2007.

Wallesch CW: Frührehabilitation und OPS 8-552. Akt Neurol, 2009, 36:93-97.

Walker D, Myrick F: Grounded Theory: an exploration of process and procedure. Qual Health Res, 2006, 16:547-559.

Walsh B, Yardley L, Donovan-Hall M, Smith H: Implementation of nurse-delivered vestibular rehabilitation in primary care: a qualitative study of nurses` views on involvement in an innovative service. J Clin Nurs, 2007, 16:1072-1081.

Watzlawick P, Bavelas JB, Jackson DD: Menschliche Kommunikation: Formen, Störungen, Paradoxien. 4. unveränd. Aufl. Huber, Bern, 1974.

Weniger D: Aphasien. In: Karnath HO, Thier P (Hrsg): Neuropsychologie. Springer-Verlag, Berlin-Heidelberg-New York, 2003, S. 379-398.

Wiedenbach E: The helping art of nursing. Am J Nurs, 1963, 63:54-57.

Wild K von: Neurochirurgie und Neurorehabilitation - ein Beitrag zur Geschichte der neurochirurgischen Rehabilitation. In: Arnold H (Hrsg): Neurochirurgie in Deutschland: Geschichte und Gegenwart; 50 Jahre Deutsche Gesellschaft für Neurochirurgie. herausgegeben im Auftrag der Deutschen Gesellschaft für Neurochirurgie. Blackwell, Berlin-Wien, 2001, S. 424-428.

Wissenschaftlicher Rat und Mitarbeiter der Dudenredaktion unter Leitung von Günther Drosdowski: Meyers Grosses Universallexikon. Meyers Lexikonverlag (Deutsches Wörterbuch, 18), Bibliografisches Institut Mannheim-Wien-Zürich, 1986.

World Health Organization (WHO) (2013): Definition von Rehabilitation. Im Internet: http://www.who.int/topics/rehabilitation/en/, Stand: 20.05.2013.

Zderad LT: Empathie in der Pflege. In: Schaeffer D, Moers M, Steppe H, Meleis AI (Hrsg): Pflegetheorien. Beispiele aus den USA. Hans Huber, Bern, 1997.

Zülch KJ: Jahre der Entwicklung der Neurochirurgie in Deutschland. Erinnerungen Wilhelm Tönnis 1898-1978. Springer, Berlin-Heidelberg-New York-Tokyo, 1984.

Anhang

Interviewleitfaden

Interviewleitfaden		
1	Episodisch	Können Sie mir bitte Ihren heutigen / gestrigen Tagesablauf auf Ihrer Station erzählen? Wie, wann und wo hat therapeutische Pflege eine Rolle gespielt?
2	Episodisch	Wenn Sie therapeutisch pflegen, was beinhaltet das für Sie? Können Sie mir dazu Situationen aus Ihrer Praxis beschreiben, an denen sie das festmachen?
3	Episodisch	Wenn Sie sich einmal einen Patienten vorstellen, was würden Sie sagen woran ich erkennen kann, dass er therapeutischer Pflege bedarf?
4	Episodisch	Stellen Sie sich einmal einen Patienten vor, bei dem Sie therapeutisch arbeiten wollten, es aber nicht möglich war. Was hat das verhindert?
5	Semantisch	Nachdem Sie mir verschiedene Beispiele aus Ihrem Pflegealltag beschrieben und geschildert haben, wie Sie therapeutisch pflegen, was verstehen Sie zusammenfassend unter therapeutischer Pflege? Was macht nach Ihrem Verständnid eine therapeutische Pflege aus?
6	Episodisch	Wie ist das, wenn Sie Ihr heutiges Verständnis therapeutischer Pflege mit Ihrem Verständnis von Pflege zu Beginn Ihres Berufslebens oder noch während Ihrer Ausbildung vergleichen? Können Sie mir erzählen, wie sich Ihr Verständnis von damals zu heute verändert hat?
7	Episodisch	Können Sie mir erzählen welche Situationen, oder auch Personen zu Ihrem heutigen Verständnis von therapeutischer Pflege beigetragen haben? Wodurch wurden Ihre Vorstellungen besonders beeinflusst?
8	Semantisch	Wenn Sie von Ihrem Verständnis therapeutischer Pflege ausgehen, können Sie beschreiben inwiefern Sie da Gemeinsamkeiten und Unterschiede zur Pflege in anderen Phasen der neurologischen (Früh-)Rehabilitation sehen?
9	Episodisch	Wenn Sie sich an Ihre Ausbildung zurückerinnern – können Sie mir beschreiben inwiefern das Thema „therapeutische Pflege" eine Rolle gespielt hat?
10	Semantisch	Wenn Sie an therapeutische Pflege in Ihrem Beruf denken, welchen Stellenwert hat diese für Sie?
11	Semantisch	Mittlerweile wird die Bezeichnung Pflegetherapeut/-in in der Rehapraxis verwendet. Was denken Sie über diese Bezeichnung?
12	Semantisch	Gibt es noch etwas, dass Sie bisher noch nicht gesagt haben, was Sie aber noch erzählen möchten? Haben Sie etwas in dem Interview vermisst oder haben Sie etwas als störend empfunden?

© Springer Fachmedien Wiesbaden GmbH, ein Teil von Springer Nature 2019
S. Lautenschläger, *Therapeutische Pflege in der neurologischen (Früh-)Rehabilitation*,
https://doi.org/10.1007/978-3-658-25927-3

Informationsbogen

Zur Studie: „Therapeutische Pflege in der Neurologischen Frührehabilitation in den Phasen B und C"

Ich informiere Sie über das Vorgehen des Forschungsprojektes, für welches ich eine Teilnehmende Beobachtung, Interviews und Gruppendiskussionen in Ihrem Arbeitsumfeld durchführen möchte. Das Bundesdatenschutzgesetz verlangt Ihre ausdrückliche und informierte Einwilligung, wenn ich Sie in ihrem Arbeitsumfeld beobachte, Feldnotizen anfertige, daraufhin ein Beobachtungsprotokoll niederschreibe, welches anschließend analysiert wird. Weiterhin wird gesetzlich eine informierte Einwilligung bezüglich der Teilnahme an den Interviews verlangt, welche anschließend transkribiert und ebenfalls analysiert werden. Die Studie wird von Sindy Lautenschläger, BA Pflegepädagogin (FH), durchgeführt.

Träger
BDH - Bundesverband Rehabilitation e.V., Eifelstraße 7, Bonn.
Vorsitzende des Bundesverbandes Rehabilitation e.V.: Ilse Müller.

Kliniken
BDH - Klinik Braunfels GmbH, Hubertusstraße 3-7, 35619 Braunfels.
BDH - Klinik Elzach GmbH, Am Tannwald 1, 79215 Elzach (Schwarzwald).
BDH - Klinik Greifswald GmbH, Karl-Liebknecht-Ring 26A, 17491 Greifswald.
BDH - Klinik Hessisch-Oldendorf GmbH, Greitstraße 18-28, 31840 Hessisch-Oldendorf
BDH - Klinik Vallendar GmbH, Heerstraße 54a, 56179 Vallendar.

Durch die Weiterentwicklung der Pflege- und Rehabilitationsforschung haben sich die Anforderungen an die Pflege verändert. In den Paragrafen 11 und 28 des 11. Sozialgesetzbuches und auch durch das G-DRG-System mit dem Operationen-Prozedurenschlüssel (OPS) 8-552 wird der Anspruch aktivierend-therapeutisch zu pflegen deutlich. Vor diesem Hintergrund drängen die Kostenträger auf die Erbringung der Leistungen, die mit den Mindestmerkmalen der OPS-Ziffer 8-552 beschrieben sind. Zu einem dieser Mindestmerkmale gehört die aktivierend-therapeutische Pflege durch besonders geschultes Personal. Jedoch hat die Auslegung dieser Forderung in den einzelnen Bundesländern zu unterschiedlich starken Auseinandersetzungen mit dem Medizinischen Dienst der Krankenkassen (MDK) geführt. Aus diesem Grund haben einzelne Kliniken und auch Arbeitsgemeinschaften verschiedener Kliniken aus pragmatischen Gründen Kataloge entwickelt, welche die Tätigkeiten der therapeutischen Pflege abbilden und beschreiben, damit die durch das Pflegepersonal erbrachten Leistungen abgerechnet werden können. Mit dieser Studie soll die therapeutische Pflege auch wissenschaftlich untersucht werden, da es gegenwärtig keine empirischen Untersuchungen in diesem Bereich gibt. Das Ziel der Forschungsarbeit besteht darin, eine Theorie zur therapeutischen Pflege zu entwickeln, den Begriff der therapeutischen Pflege zu definieren, sowie die bereits bestehenden und im Verlauf der Studie publizierten Kataloge zur therapeutischen Pflege den Studienergebnissen dieser Studie gegenüberzustellen.

Die Durchführung der Studie basiert auf den Bestimmungen der einschlägigen Datenschutzgesetze. Die Forscherin unterliegt der Schweigepflicht und ist auf das Datengeheimnis verpflichtet.

Ich sichere Ihnen folgendes Vorgehen zu, damit meine Aufzeichnungen nicht mit Ihrer Person in Verbindung gebracht werden können: Zuerst erhalten alle potentiellen Teilnehmer ein Informationsgespräch bezüglich der geplanten Studie, während dem Sie die Möglichkeit haben Fragen zu stellen. Im Anschluss an das Gespräch bekommen Sie ein Informationsblatt und eine Einverständniserklärung. Erst nach Unterzeichnung werden Sie in die Studie eingeschlossen. Ich gehe sorgfältig mit dem Beobachteten und Erzählten um. Die Interviews und Gruppendiskussionen werden mit einem digitalen Diktiergerät aufgenommen. Das aufgezeichnete Gespräch wird abgetippt und anschließend gelöscht.

Ich anonymisiere, d.h. ich verändere alle Personen-, Orts- und Straßennamen. Alle Altersangaben werden verändert. Die Beobachtungsprotokolle und Transkriptionen werden zur Sicherung der Anonymität mit einem Code versehen. Die von Ihnen unterschriebene Erklärung zur Einwilligung in die Studie wird in einem gesonderten Ordner aufbewahrt. Sie dient als Nachweis Ihres Einverständnisses und kann mit der Beobachtung, dem Interview bzw. der Gruppendiskussion nicht mehr in Verbindung gebracht werden. Beobachtungsprotokolle und transkribierte Interviews werden nicht veröffentlicht. Ich unterliege der Schweigepflicht. In Veröffentlichungen können einzelne Zitate eingehen, selbstverständlich ohne dass erkennbar ist, von welcher Person sie stammen.

Die Datenschutzbestimmungen verlangen auch, dass ich Sie noch einmal ausdrücklich darauf hinweise, dass aus einer Nichtteilnahme keine Nachteile für Sie entstehen. Sie können während der Beobachtung, Interviews und Diskussionen Antworten bei einzelnen Fragen verweigern. Auch die Einwilligung ist freiwillig und kann jederzeit von Ihnen widerrufen und die Löschung des Beobachtungsprotokolls oder Interviews von Ihnen verlangt werden.
Ich bedanke mich für Ihre Bereitschaft und hoffe, dass das Projekt zur wissenschaftlichen Fundierung der therapeutischen Pflege beiträgt.

Kontakt: Sindy Lautenschläger
E-Mail: sindy.lautenschlaeger@neuroklinik-elzach.de
Tel.: 07682 / 801 - 884

Einwilligungserklärung

Forschungsprojekt:
Therapeutische Pflege in der neurologischen Frührehabilitation in den Phasen B und C

Ich bin über das Vorgehen bezüglich der Beobachtung, dem Interview und der Gruppendiskussion in einem mündlichen Informationsgespräch und einem Informationsblatt informiert worden (die Abschrift gelangt nicht an die Öffentlichkeit, Anonymisierung bei der Abschrift, Löschung des Bandes bei digitalen Aufnahmen, Löschung von Namen, Aufbewahrung der Einwilligungserklärung nur im Zusammenhang mit dem Nachweis des Datenschutzes und nicht zusammenführbar mit dem Interview).

Ich habe den Informationsbogen gelesen und verstanden. Ich hatte die Möglichkeit, Fragen zu stellen, und habe die Antworten verstanden und akzeptiere sie.

Ich hatte ausreichend Zeit mich zur Teilnahme an dieser Studie zu entscheiden und weiß, dass die Teilnahme freiwillig ist. Ich weiß, dass ich jederzeit und ohne Angabe von Gründen diese Zustimmung widerrufen kann, ohne dass sich dieser Entschluss nachteilig für mich auswirken wird.

Ich bin damit einverstanden, dass einzelne Sätze aus dem Beobachtungsprotokoll, dem Interview oder der Gruppendiskussion, die aus dem Zusammenhang genommen werden und damit nicht mit meiner Person in Verbindung gebracht werden können, als Material für wissenschaftliche Zwecke genutzt werden können. Ich bin damit einverstanden, dass Teile und Ergebnisse der Studie in wissenschaftlichen Veröffentlichungen einfließen und publiziert werden dürfen.

Unter diesen Bedingungen erkläre ich mich bereit, an der Studie teilzunehmen und bin damit einverstanden, dass das Beobachtungsprotokoll angefertigt und Interviews bzw. Gruppendiskussionen auf Band aufgenommen, abgetippt, anonymisiert und ausgewertet werden. Ich habe eine Kopie des Informationsbogens und dieser Einverständniserklärung erhalten.

Ich erkläre hiermit meine freiwillige Teilnahme an diesem Forschungsprojekt.

Name, Vorname (Blockschrift)   Ort, Datum   Unterschrift

Aufklärende Person:
Sindy Lautenschläger

Name, Vorname (Blockschrift)   Ort, Datum   Unterschrift

Printed in the United States
By Bookmasters